《常用护理技术操作规范·思维导图》
编委会

主　编　刘　于　于明峰

副主编　冯丽娟　徐素琴　张文艳

编　者　(按姓氏笔画排序)

于明峰	王成爽	王昭昭	王萧萧	冯丽娟	朱　丽
刘　于	刘伟权	刘　美	刘　莹	江　韵	李畅妍
杨伟梅	杨　阳	肖　欢	肖　琦	吴德芳	旷　婉
张文艳	张春瑾	张　梦	罗梦丹	罗　颖	金　微
周欣宇	周晨曦	周　敏	郑丹莉	胡　娜	柯　键
秦秀丽	徐素琴	徐　敏	陶　静	黄　华	黄　姝
曹鑫彦	商薇薇	廖　菁	瞿佳	瞿　茜	

○ 主　编　刘　于　于明峰
○ 副主编　冯丽娟　徐素琴　张文艳

常用护理技术操作规范
·思维导图

Operation Standards of Nursing Skills
Mind Map

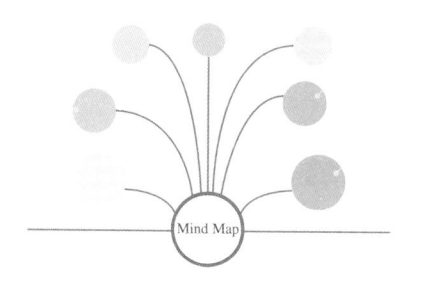

华中科技大学出版社
http://press.hust.edu.cn
中国·武汉

内 容 提 要

本书是编者在长期从事护理管理和护理实践的基础上,结合国内外相关著作编写而成的。全书共十章,涵盖了临床护理工作中的常用操作技术,每项操作均按照背景知识、操作流程、注意事项、非预期情境处置四部分进行叙述。编者注重理论与实践并行,利用思维导图绘制护理技能操作中的内在逻辑关系,内容重点突出、简明扼要、便于记忆。

本书是一本兼具科学性和实用性的临床护理工具书,适合临床护理人员学习,也可供护理院校师生参考。

图书在版编目(CIP)数据

常用护理技术操作规范:思维导图/刘于,于明峰主编.—武汉:华中科技大学出版社,2022.12
ISBN 978-7-5680-9024-7

Ⅰ.①常⋯　Ⅱ.①刘⋯　②于⋯　Ⅲ.①护理-技术操作规程　Ⅳ.①R472-65

中国版本图书馆 CIP 数据核字(2022)第 238150 号

常用护理技术操作规范·思维导图　　　　　　　　　　　刘于　于明峰　主编
Changyong Huli Jishu Caozuo Guifan · Siwei Daotu

策划编辑:周芬娜
责任编辑:周芬娜
封面设计:刘　卉
责任监印:周治超
出版发行:华中科技大学出版社(中国·武汉)　　　　电话:(027)81321913
　　　　　武汉市东湖新技术开发区华工科技园　　　　邮编:430223
录　　排:武汉正风天下文化发展有限公司
印　　刷:武汉市洪林印务有限公司
开　　本:787mm×1092mm　1/16
印　　张:17.5　　插页:2
字　　数:380 千字
版　　次:2022 年 12 月第 1 版第 1 次印刷
定　　价:72.00 元

前 言

护理学是一门实践性、应用性很强的学科。护理操作能力是护士最基础、最核心的能力,只有扎实掌握好基础护理操作,才能在临床工作中游刃有余,更好地为患者服务,提高护理服务质量,提升患者满意度,建立良好的护患关系。目前,护理学已经进入专业化加速发展阶段,为了满足高素质技能型护理人才的教育需求,华中科技大学同济医学院附属同济医院紧随护理前沿,组织具有丰富临床护理经验的护理专家共同编写了《常用护理技术操作规范·思维导图》。

全书共十章,涵盖了临床护理工作中的各种常用操作技术,每项操作均按照背景知识、操作流程、注意事项、非预期情境处置四部分内容进行叙述。其中,背景知识部分简要阐述操作的概念、临床应用及其发展;操作流程和非预期情境处置均以思维导图的形式进行表达;注意事项部分强调操作过程需要重点关注的内容。思维导图是表达发散性思维的有效图形思维工具,它通过相互隶属与相关的层级图,图文并重地将各级主题的关系表现出来,使主题关键词与图像、颜色等建立记忆链接,协助理解与记忆。在本书中,编者利用思维导图绘制护理技能操作中的内在逻辑关系,使读者能更直观地理解与记忆基础护理技能操作的步骤和非预期情境处置,帮助读者更好地掌握常用护理操作。

本书格式规范统一,文字表达清晰,思维导图一目了然,描述准确科学,逻辑性强。作为护理培训教材,护理人员参照此书,可准确执行各项操作,具有一定的临床实用价值。

本书得到了华中科技大学同济医学院附属同济医院多位同仁的大力支持,其中既有临床经验丰富的护理骨干,也有优秀的护理教育者和管理者,他们切实提高了本书的专业水准。本书编者参阅了大量的国内外著作,在编写过程中注重护理理论与临床实践并行,旨在培养护理人员的临床实践能力和处置问题的能力。

由于护理行业仍在迅速发展以及编者水平有限,本书在编写过程中难免有所疏漏,恳请读者不吝指正,从而使我们不断完善,更好地为临床护理实践服务。

编者
2022 年 9 月
于华中科技大学同济医学院附属同济医院

目　录

医院感染预防与控制

Chapter 1

Nosocomial Infection:
Prevention and Control

第一节　洗手技术

旷婉　张春瑾

背景知识

洗手(Hand Washing)是指用流动水和洗手液(肥皂)揉搓冲洗双手,去除手部皮肤污垢、碎屑和部分微生物的过程。洗手与卫生手消毒(Antiseptic Handrubbing)、外科手消毒(Surgical Hand Antisepsis)共同组成了手卫生(Hand Hygiene)的概念。

据史书记载,北宋大书法家米元章是我国第一个掌握正确洗手方法的人,他待客之后必须洗手,洗手时,要高举着水斗,使清水缓缓流下,先用皂搓洗,再用清水冲刷,洗完后"两手相拍至干"。古人虽然有洗手的意识,但是未将"洗手"与健康联系起来,直至 1847 年,匈牙利医生 Ignaz Semmelweis 发现,消毒液洗手可以在 3 个月内将产褥热导致的死亡率从 7.8％降至 1.8％。Ignaz Semmelweis 因此被称为"洗手之父"。洗手对医疗领域和健康维护的重要性逐渐得到公众认可,2005 年世界卫生组织(World Health Organization,WHO)倡导将每年的 10 月 15 日定为全球洗手日(Global Handwashing Day),并呼吁全世界通过"洗手"这个简单但重要的动作预防感染及传染病。

医务人员比普通人群接触到的感染源多,医务人员的手可能会成为直接或间接的传播媒介,因此医务人员的洗手更应该严格规范。目前,针对医务人员洗手,全世界各机构和组织发布了一系列文件,如 2002 年美国疾病控制与预防中心（Centers for Disease Control and Prevention，CDC）发布的《医疗机构手卫生指南》、2009 年世界卫生组织发布的《卫生保健中的手卫生指南》，以及 2019 年我国卫生健康委员会发布的《医务人员手卫生规范》等。

操作流程

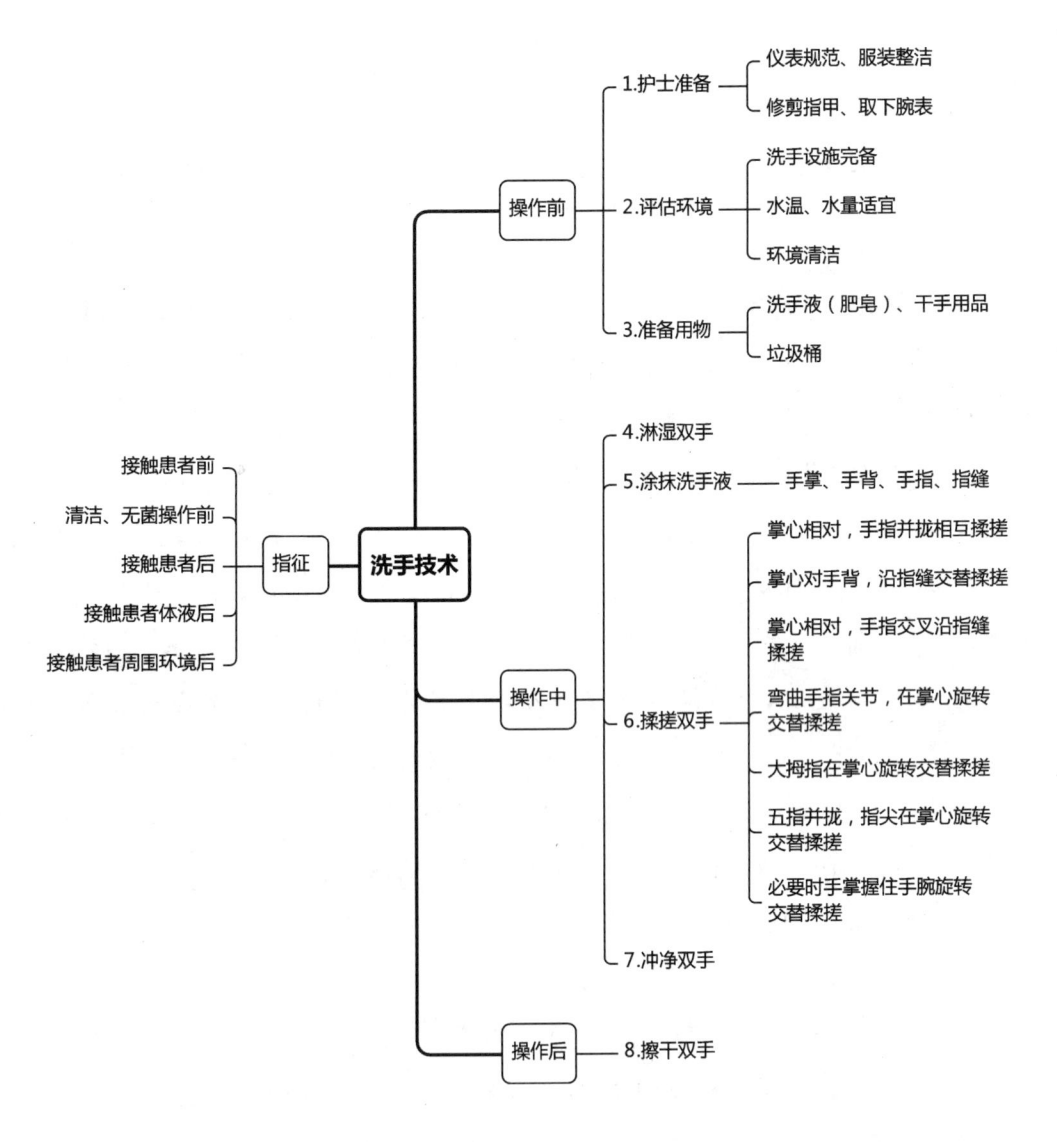

注意事项

1. 洗手要求

（1）应在流动水下，充分淋湿双手。

（2）揉搓双手至少15 s。

2. 干手用品

如果使用擦手纸擦干双手，则应一人一用，一用一扔。

非预期情境处置

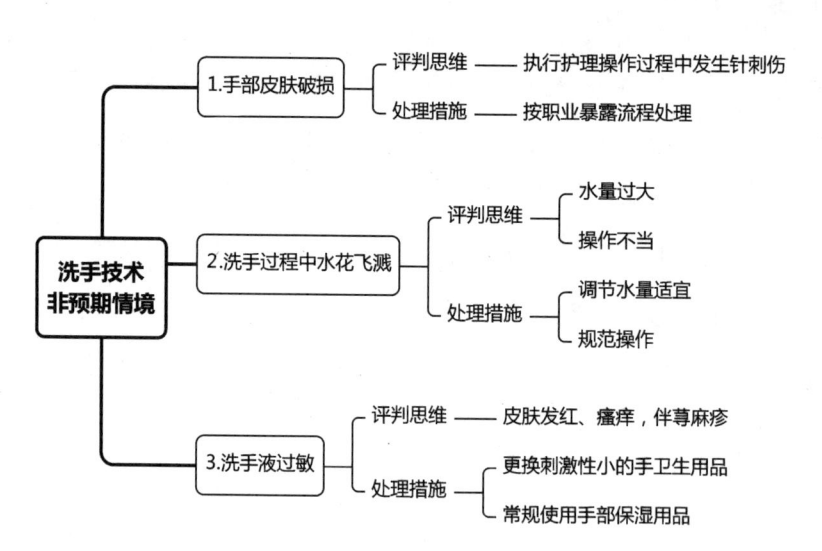

第二节 卫生手消毒

旷婉 张春瑾

背景知识

卫生手消毒是医务人员用手消毒剂揉搓双手,以减少手部暂居菌的过程。为简化洗手流程、保证手卫生效果,卫生手消毒技术应运而生。

1965年,德国外科医生助理Peter Kalmar发明了世界上第一种免洗手酒精消毒剂,促进了卫生手消毒的发展。20世纪末,凝胶状酒精实现了不使用肥皂和水的手卫生。凝胶状酒精便于携带,使用方便,推进了卫生手消毒在医院的广泛应用。

2009年,世界卫生组织将乙醇搓手作为首选手卫生方法。同年,我国《医务人员手卫生规范》指出,当手部没有肉眼可见污染时,宜使用速干手消毒剂进行卫生手消毒。2019年我国卫生健康委员会对《医务人员手卫生规范》进行了修订,明确规定了卫生手消毒的指征、手消毒剂的要求及操作方法。

操作流程

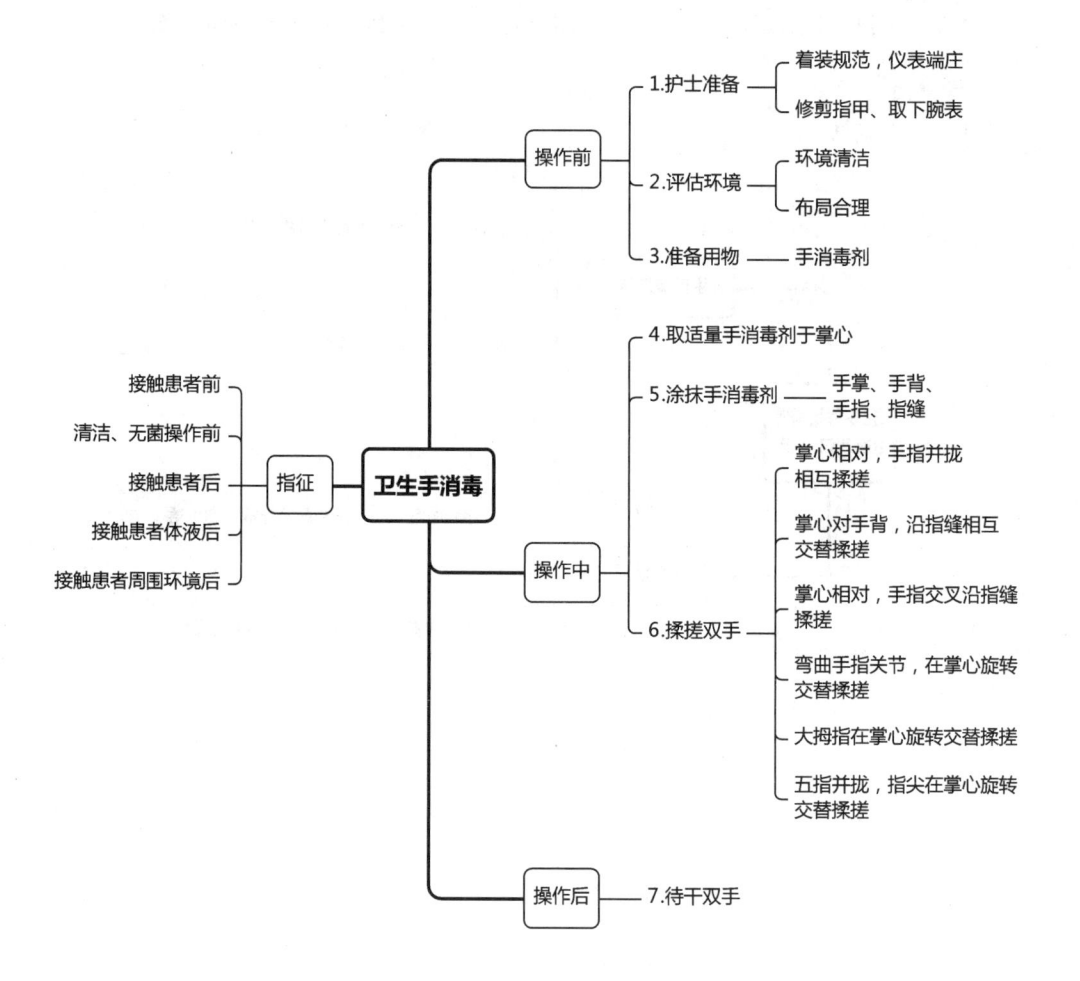

注意事项

1. 卫生手消毒要求

（1）揉搓双手至少 15 s。

（2）揉搓至手部干燥。

（3）出现下列情况时医务人员应先洗手，然后进行卫生手消毒：

① 接触传染病患者的血液、体液和分泌物，以及被传染性病原微生物污染的物品后。

② 直接为传染病患者进行检查、治疗、护理或处理传染患者污物之后。

2. 手消毒剂

（1）首选速干手消毒剂,过敏人群可选用其他手消毒剂。

（2）针对某些对乙醇不敏感的肠道病毒感染,应选择其他有效的手消毒剂。

非预期情境处置

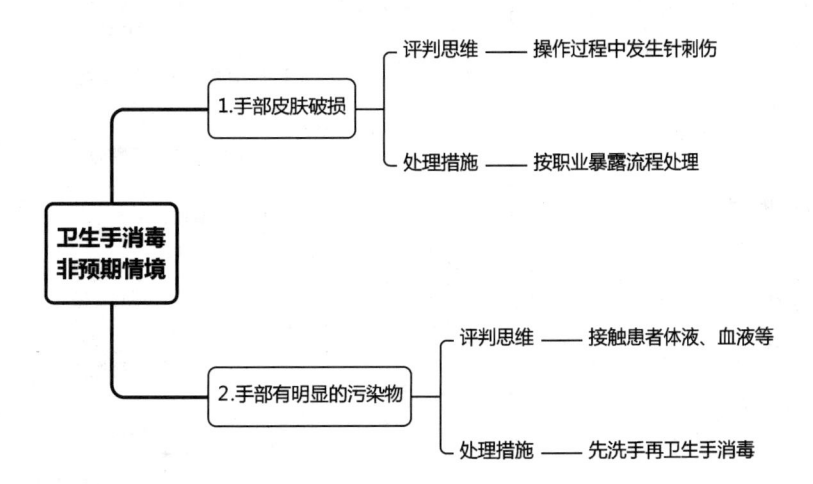

第三节　外科手消毒技术

旷婉　张春瑾

背景知识

　　外科手消毒是指外科手术前医务人员用流动水和洗手液揉搓冲洗双手、前臂至上臂下 1/3,再用手消毒剂清除或杀灭暂居菌和减少常居菌的过程。戴无菌手套前进行良好的外科手消毒可显著减少手术期间从皮肤到伤口的细菌传播数量,因此,外科手消毒的质量对于减少术后切口感染、预防手术室医院感染具有重要意义。

　　外科手消毒技术最早由英国外科医生 Joseph Lister 于 1865 年提出,他立志要改变当时患者术后伤口感染致死的现状。多年实验证明,术前对手术室环境、器械以及操作者的双手消毒灭菌能大大降低患者术后切口感染致死率。该技术在 1877 年得到全世界外科医生的广泛使用。1905 年,德国细菌学家 Carl Flugge 将肥皂和刷手法结合在一起,成为了外科医生手消毒的标准做法,并以此区分了卫生手消毒和外科手消毒。此后各种外科手消毒液逐渐产生,极大改善了外科手消毒的效率和质量。

　　目前临床多采用免刷手式外科手消毒法,该法强调先洗手、后消毒,消毒可使用外科冲洗手消毒或外科免冲洗手消毒,后者应用比较普遍。免刷手式外科手消毒方法可达到与刷手式外科手消毒方法相似的消毒效果,且前者耗时更短,可减少医护人员发生皮肤不良反应,是一种有效的替代方法。

🔲 操作流程

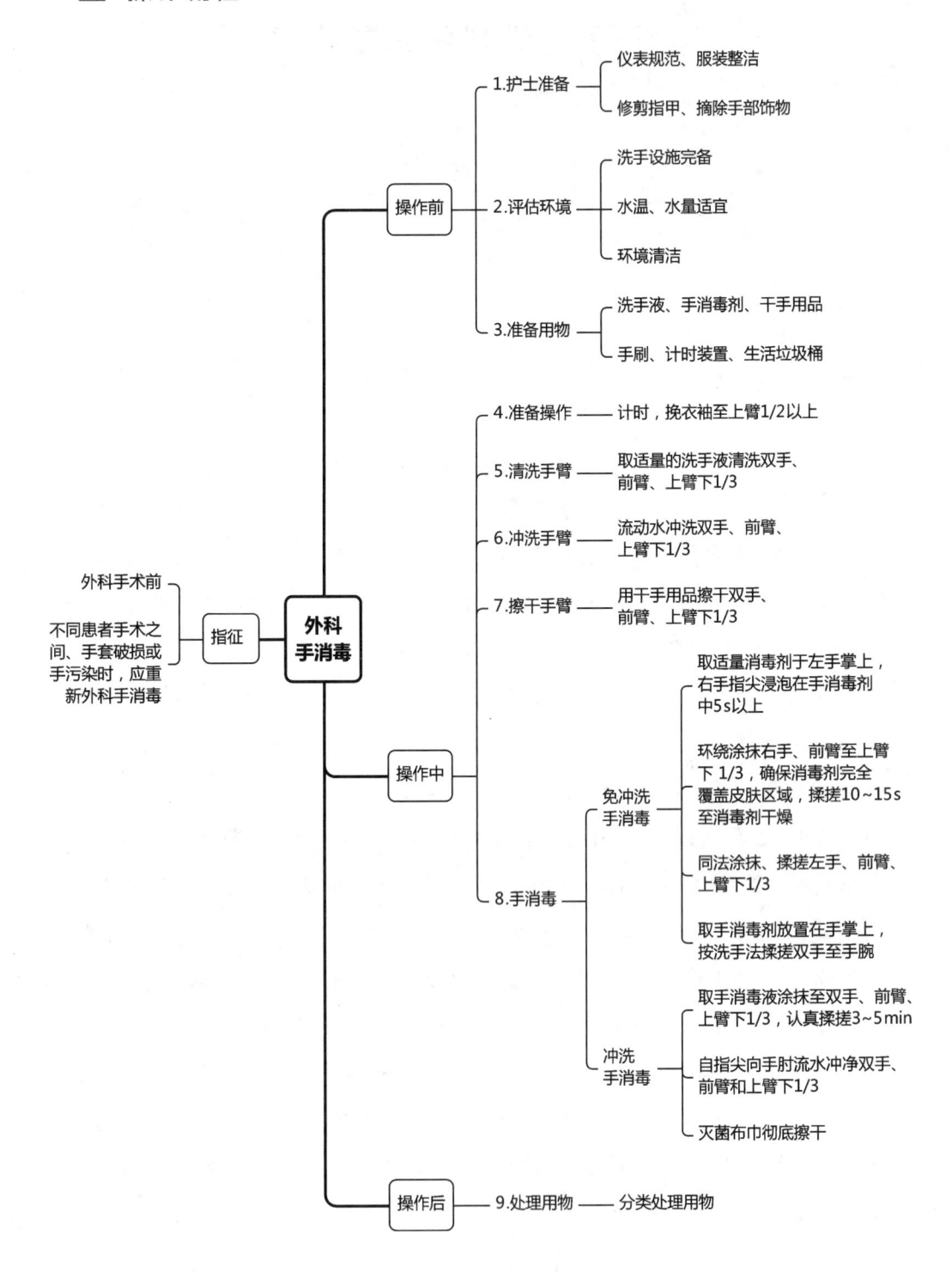

外科手术前

不同患者手术之间、手套破损或手污染时，应重新外科手消毒

指征

外科手消毒

操作前

1.护士准备 —— 仪表规范、服装整洁
—— 修剪指甲、摘除手部饰物

2.评估环境 —— 洗手设施完备
—— 水温、水量适宜
—— 环境清洁

3.准备用物 —— 洗手液、手消毒剂、干手用品
—— 手刷、计时装置、生活垃圾桶

操作中

4.准备操作 —— 计时，挽衣袖至上臂1/2以上

5.清洗手臂 —— 取适量的洗手液清洗双手、前臂、上臂下1/3

6.冲洗手臂 —— 流动水冲洗双手、前臂、上臂下1/3

7.擦干手臂 —— 用干手用品擦干双手、前臂、上臂下1/3

8.手消毒

免冲洗手消毒 —— 取适量消毒剂于左手掌上，右手指尖浸泡在手消毒剂中5s以上
—— 环绕涂抹右手、前臂至上臂下1/3，确保消毒剂完全覆盖皮肤区域，揉搓10~15s至消毒剂干燥
—— 同法涂抹、揉搓左手、前臂、上臂下1/3
—— 取手消毒剂放置在手掌上，按洗手法揉搓双手至手腕

冲洗手消毒 —— 取手消毒液涂抹至双手、前臂、上臂下1/3，认真揉搓3~5min
—— 自指尖向手肘流水冲净双手、前臂和上臂下1/3
—— 灭菌布巾彻底擦干

操作后

9.处理用物 —— 分类处理用物

📖 注意事项

1. 遵循原则

先洗手,后消毒。

2. 外科手消毒要求

(1)手消毒过程中应保持双手位于胸前并高于肘部,使水由手部流向肘部。

(2)洗手与消毒时可使用海绵、其他揉搓用品或双手相互揉搓。

(3)术后摘除手套后,应用洗手液清洁双手。

📖 非预期情境处置

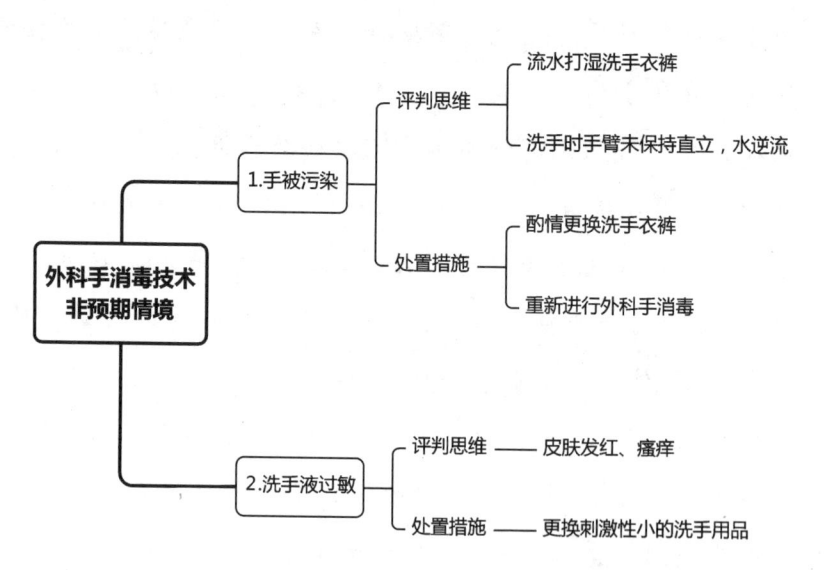

第四节　无菌手套穿戴技术

旷婉　张春瑾

背景知识

无菌手套是一种能够避免细菌感染的医疗器械产品。由于任何一种洗手方法都不能完全消灭皮肤深处的细菌,故手卫生后戴上无菌手套再执行无菌操作或者接触无菌物品时才可以杜绝感染。

1890 年,美国外科医师 William Stewart Halsted 决定在手术过程中使用石炭酸和氯化汞的组合作为消毒剂,但洗手护士在定期处理这些化学物质时,手上出现了严重的接触性皮炎。Halsted 为改善这一情况,与橡胶公司合作,制作了世界上第一双医用橡胶手套。但是,当时的手套仅用于保护医护人员的手,并未明确患者是否获益。直至 1894 年,英国外科医生 Joseph Lister 对手术中使用的橡胶手套进行消毒。此后,越来越多的外科医生使用无菌橡胶手套,极大降低了手术感染的发生率。1964 年,澳大利亚一橡胶公司对一次性医用手套进行改革,研发出一次性无菌医用手套。

2009 年,我国卫生部发布的《医院隔离技术规范》明确指出,医务人员正确有效佩戴无菌手套是控制医院感染、提高自身防护简单有效的措施。规范佩戴无菌手套是无菌手套使用中的关键技术。

☐ 操作流程

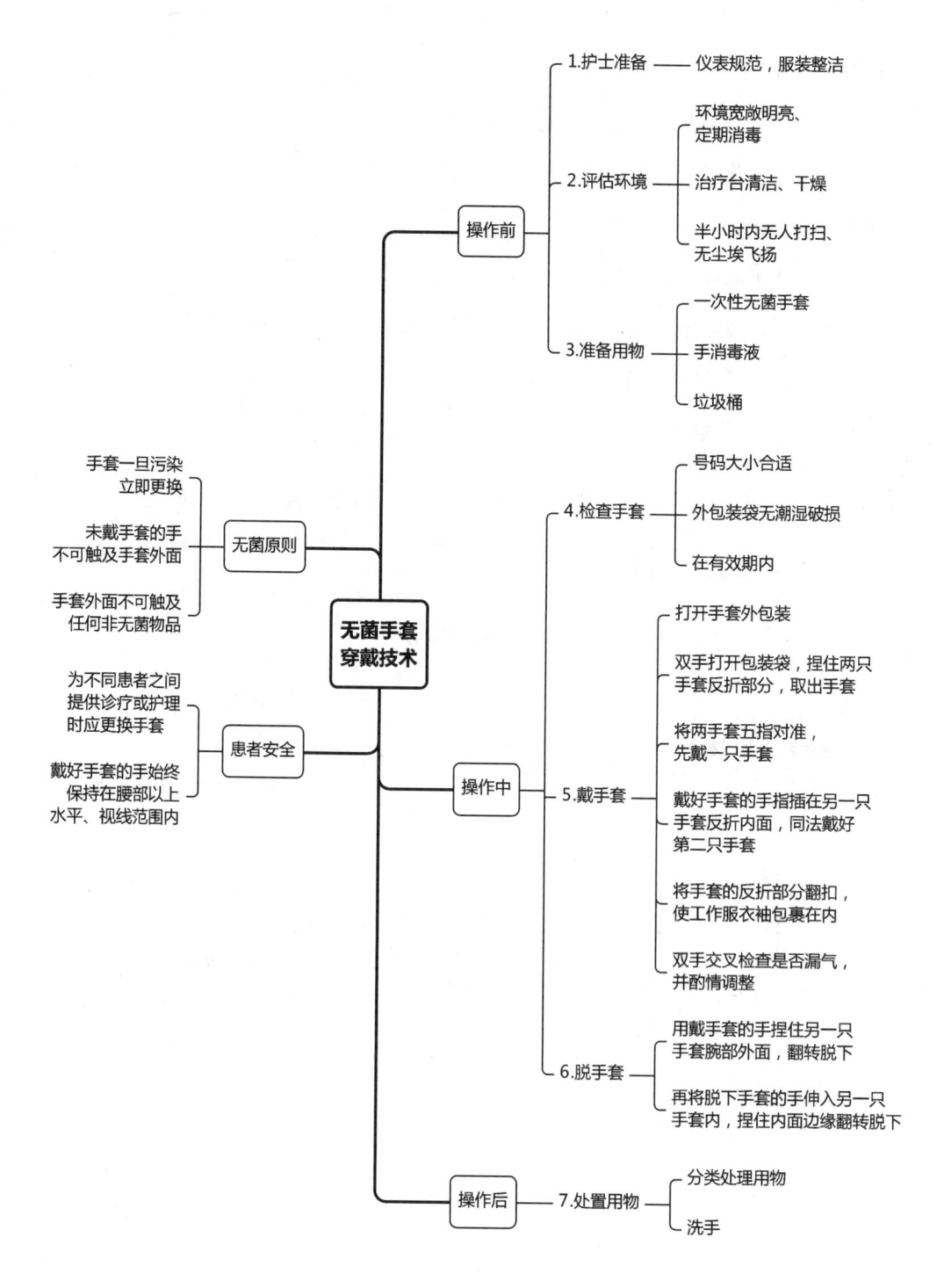

注意事项

1. 手卫生要求

（1）戴手套前清洗双手，降低感染或传染的风险。

（2）戴手套不能代替手卫生，摘手套后应进行手卫生。

2. 手套更换要求

（1）一次性手套应一次性使用。

（2）为不同患者之间提供诊疗或护理时应更换手套。

非预期情境处置

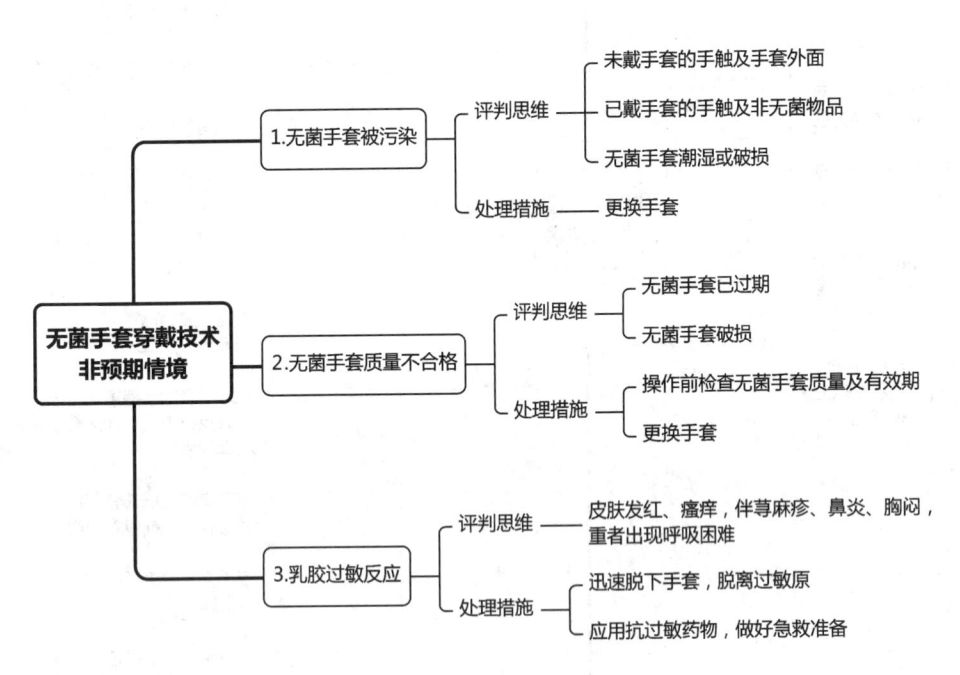

第五节　无菌巾铺盘技术

旷婉　张春瑾

背景知识

无菌技术是指在执行医疗、护理操作过程中，保持无菌物品、无菌区域不被污染，防止一切病原微生物入侵人体的一系列操作技术。

无菌技术的雏形可以追溯到几千年前人们用火烧或煮沸的方法保持食品卫生或消灭病原的做法。而无菌技术的建立归功于法国微生物学家Louis Pasteur，其著名的肉汤实验，证实了微生物只能从微生物产生，而不能自然地从没有生命的物质中产生，否定了自然发生说。这一科学论断的确定使医学者们意识到，只要在操作中严格排除外来微生物进入容器就可以避免污染，从此，人们认识到无菌操作对保护物品和防治疾病的重要性。

无菌巾铺盘技术是重要的无菌技术操作之一，是指将无菌治疗巾铺在干燥的治疗盘内，形成无菌区，放置无菌物品，以供治疗时使用。目前临床上多采用一次性无菌治疗巾，其具有方便、快捷，且利于消毒隔离等优点。因此，在条件允许的情况下，建议使用一次性无菌治疗巾。

操作流程

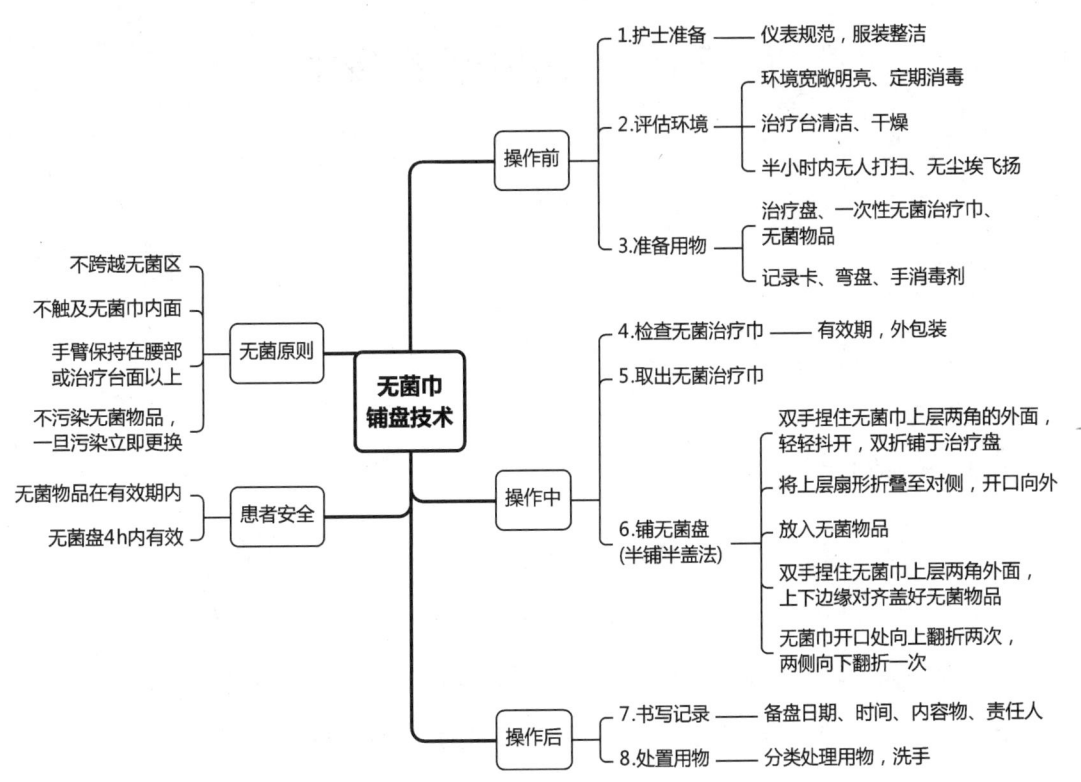

注意事项

1. 保持无菌状态

铺好的无菌盘应保持清洁干燥，一旦出现潮湿或污染应立即更换。

2. 物品规范存放

在铺好的无菌盘内暂存无菌物品时，无菌巾应按规范折好。

非预期情境处置

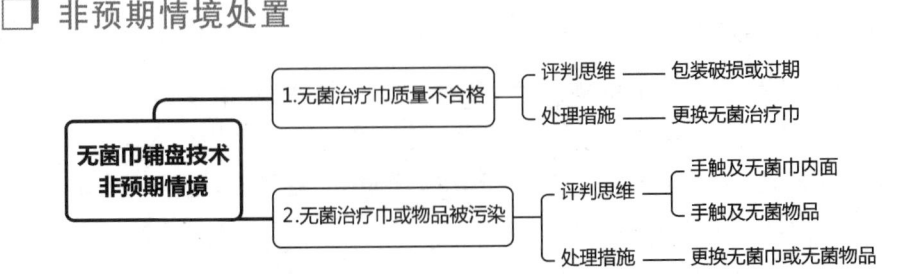

第六节　无菌溶液倒取技术

旷婉　张春瑾

背景知识

　　无菌溶液倒取是从密封瓶内倒取无菌溶液的方法,是临床常见的无菌技术操作之一,其目的是保持无菌溶液的无菌状态,供治疗和护理时使用。

　　无菌溶液的倒取理念、原则和程序最早应用可追溯至1854～1856年的克里米亚战争时期南丁格尔为伤员清洗伤口。该操作虽然简单,但必须严格遵守无菌原则,保证无菌溶液取用时的每一个环节不被污染,从而最大限度地预防和控制院内感染,保障患者安全,提升医疗质量。

　　随着护理技术的不断发展,小剂量单包装的无菌溶液成品已在临床上广泛应用,提高了无菌溶液使用的灵活性,降低了污染风险。无菌溶液倒取技术的使用频率因此大大降低,但该技术仍然无法被完全替代。如手术室在手术部位冲洗时,仍需要洗手护士现场倒取无菌冲洗液,以便医生进行伤口冲洗,以及外科伤口换药时,需取用无菌溶液,以预防和控制伤口感染,促进伤口愈合。因此,无菌溶液倒取技术仍是护士在临床实践中必备的护理操作技能之一。

操作流程

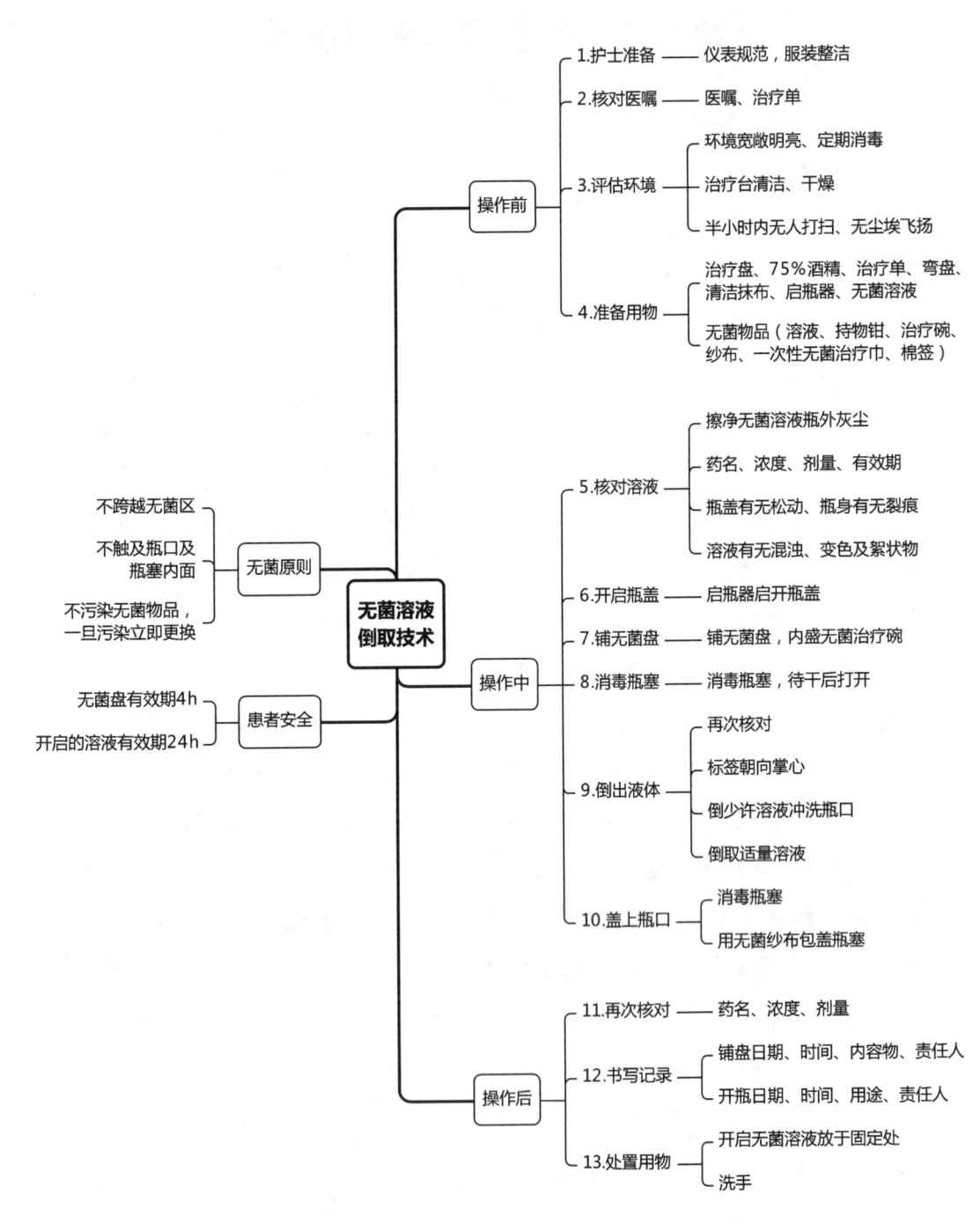

- 操作前
  - 1.护士准备 —— 仪表规范,服装整洁
  - 2.核对医嘱 —— 医嘱、治疗单
  - 3.评估环境
    - 环境宽敞明亮、定期消毒
    - 治疗台清洁、干燥
    - 半小时内无人打扫、无尘埃飞扬
  - 4.准备用物
    - 治疗盘、75%酒精、治疗单、弯盘、清洁抹布、启瓶器、无菌溶液
    - 无菌物品(溶液、持物钳、治疗碗、纱布、一次性无菌治疗巾、棉签)

- 无菌原则
  - 不跨越无菌区
  - 不触及瓶口及瓶塞内面
  - 不污染无菌物品,一旦污染立即更换

无菌溶液倒取技术

- 患者安全
  - 无菌盘有效期4h
  - 开启的溶液有效期24h

- 操作中
  - 5.核对溶液
    - 擦净无菌溶液瓶外灰尘
    - 药名、浓度、剂量、有效期
    - 瓶盖有无松动、瓶身有无裂痕
    - 溶液有无混浊、变色及絮状物
  - 6.开启瓶盖 —— 启瓶器启开瓶盖
  - 7.铺无菌盘 —— 铺无菌盘,内盛无菌治疗碗
  - 8.消毒瓶塞 —— 消毒瓶塞,待干后打开
  - 9.倒出液体
    - 再次核对
    - 标签朝向掌心
    - 倒少许溶液冲洗瓶口
    - 倒取适量溶液
  - 10.盖上瓶口
    - 消毒瓶塞
    - 用无菌纱布包盖瓶塞

- 操作后
  - 11.再次核对 —— 药名、浓度、剂量
  - 12.书写记录
    - 铺盘日期、时间、内容物、责任人
    - 开瓶日期、时间、用途、责任人
  - 13.处置用物
    - 开启无菌溶液放于固定处
    - 洗手

🔲 注意事项

1. 倾倒液体

倾倒液体时瓶签靠近掌心，避免打湿。瓶口与无菌容器保持适当高度和距离，避免接触无菌容器和溶液溅出。

2. 保持液体无菌

无菌溶液倒出后不可再倒回瓶中。

🔲 非预期情境处置

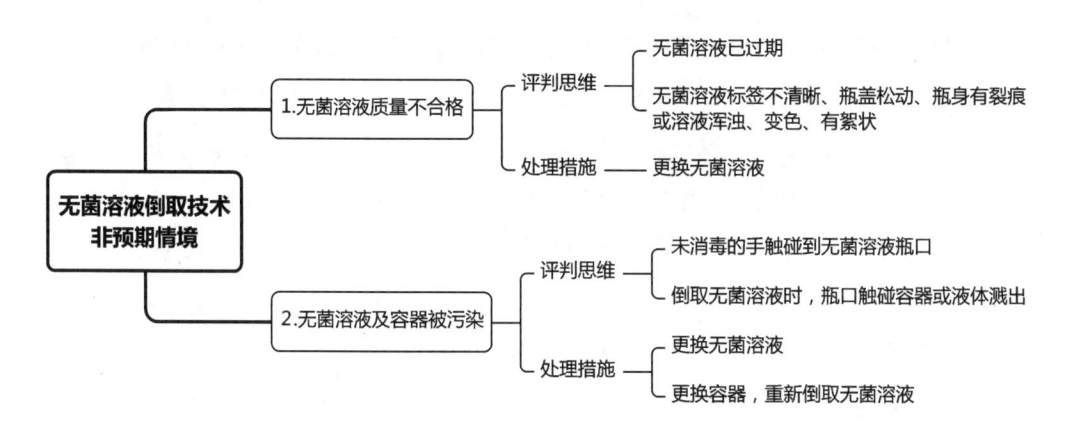

第七节　标准预防技术

徐敏　周晨曦 ◀

背景知识

　　标准预防是针对医院所有患者和医务人员采取的一组预防感染措施。它主要包括手卫生、正确使用个人防护用品、呼吸道卫生和咳嗽礼仪、诊疗设备及环境清洁消毒、患者安置、安全注射、医用织物洗涤和医疗废物管理等。医疗机构内的所有区域均需遵守标准预防原则。

　　标准预防在全球范围内均被视为预防和控制医院感染、保护医务人员及患者安全的基本策略。1996年,美国医疗感染控制实践顾问委员会(Healthcare Infection Control Practices Advisory Committee,HICPAC)发布的《医疗机构隔离预防指南》中将普遍预防和身体物质隔离原则进行综合,提出了"标准预防"这一理念,进而在全美范围内实施。我国于1999年引入标准预防,现已经纳入我国医院感染相关的法规要求,如原卫生部2006年颁发的《医院感染管理办法》以及2009年以后相继颁布的医院感染控制相关标准《医院隔离技术规范》、《医疗机构消毒技术规范》等。

　　标准预防基于患者的血液、体液、分泌物(不包括汗液)、非完整皮肤和黏膜均可能含有感染性因子的原则,只要接触上述物质均应采取隔离措施,从而降低医务人员和患者、患者和患者之间的微生物传播的危险性。针对所有患者和医务人员严格落实标准预防,既可以防止血源性疾病的传播,也可以防止非血源性疾病的传播;既可以保护医务人员,也可以保护患者。护理人员必须强化标准预防的知识、信念和行为,将标准预防融入到各项护理活动中,建立行为屏障,最大限度降低感染发生。

操作流程

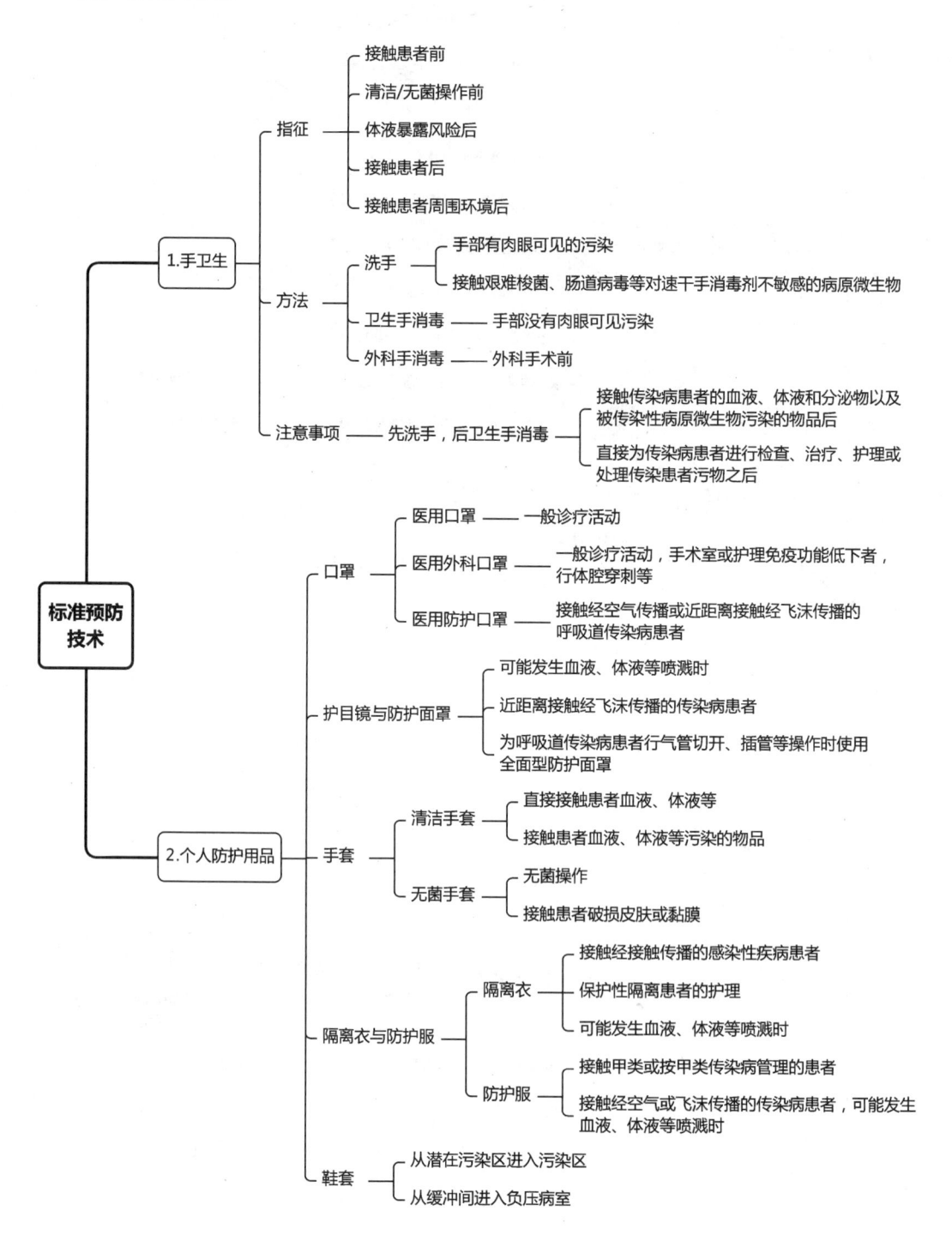

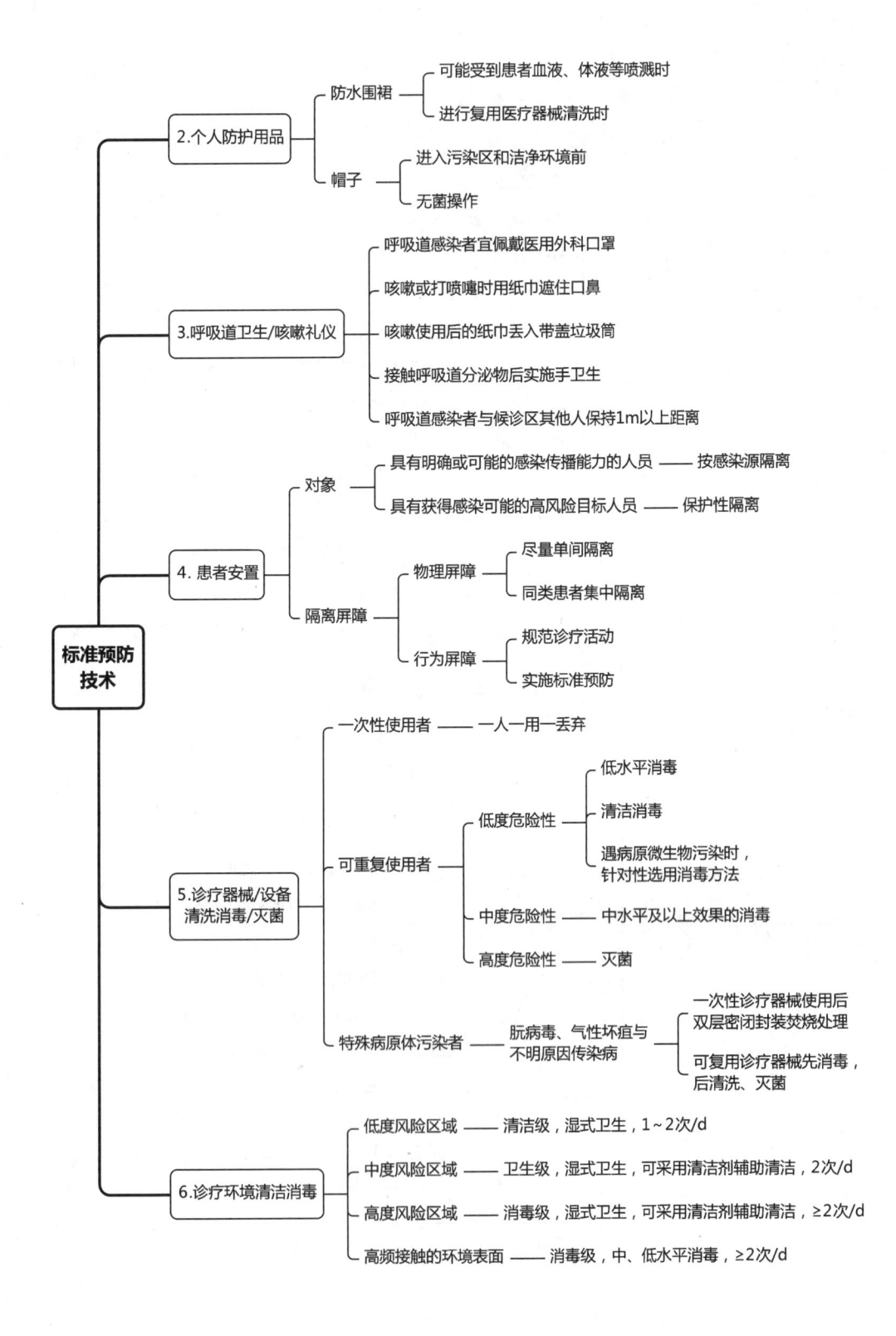

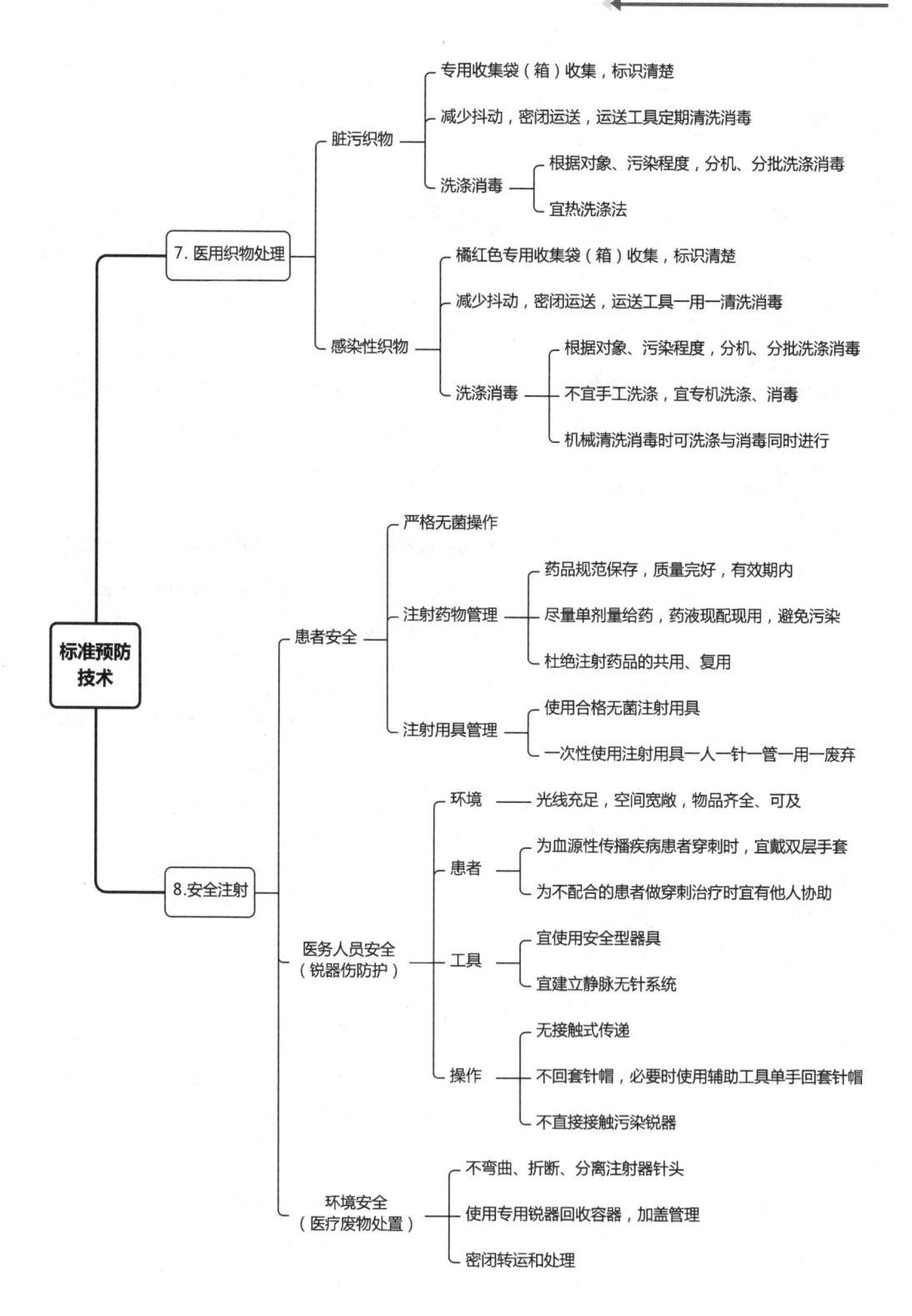

标准预防技术
- 7. 医用织物处理
  - 脏污织物
    - 专用收集袋（箱）收集，标识清楚
    - 减少抖动，密闭运送，运送工具定期清洗消毒
    - 洗涤消毒
      - 根据对象、污染程度，分机、分批洗涤消毒
      - 宜热洗涤法
  - 感染性织物
    - 橘红色专用收集袋（箱）收集，标识清楚
    - 减少抖动，密闭运送，运送工具一用一清洗消毒
    - 洗涤消毒
      - 根据对象、污染程度，分机、分批洗涤消毒
      - 不宜手工洗涤，宜专机洗涤、消毒
      - 机械清洗消毒时可洗涤与消毒同时进行
- 8. 安全注射
  - 患者安全
    - 严格无菌操作
    - 注射药物管理
      - 药品规范保存，质量完好，有效期内
      - 尽量单剂量给药，药液现配现用，避免污染
      - 杜绝注射药品的共用、复用
    - 注射用具管理
      - 使用合格无菌注射用具
      - 一次性使用注射用具一人一针一管一用一废弃
  - 医务人员安全（锐器伤防护）
    - 环境
      - 光线充足，空间宽敞，物品齐全、可及
    - 患者
      - 为血源性传播疾病患者穿刺时，宜戴双层手套
      - 为不配合的患者做穿刺治疗时宜有他人协助
    - 工具
      - 宜使用安全型器具
      - 宜建立静脉无针系统
    - 操作
      - 无接触式传递
      - 不回套针帽，必要时使用辅助工具单手回套针帽
      - 不直接接触污染锐器
  - 环境安全（医疗废物处置）
    - 不弯曲、折断、分离注射器针头
    - 使用专用锐器回收容器，加盖管理
    - 密闭转运和处理

注意事项

1. 患者安置

隔离患者所用诊疗物品应当专人专用（听诊器、血压计、体温计等），定期清洁与消毒，患者出院或转院、死亡后进行终末消毒。

2. 安全注射

锐器回收容器应耐刺、防渗漏，并加盖管理，不宜盛装过满，达 3/4 满时应及时更换。

非预期情境处置

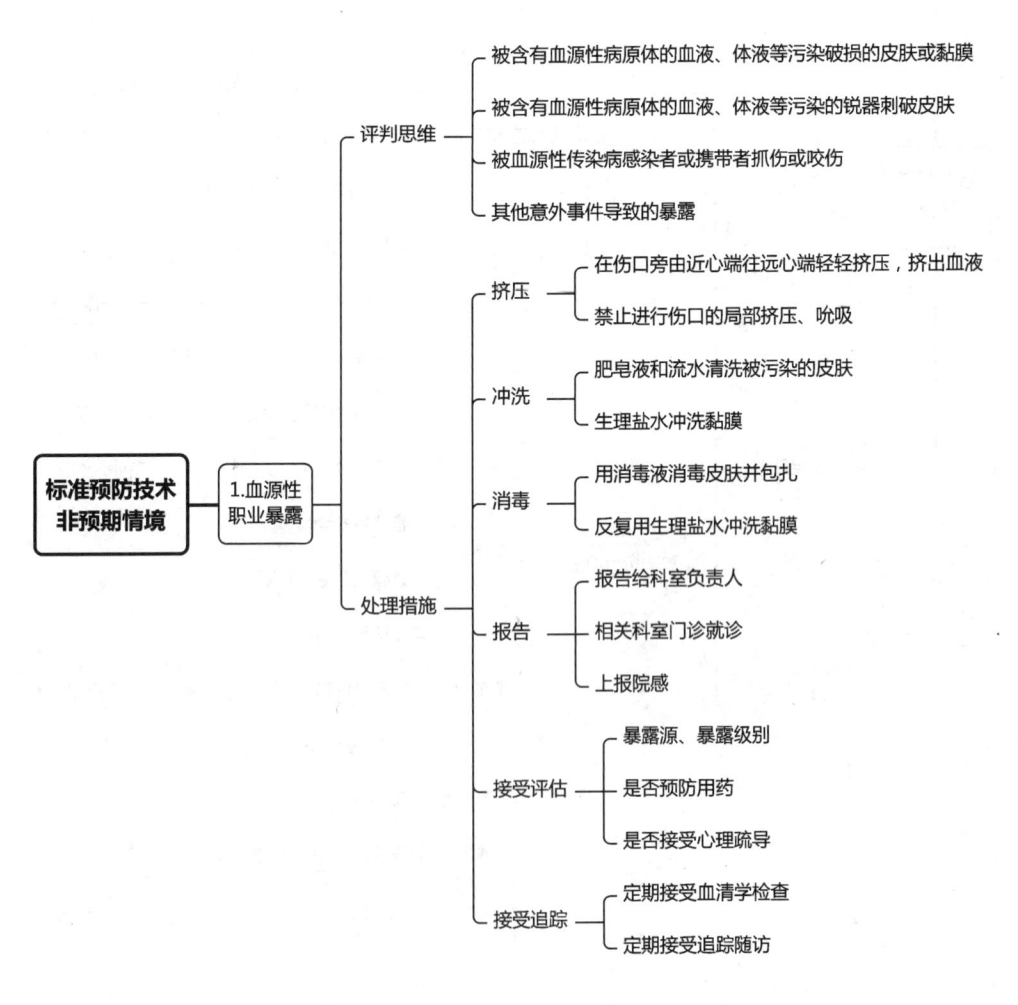

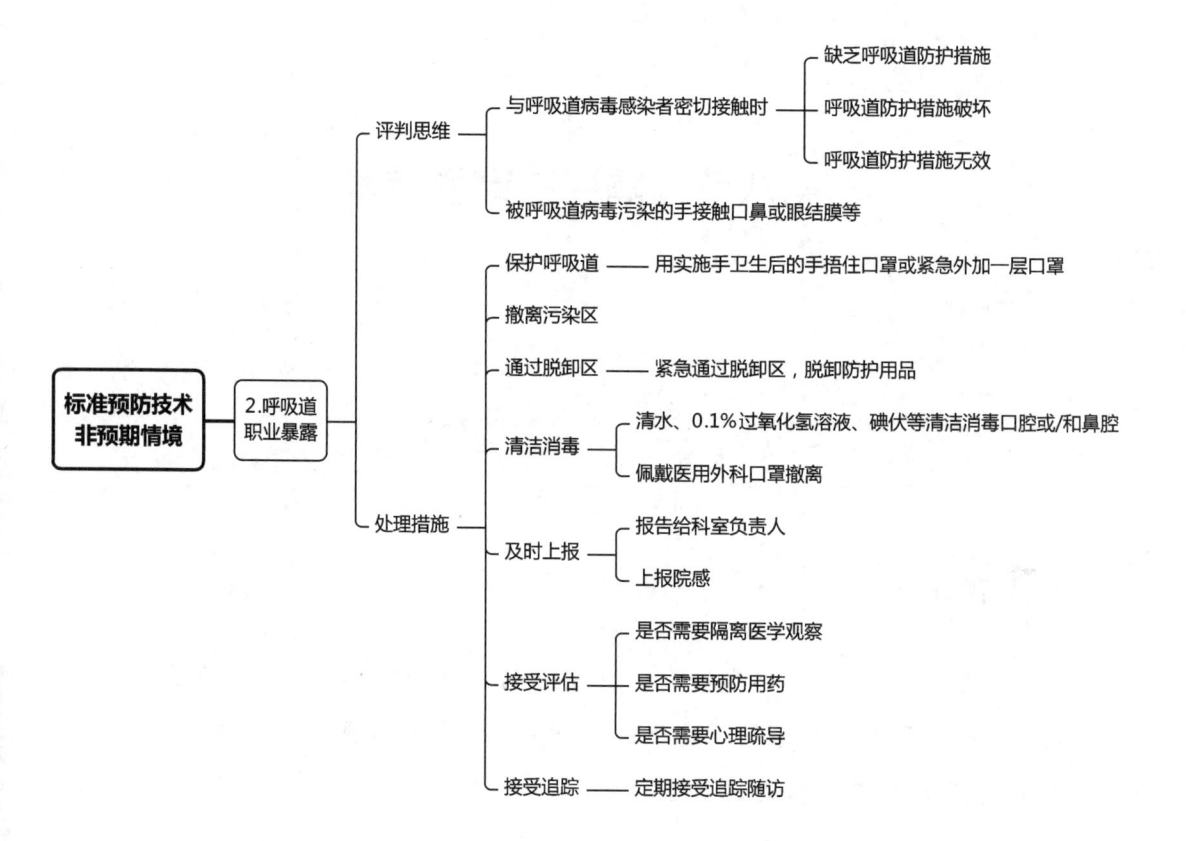

第八节 隔离衣穿脱技术

黄华 罗梦丹

背景知识

　　隔离衣是用于保护医务人员避免受到血液、体液和其他感染性物质污染，或用于保护患者避免感染的防护用品，防止病原微生物的传播，避免自身感染和交叉感染的发生。

　　我国关于隔离的记载最早可追溯至秦朝，古人在和瘟疫的斗争中，逐渐认识到隔离是抗疫的重要措施。由于历史条件的限制，古人对于隔离的认识仅限于身体接触隔离，随着近代防疫学的诞生和发展，各种隔离技术应运而生，其中隔离衣就是一种突破。

　　目前，有不同类型的隔离衣可供医务人员选择，根据制作材料分为防水材质（如无纺布、塑料薄膜等）和不防水材质（如布类）；根据使用要求分为一次性使用和可重复使用。隔离衣必须后开口，能遮盖住躯干和肢体外露皮肤以及膝关节以上全部衣服。可重复使用的隔离衣使用后需先消毒后洗涤，并选择热洗涤的方式进行处理。医务人员可根据与患者接触的方式或者接触感染性物质的情况选择合适的隔离衣。规范的隔离衣穿脱技术是避免交叉感染的重要措施。

🔲 操作流程

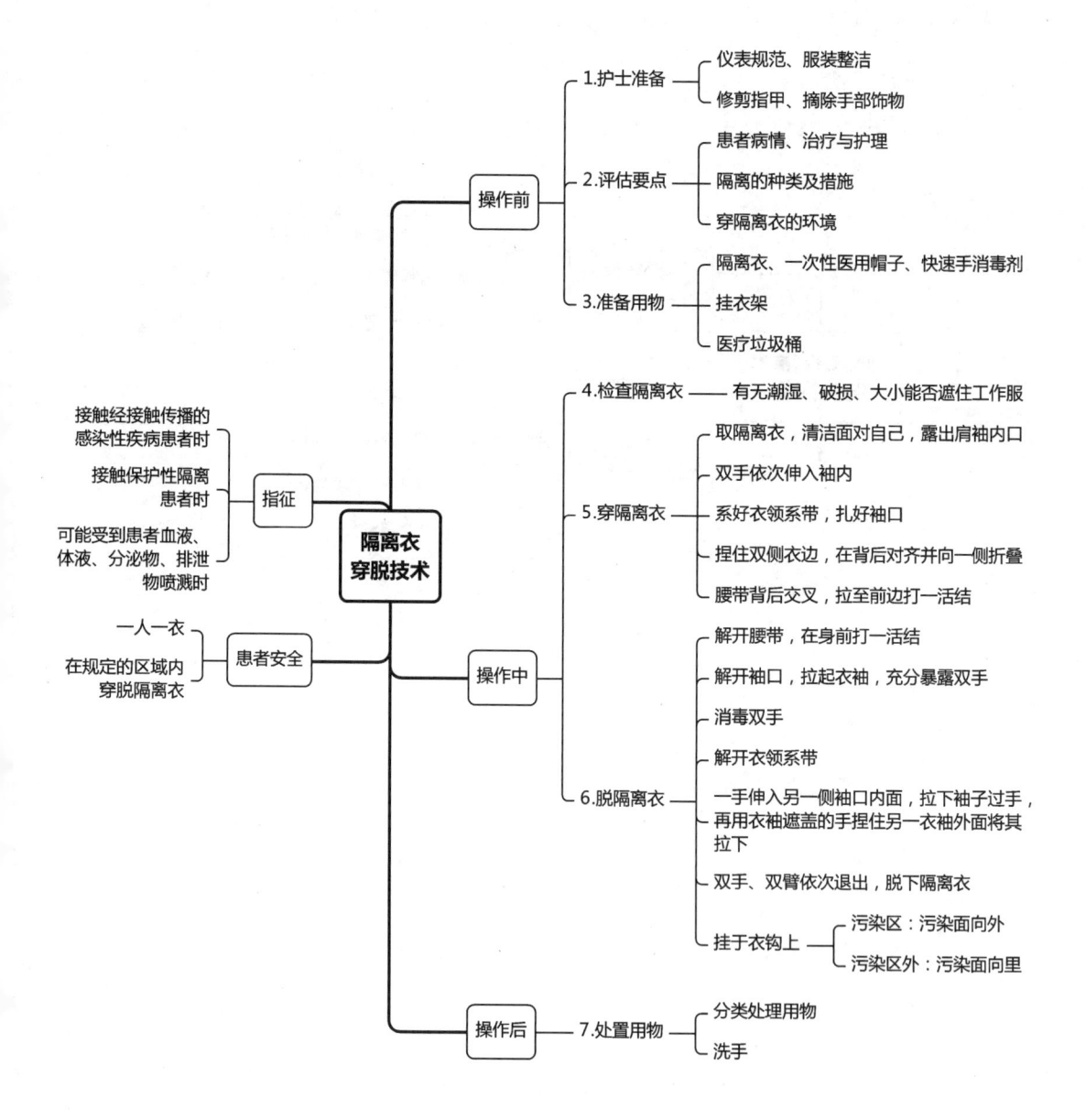

🔲 注意事项

1. 穿隔离衣

穿好隔离衣后只能在规定区域内活动。

2. 脱隔离衣

一次性隔离衣脱下后应污染面向内,卷成包裹状,丢至医疗废物容器内;可重复使用的隔离衣则放入回收袋中,清洗消毒后备用。

非预期情境处置

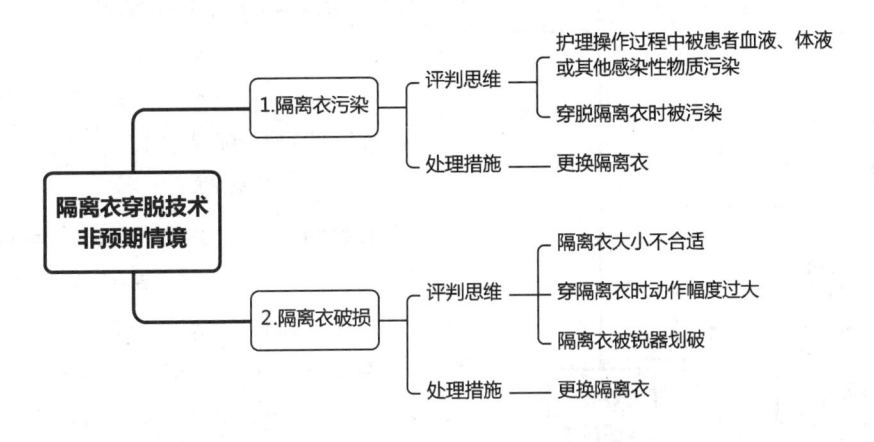

第九节　个人防护用品穿脱技术

黄华　罗梦丹

背景知识

根据美国职业安全与健康管理局（Occupational Safety and Health Administration，OSHA）的定义，个人防护用品（Personal Protective Equipment，PPE）是指为了最大限度地减少暴露于工作场所引发严重伤害和疾病而穿戴的设备。防护用品包括口罩、隔离衣、防护服、手套、一次性圆帽、护目镜、防护面罩等。

人类利用防护用品预防疾病传染具有相当长的历史渊源。最早记载的防护用品是古罗马的矿工用动物膀胱皮遮住口鼻，可以有效过滤粉碎朱砂时产生的有害气体，这为后期口罩的发展奠定了基础。16世纪，一位法国医生发明了"鸟嘴面具"搭配防护服的套装来预防鼠疫，他在"鸟嘴"中塞上干花、草药、香料等物，以期中和所谓的"瘴气"。防护服通常使用大块的皮革或蜡染帆布制成，可以起到较好的密封作用。后来随着微生物学和医学的发展，人们对传染病的认识更深，防护用品也在不断改革和升级。值得一提的是人类历史上第一款防疫口罩诞生于中国，也称为"伍氏口罩"，是"鼠疫斗士"伍连德在对抗1910年鼠疫的过程中发明的。

正确合理地选择和使用PPE是感染防控不可或缺的一部分，可以有效防止穿戴者通过口鼻、手、皮肤、眼睛等接触潜在的传染性物质，减少或阻止传染病的传播。

◻ 操作流程

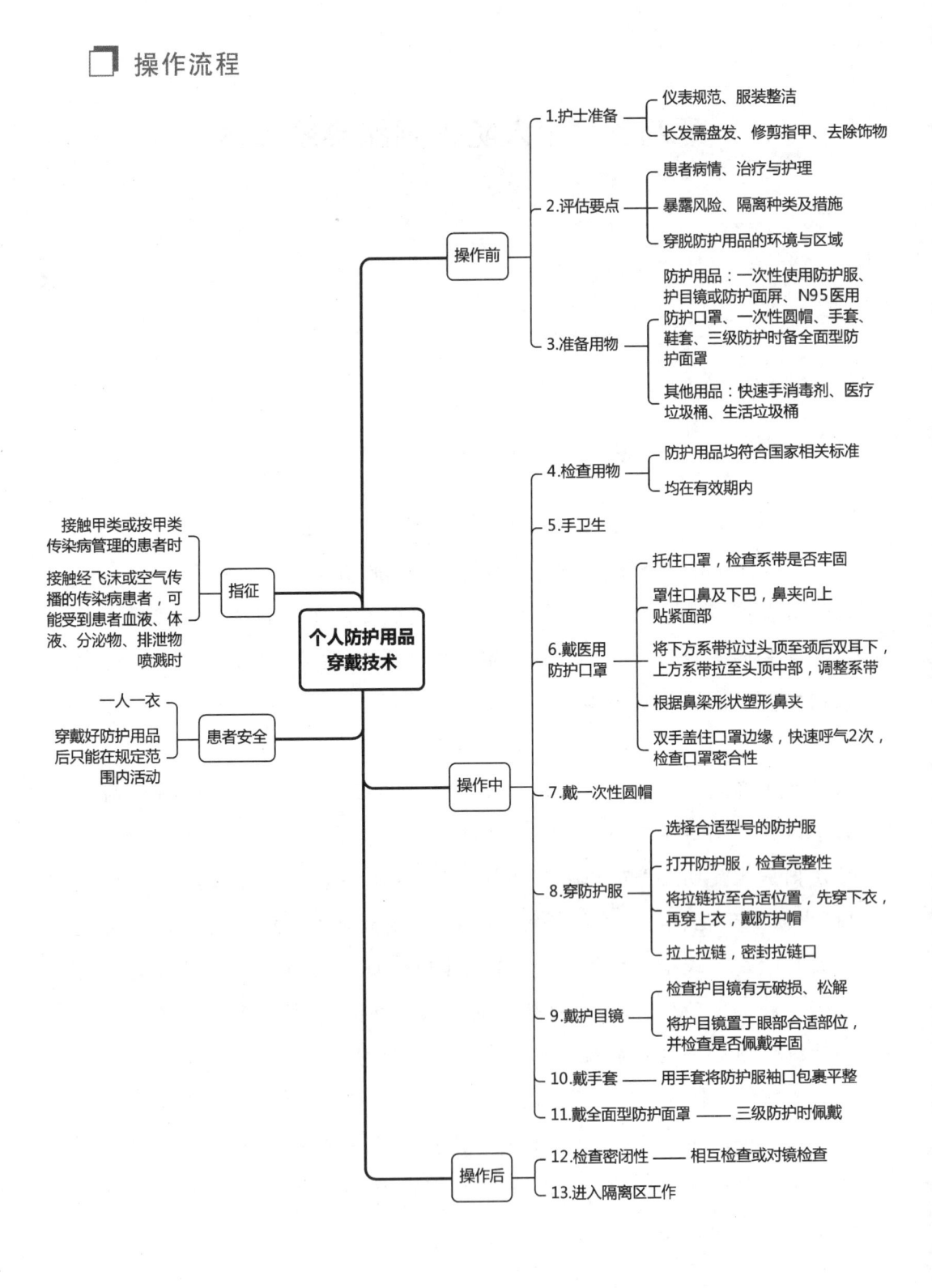

个人防护用品穿戴技术

指征
- 接触甲类或按甲类传染病管理的患者时
- 接触经飞沫或空气传播的传染病患者，可能受到患者血液、体液、分泌物、排泄物喷溅时

患者安全
- 一人一衣
- 穿戴好防护用品后只能在规定范围内活动

操作前
- 1.护士准备
  - 仪表规范、服装整洁
  - 长发需盘发、修剪指甲、去除饰物
- 2.评估要点
  - 患者病情、治疗与护理
  - 暴露风险、隔离种类及措施
  - 穿脱防护用品的环境与区域
- 3.准备用物
  - 防护用品：一次性使用防护服、护目镜或防护面屏、N95医用防护口罩、一次性圆帽、手套、鞋套、三级防护时备全面型防护面罩
  - 其他用品：快速手消毒剂、医疗垃圾桶、生活垃圾桶

操作中
- 4.检查用物
  - 防护用品均符合国家相关标准
  - 均在有效期内
- 5.手卫生
- 6.戴医用防护口罩
  - 托住口罩，检查系带是否牢固
  - 罩住口鼻及下巴，鼻夹向上贴紧面部
  - 将下方系带拉过头顶至颈后双耳下，上方系带拉至头顶中部，调整系带
  - 根据鼻梁形状塑形鼻夹
  - 双手盖住口罩边缘，快速呼气2次，检查口罩密合性
- 7.戴一次性圆帽
- 8.穿防护服
  - 选择合适型号的防护服
  - 打开防护服，检查完整性
  - 将拉链拉至合适位置，先穿下衣，再穿上衣，戴防护帽
  - 拉上拉链，密封拉链口
- 9.戴护目镜
  - 检查护目镜有无破损、松解
  - 将护目镜置于眼部合适部位，并检查是否佩戴牢固
- 10.戴手套 —— 用手套将防护服袖口包裹平整
- 11.戴全面型防护面罩 —— 三级防护时佩戴

操作后
- 12.检查密闭性 —— 相互检查或对镜检查
- 13.进入隔离区工作

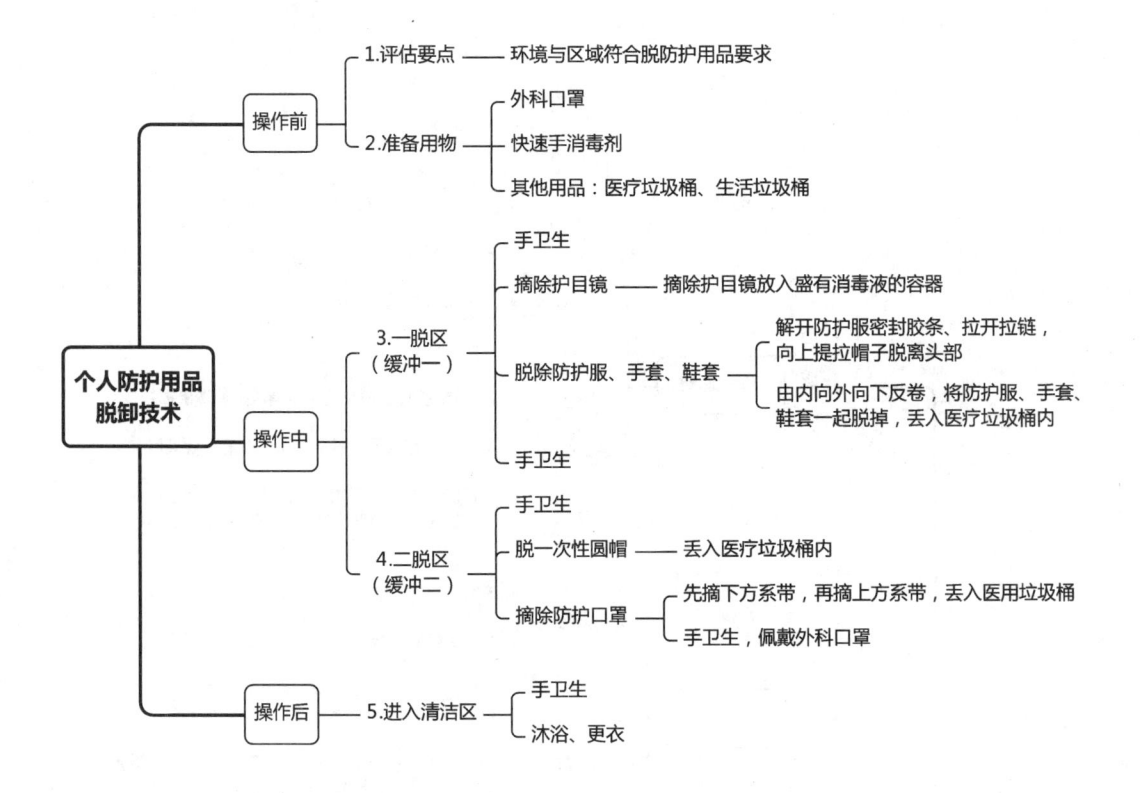

个人防护用品脱卸技术

操作前
- 1.评估要点 —— 环境与区域符合脱防护用品要求
- 2.准备用物
  - 外科口罩
  - 快速手消毒剂
  - 其他用品：医疗垃圾桶、生活垃圾桶

操作中
- 3.一脱区（缓冲一）
  - 手卫生
  - 摘除护目镜 —— 摘除护目镜放入盛有消毒液的容器
  - 脱除防护服、手套、鞋套
    - 解开防护服密封胶条、拉开拉链，向上提拉帽子脱离头部
    - 由内向外向下反卷，将防护服、手套、鞋套一起脱掉，丢入医疗垃圾桶内
  - 手卫生
- 4.二脱区（缓冲二）
  - 手卫生
  - 脱一次性圆帽 —— 丢入医疗垃圾桶内
  - 摘除防护口罩
    - 先摘下方系带，再摘上方系带，丢入医用垃圾桶
    - 手卫生，佩戴外科口罩

操作后
- 5.进入清洁区
  - 手卫生
  - 沐浴、更衣

注意事项

1. 防护口罩

戴防护口罩应进行面部密合性试验,效能持续 4～6 h,遇污染或潮湿应及时更换。摘除过程中手避免触碰口罩,避免口罩触碰身体。

2. 护目镜

摘除护目镜时手避免触碰护目镜镜面。

3. 防护服

医务人员接触多个同类传染病患者时,防护服可连续使用。防护服被患者血液、体液、污物污染时,或防护服发生破损时,应及时更换。

◻ 非预期情境处置

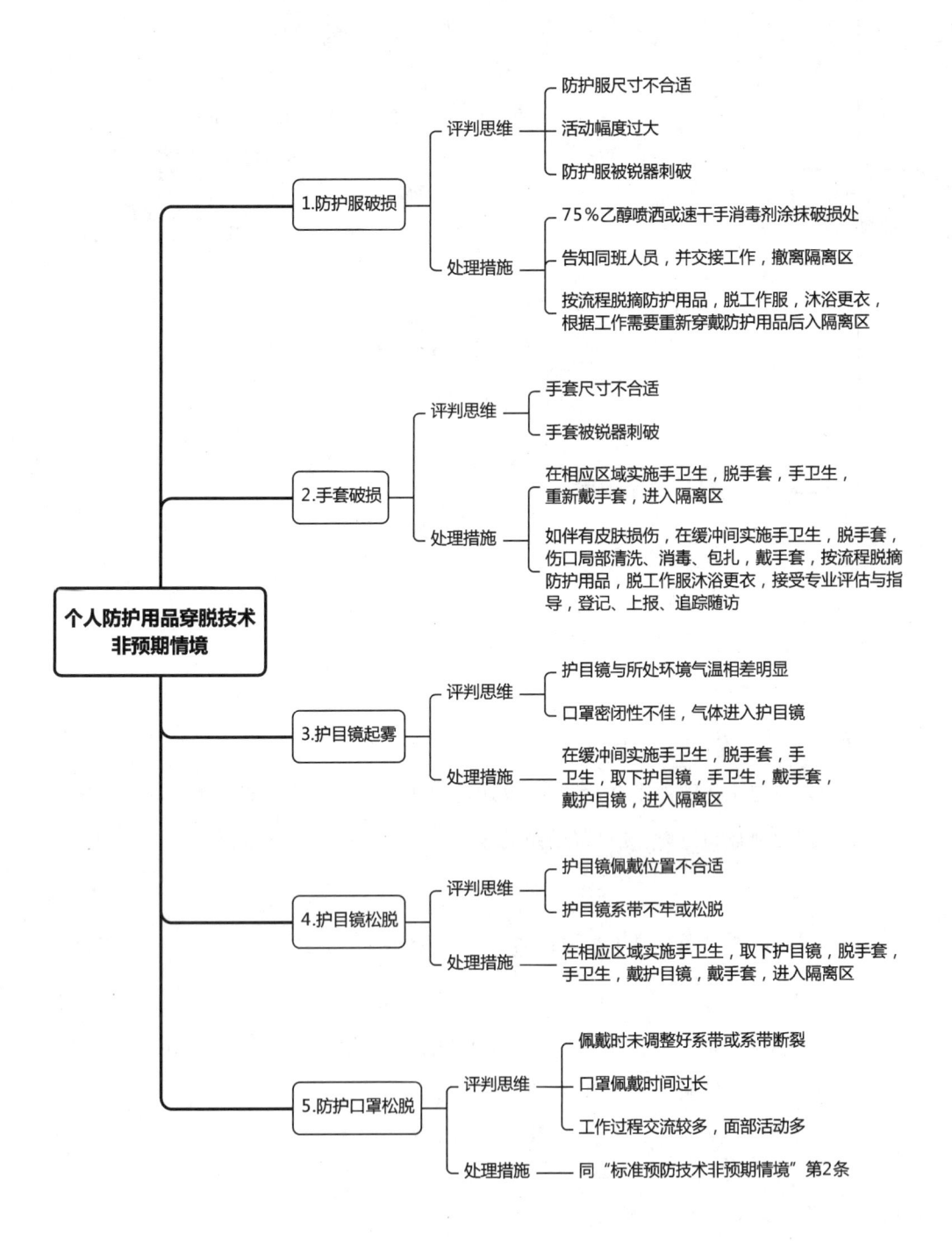

个人防护用品穿脱技术
非预期情境

1.防护服破损
　评判思维
　　防护服尺寸不合适
　　活动幅度过大
　　防护服被锐器刺破
　处理措施
　　75％乙醇喷洒或速干手消毒剂涂抹破损处
　　告知同班人员，并交接工作，撤离隔离区
　　按流程脱摘防护用品，脱工作服，沐浴更衣，根据工作需要重新穿戴防护用品后入隔离区

2.手套破损
　评判思维
　　手套尺寸不合适
　　手套被锐器刺破
　处理措施
　　在相应区域实施手卫生，脱手套，手卫生，重新戴手套，进入隔离区
　　如伴有皮肤损伤，在缓冲间实施手卫生，脱手套，伤口局部清洗、消毒、包扎，戴手套，按流程脱摘防护用品，脱工作服沐浴更衣，接受专业评估与指导，登记、上报、追踪随访

3.护目镜起雾
　评判思维
　　护目镜与所处环境气温相差明显
　　口罩密闭性不佳，气体进入护目镜
　处理措施
　　在缓冲间实施手卫生，脱手套，手卫生，取下护目镜，手卫生，戴手套，戴护目镜，进入隔离区

4.护目镜松脱
　评判思维
　　护目镜佩戴位置不合适
　　护目镜系带不牢或松脱
　处理措施
　　在相应区域实施手卫生，取下护目镜，脱手套，手卫生，戴护目镜，戴手套，进入隔离区

5.防护口罩松脱
　评判思维
　　佩戴时未调整好系带或系带断裂
　　口罩佩戴时间过长
　　工作过程交流较多，面部活动多
　处理措施 —— 同"标准预防技术非预期情境"第2条

患者转运

Chapter 2

Patient Transfer

第一节 轮椅运送技术

肖欢 王成爽

背景知识

轮椅运送是帮助不能行走但能坐起的患者从床转移到轮椅,护送患者入院、出院、检查、治疗或进行室外社交活动。通过协助患者下床活动,也可以减少因长期卧床引发的并发症,改善肺功能,预防压力性损伤,促进血液循环和体力恢复,改善肌肉力量和生理功能等。

轮椅最早记录于中国南北朝(公元 525 年)石棺雕刻中,是一种供人乘坐的带轮子木制椅子。近代战争推动了轮椅的发展,因大量的伤残军人需要轮椅出行,轮椅被设计得越来越轻便,同时也添加了制动功能,提高使用安全性。

轮椅分为普通轮椅、电动轮椅和特形轮椅三类,特形轮椅是根据患者残存的肢体功能和使用目的从普通轮椅中衍生出来的,常见的有站立式轮椅、躺式轮椅、单侧驱动轮椅等。

轮椅可补偿患者缺乏的活动能力,但患者在床椅间转移和轮椅推行过程中也存在一些安全隐患,不正确的转移和推行方法不仅会给患者带来不舒适或伤害,加重患者的身心和经济负担,甚至威胁患者的生命,还会给护士带来职业伤害,如腰背痛。因此,在轮椅运送过程中应用正确的方法有助于提高诊疗效率,减轻护士劳动负担,避免意外发生。

☐ 操作流程

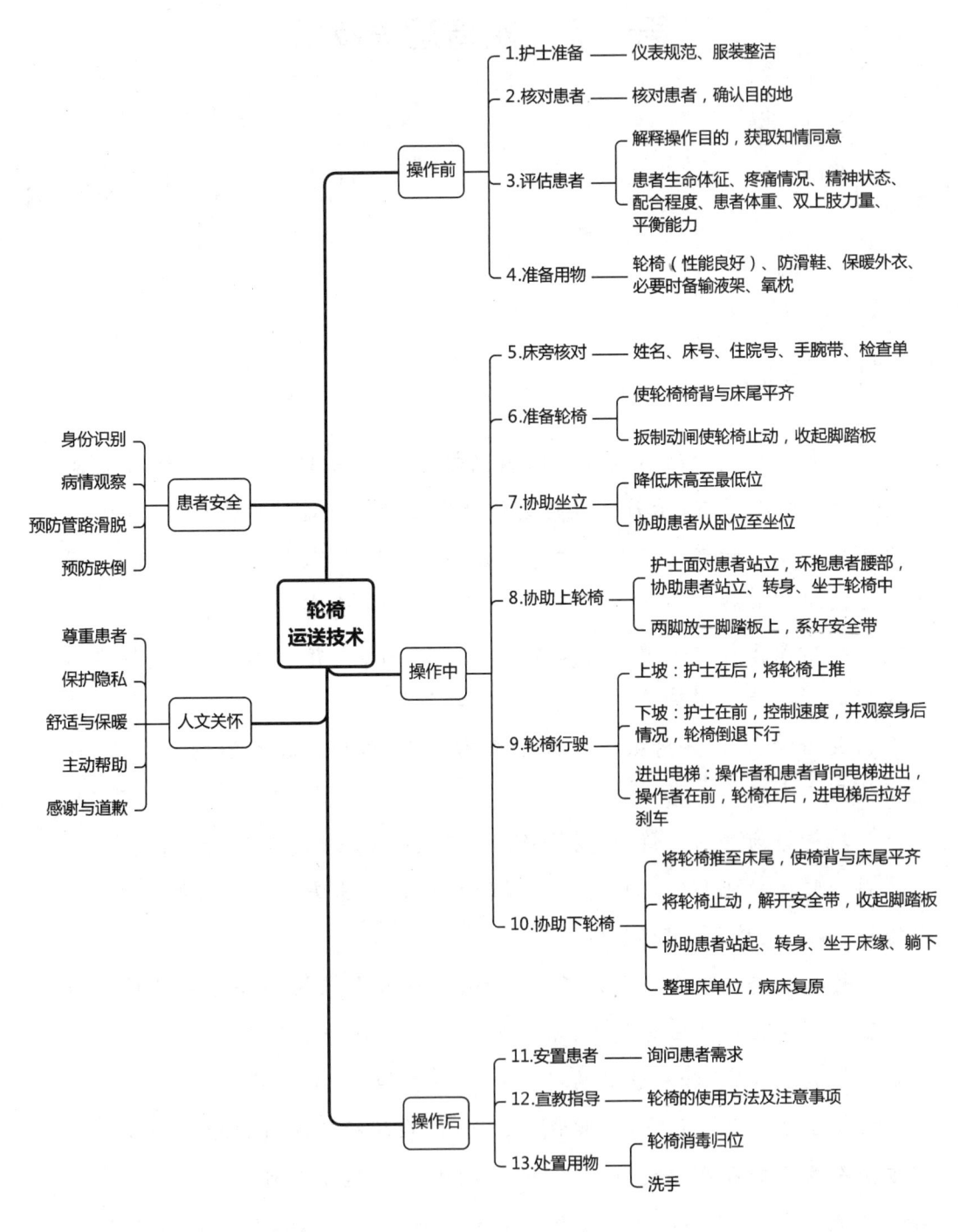

身份识别
病情观察
预防管路滑脱
预防跌倒

患者安全

尊重患者
保护隐私
舒适与保暖
主动帮助
感谢与道歉

人文关怀

轮椅运送技术

操作前

1.护士准备 —— 仪表规范、服装整洁

2.核对患者 —— 核对患者，确认目的地

3.评估患者 —— 解释操作目的，获取知情同意
患者生命体征、疼痛情况、精神状态、配合程度、患者体重、双上肢力量、平衡能力

4.准备用物 —— 轮椅（性能良好）、防滑鞋、保暖外衣、必要时备输液架、氧枕

操作中

5.床旁核对 —— 姓名、床号、住院号、手腕带、检查单

6.准备轮椅 —— 使轮椅椅背与床尾平齐
扳制动闸使轮椅止动，收起脚踏板

7.协助坐立 —— 降低床高至最低位
协助患者从卧位至坐位

8.协助上轮椅 —— 护士面对患者站立，环抱患者腰部，协助患者站立、转身、坐于轮椅中
两脚放于脚踏板上，系好安全带

9.轮椅行驶 —— 上坡：护士在后，将轮椅上推
下坡：护士在前，控制速度，并观察身后情况，轮椅倒退下行
进出电梯：操作者和患者背向电梯进出，操作者在前，轮椅在后，进电梯后拉好刹车

10.协助下轮椅 —— 将轮椅推至床尾，使椅背与床尾平齐
将轮椅止动，解开安全带，收起脚踏板
协助患者站起、转身、坐于床缘、躺下
整理床单位，病床复原

操作后

11.安置患者 —— 询问患者需求

12.宣教指导 —— 轮椅的使用方法及注意事项

13.处置用物 —— 轮椅消毒归位
洗手

注意事项

1. 管路安全

转移患者过程中注意管路的固定与保护,避免滑脱。

2. 转运安全

移动患者前应先刹车制动,固定轮椅。在行驶过程中,请勿急刹车或急停。

非预期情境处置

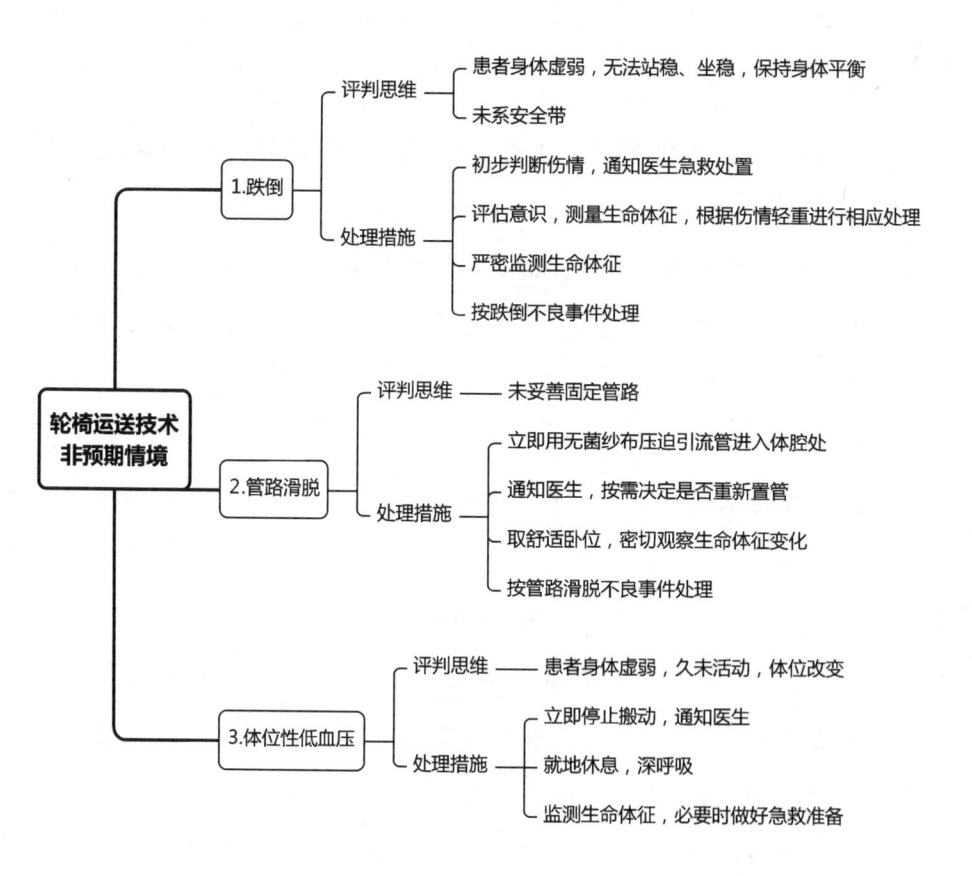

第二节　平车运送技术

肖欢　王成爽

背景知识

　　平车运送是协助患者由床上移至平车,护送不能行走和活动的患者入院、出院、检查、治疗或手术的方法。

　　平车是继轮椅之后出现的旨在解决危重症患者转运难题的一种患者运送工具。医用平车设计理念源于担架,被誉为"可移动担架",最早应用于战争年代,以快速运送受伤的战士。随后,在和平年代,逐渐演变成医用平车,用于转运患者。

　　随着护理技术的发展,患者转移辅助工具不断兴起,在协助患者平车转移、减轻医护人员职业损伤上发挥重要作用。过床易是辅助患者在手术台、推车、病床、CT台之间换床、移位的最佳工具,可减少搬运者所需的机械力,避免对搬运者造成不必要的骨骼肌肉损伤。同时透气、光滑、强韧的尼龙面料设计可降低过床易对患者皮肤的伤害,减少损害患者皮肤完整性的剪切力,使患者平稳、安全地过床。

　　此外,护理人员研发了一系列平车相关的专利,比如平车安装伸缩式输液杆、平车安全固定带等,保证平车运送期间的患者安全与舒适。

操作流程

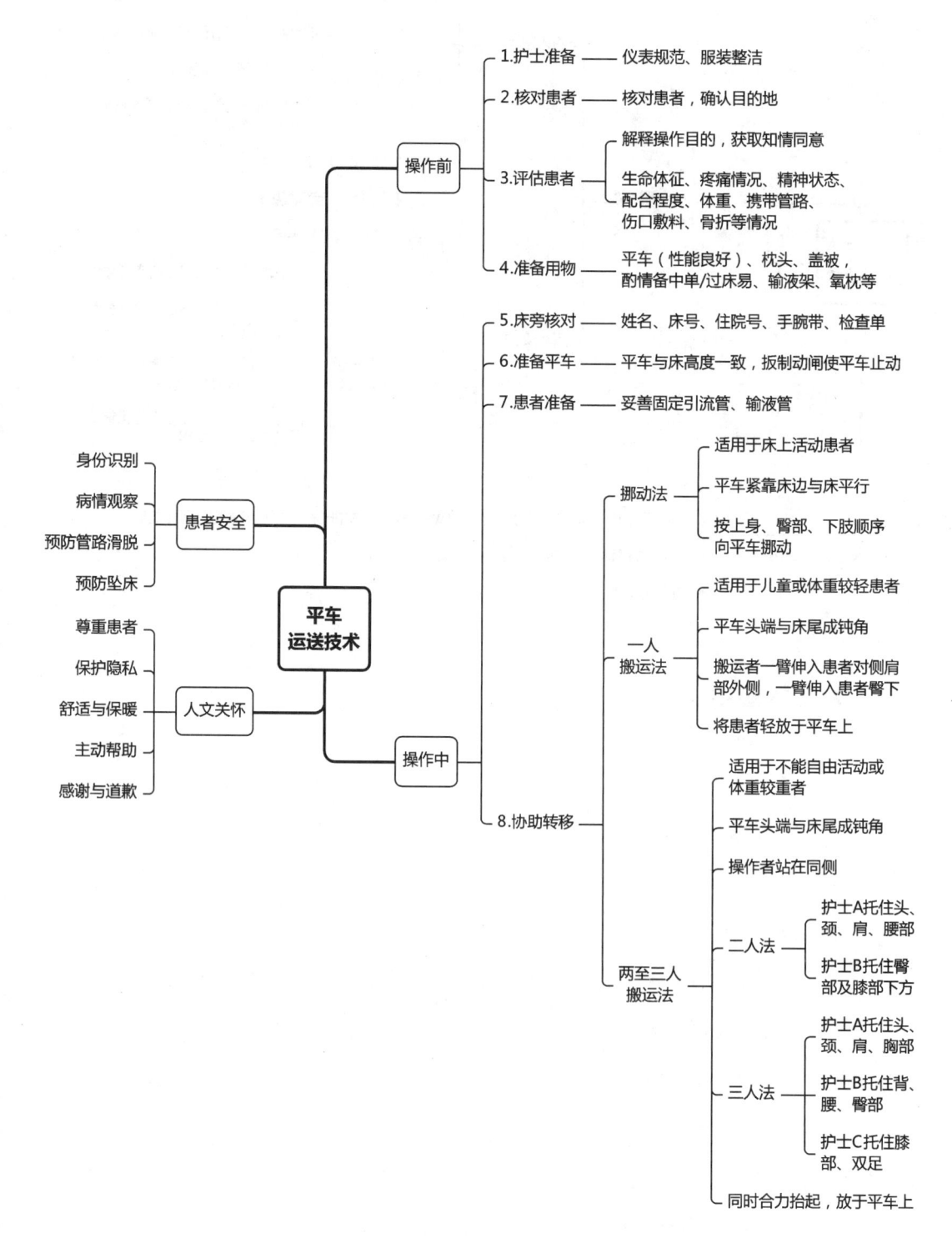

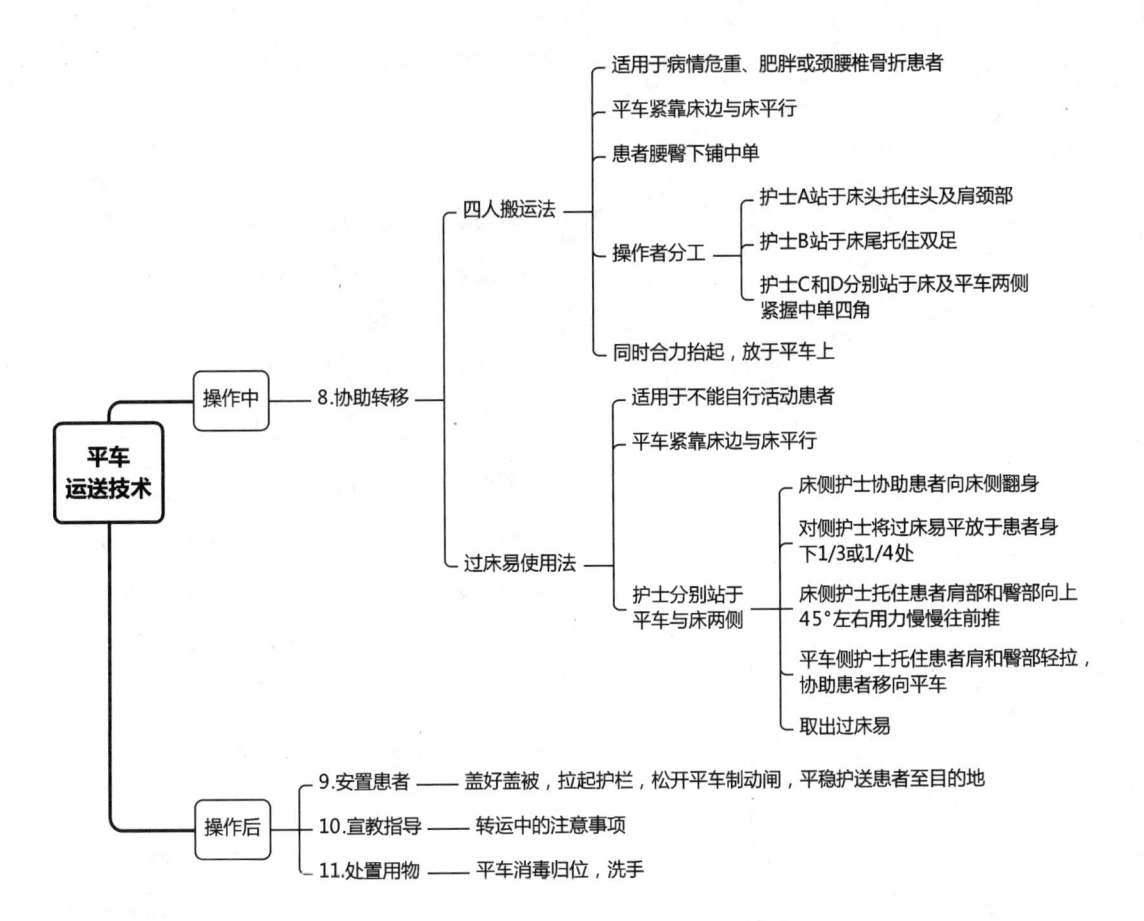

注意事项

1. 搬运患者

多人配合时应有一人发出指令,其他人分工明确,做到同时抬起,动作轻稳,协调一致,确保患者安全、舒适。

2. 推送患者

(1)患者的头部置于平车的大轮端,上下坡时患者头部处在高处一端,以免引起不适。

(2)护士站于患者头侧,便于观察病情。

(3)车速适宜,小轮在前,以灵活转弯,方便推车。

3. 节力原则

(1)根据患者情况,确定转移时所需操作者人数,勿负重搬运。

(2)平车放置位置合理,缩短搬运距离,优化搬运路线。

□ 非预期情境处置

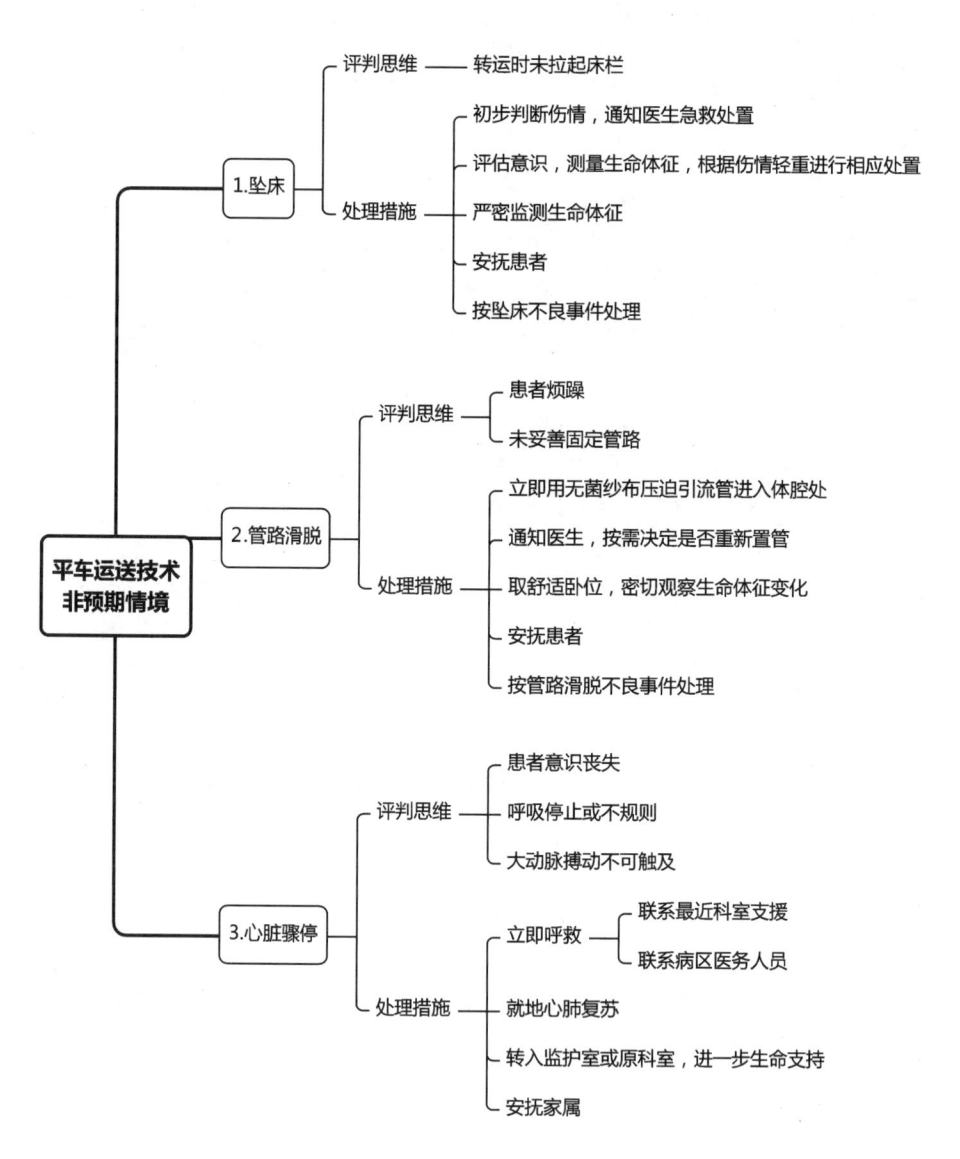

生命体征测量

Chapter 3

Vital Sign Measurement

第一节　生命体征测量技术

刘伟权　罗梦丹

背景知识

生命体征（Vital Signs）主要包括体温、脉搏、呼吸及血压，是衡量患者身心健康的基本指标，通过监测患者生命体征可以了解患者病情的变化，为预防、诊断、治疗和护理提供参考和依据。

体温计源于 1592 年意大利科学家伽利略制成的温度计，因温度计受天气影响较大，后人对温度计进行改良，制成了符合人体温度范围的水银体温计，水银体温计的测量原理是水银的热胀冷缩。脉搏的监测可以追溯到千年前中医的"望闻问切"中的"把脉"，通过观测脉搏的快慢、冲击的强弱、跳动的规律来辅助诊断。血压的测量起源于 18 世纪初，一位英国医生将一根玻璃管与一根铜管的一端相连，铜管另一端插入马腿的动脉内，使玻璃管垂直，让马腿动脉血管的血顺着玻璃管上升，这样就可以测得马的血压高度。后来，意大利医生里瓦克西在此基础上不断试验，于 1896 年改制成了不破坏血管的血压计，也就是如今广泛使用的裹臂式血压计的原型。

正确掌握生命体征的观察与测量是临床护理中极为重要的内容之一。随着科学的发展，各种红外感应测温计和电子血压计相继问世，使生命体征的测量变得更加便捷。

操作流程

身份识别
避免体温计破碎
避免血压计水银溢出
测肛温时避免损伤患者直肠粘膜 — 患者安全
病情观察
异常值及时处理

生命体征测量技术

尊重患者
保护隐私
舒适与保暖 — 人文关怀
主动帮助
感谢与道歉

操作前
- 1.护士准备 —— 仪表规范、服装整洁
- 2.核对医嘱 —— 医嘱、治疗单
- 3.评估患者
  - 核对患者身份信息
  - 解释操作目的，获取知情同意
  - 评估病情、营养状况、意识状态
  - 测血压肢体有无创伤或功能障碍
  - 患者30 min内有无进食、冷热饮、行冷热敷、沐浴、剧烈运动等
- 4.准备用物
  - 体温计、消毒纱布或棉球、血压计、听诊器、弯盘、笔、快速手消毒剂
  - 测量肛温时另备润滑剂、棉签、卫生纸；测腋温时备清洁纱布1块

操作中
- 5.床旁核对 —— 姓名、床号、住院号、手腕带
- 6.安置体位 —— 酌情取平卧位、半卧位或坐位
- 7.测量体温
  - 测腋温：擦干腋下汗液，体温计水银端放于腋窝深处紧贴皮肤；测量时间10min
  - 测口温：口表水银端斜放于患者舌下热窝，紧闭口唇，用鼻呼吸；测量时间3min
  - 测肛温：暴露患者臀部，肛表水银端涂润滑剂，轻轻插入肛门；测量时间3min
  - 测额温：距离患者前额5~15cm，按下测量键，听到"嘀"的一声后读数
  - 测耳温：按下开机键，套上保护套，根据患者年龄选择模式，将探头放入耳道，按下测量键，听到"嘀"的一声响后读数

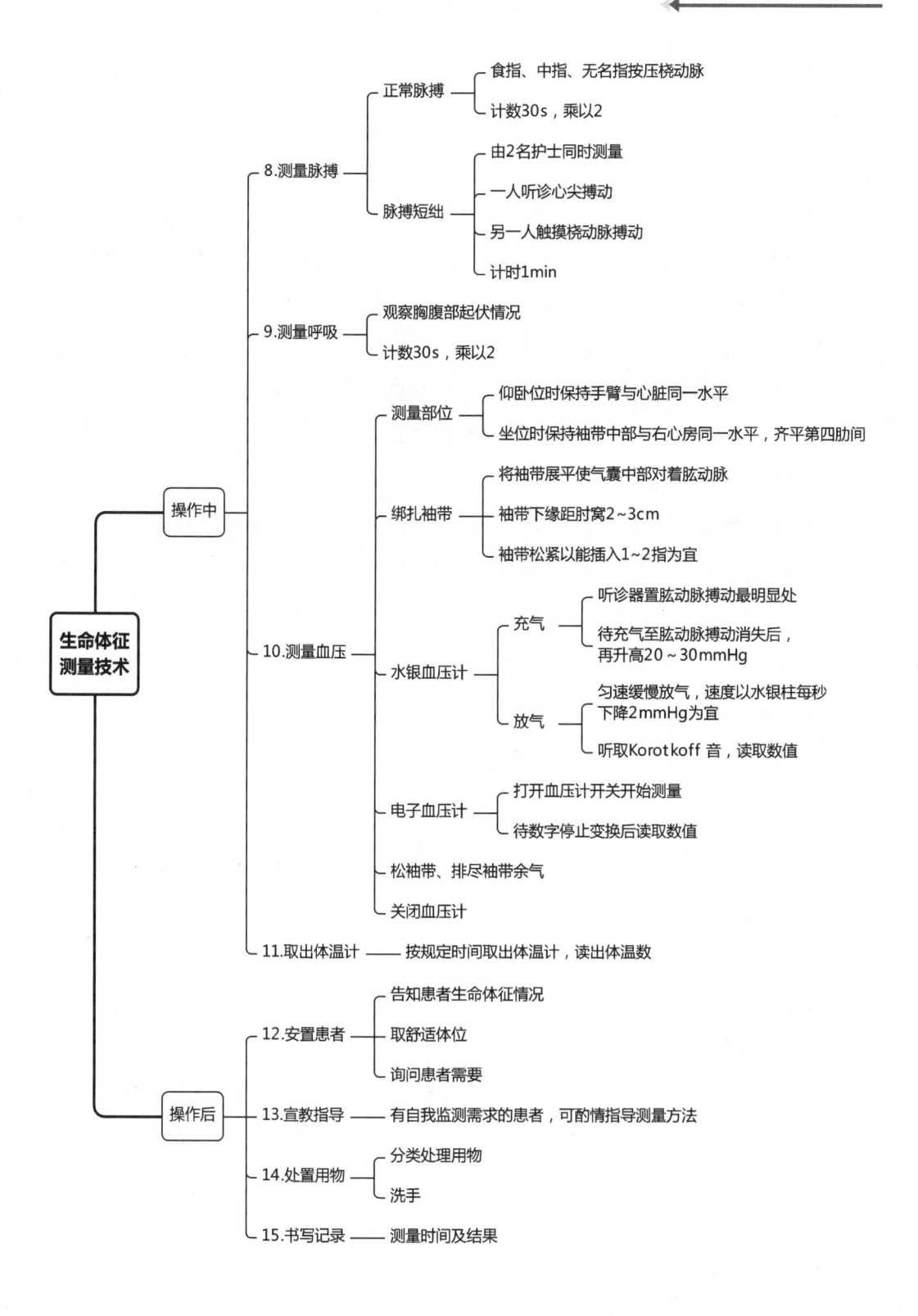

生命体征测量技术

操作中
- 8.测量脉搏
  - 正常脉搏
    - 食指、中指、无名指按压桡动脉
    - 计数30s，乘以2
  - 脉搏短绌
    - 由2名护士同时测量
    - 一人听诊心尖搏动
    - 另一人触摸桡动脉搏动
    - 计时1min
- 9.测量呼吸
  - 观察胸腹部起伏情况
  - 计数30s，乘以2
- 10.测量血压
  - 测量部位
    - 仰卧位时保持手臂与心脏同一水平
    - 坐位时保持袖带中部与右心房同一水平，齐平第四肋间
  - 绑扎袖带
    - 将袖带展平使气囊中部对着肱动脉
    - 袖带下缘距肘窝2~3cm
    - 袖带松紧以能插入1~2指为宜
  - 水银血压计
    - 充气
      - 听诊器置肱动脉搏动最明显处
      - 待充气至肱动脉搏动消失后，再升高20~30mmHg
    - 放气
      - 匀速缓慢放气，速度以水银柱每秒下降2mmHg为宜
      - 听取Korotkoff音，读取数值
  - 电子血压计
    - 打开血压计开关开始测量
    - 待数字停止变换后读取数值
  - 松袖带、排尽袖带余气
  - 关闭血压计
- 11.取出体温计 —— 按规定时间取出体温计，读出体温数

操作后
- 12.安置患者
  - 告知患者生命体征情况
  - 取舒适体位
  - 询问患者需要
- 13.宣教指导 —— 有自我监测需求的患者，可酌情指导测量方法
- 14.处置用物
  - 分类处理用物
  - 洗手
- 15.书写记录 —— 测量时间及结果

☐ 注意事项

1. 体温测量

（1）测腋温：腋下手术者、腋下炎症者、腋下出汗较多者和极度消瘦者不宜测腋温。

（2）测口温：婴幼儿、不合作、精神异常、昏迷、口鼻术后患者禁忌测口温。

（3）测肛温：

① 测量肛温时避免擦伤或损伤肛门及直肠黏膜。

② 腹泻、肛肠术后患者，心肌梗死患者禁忌测肛温。

（4）测额温：

① 测量部位为前额中心，要求清洁、干燥，无头发、化妆品、帽子等覆盖。

② 不同品牌额温计测量距离不同，具体请参照说明书。

（5）测耳温：耳道要求清洁无耳垢，未使用过滴耳剂或其他药物。

2. 脉搏测量

（1）禁用拇指：测量者拇指的脉搏会干扰测量结果。

（2）脉搏短绌：脉搏短绌以分数式记录，记录方式为心率/脉率。

3. 呼吸测量

在测量脉搏后，触诊脉搏的手指不要移开，直接观察患者呼吸并进行计数，避免引起患者紧张，影响呼吸节律。

4. 血压测量

（1）患者准备：坐位时患者手臂需有支撑（例如放在桌子上），不应让患者抬着手臂，因为肌肉等长运动会影响血压水平。

（2）袖带选择：袖带应绑在裸露的上臂上（不要隔着衣物），袖带气囊长度应为患者臂围的 75%～100%，肥胖者或臂围大者应使用大规格袖带，儿童应使用儿童专用袖带。

（3）视线角度：测量者视线与水银柱弯月面保持水平，而不是边缘处。

（4）测量要求：

① 需要重复测量者，应相隔 1～2 min，取 2 次读数的平均值记录。

② 首次就诊时，测量双上肢血压，采用血压较高侧手臂进行后续测量。

□ 非预期情境处置

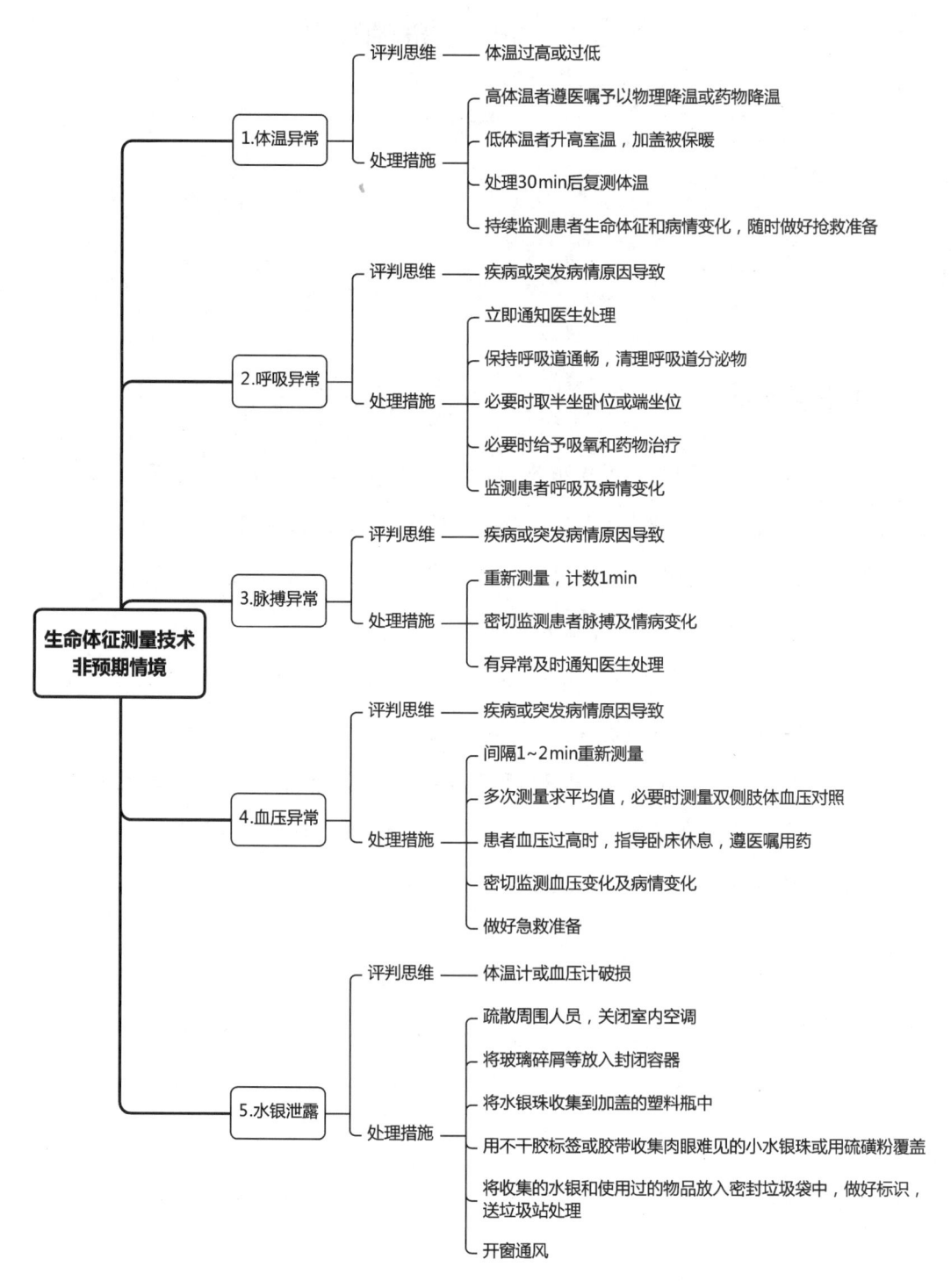

生命体征测量技术非预期情境

1.体温异常
- 评判思维 —— 体温过高或过低
- 处理措施
  - 高体温者遵医嘱予以物理降温或药物降温
  - 低体温者升高室温，加盖被保暖
  - 处理30min后复测体温
  - 持续监测患者生命体征和病情变化，随时做好抢救准备

2.呼吸异常
- 评判思维 —— 疾病或突发病情原因导致
- 处理措施
  - 立即通知医生处理
  - 保持呼吸道通畅，清理呼吸道分泌物
  - 必要时取半坐卧位或端坐位
  - 必要时给予吸氧和药物治疗
  - 监测患者呼吸及病情变化

3.脉搏异常
- 评判思维 —— 疾病或突发病情原因导致
- 处理措施
  - 重新测量，计数1min
  - 密切监测患者脉搏及情病变化
  - 有异常及时通知医生处理

4.血压异常
- 评判思维 —— 疾病或突发病情原因导致
- 处理措施
  - 间隔1~2min重新测量
  - 多次测量求平均值，必要时测量双侧肢体血压对照
  - 患者血压过高时，指导卧床休息，遵医嘱用药
  - 密切监测血压变化及病情变化
  - 做好急救准备

5.水银泄露
- 评判思维 —— 体温计或血压计破损
- 处理措施
  - 疏散周围人员，关闭室内空调
  - 将玻璃碎屑等放入封闭容器
  - 将水银珠收集到加盖的塑料瓶中
  - 用不干胶标签或胶带收集肉眼难见的小水银珠或用硫磺粉覆盖
  - 将收集的水银和使用过的物品放入密封垃圾袋中，做好标识，送垃圾站处理
  - 开窗通风

第二节　心电监测技术

王昭昭　　张春瑾

背景知识

　　心电监测是通过心电监护仪监测心脏电活动的一种技术手段。心电监护仪包括传感器等物理模块,内部还设置了计算机系统,患者的心脏生理信号能够被传感器感知并转换成电信号,经由前置装置放大处理进入计算机系统,计算机系统经过分析形成结果。

　　20世纪初,荷兰生理学家Willem Einthoven使用弦波式电流灵敏地记录出心脏的各种不同电位,这便是人类医学史上最早的一台心电图机。1906年,Willem Einthoven开始研究心电图中各个阶段所代表的生理意义,通过大量的数据分析比对,他发现心脏的生理活动和心电信号的图形表征存在密切的联系,他也因此在1924年荣获诺贝尔生理学医学奖,并被尊称为"心电图之父"。此后,心电信号的图形研究在世界各国科学家的努力下不断深入。

　　如今,借助心电监护仪对患者的心率及其他特征参数进行监测,已成为临床医学诊疗和重症患者护理中不可或缺的手段,以准确反映患者病情变化,为早期诊疗提供重要依据。

操作流程

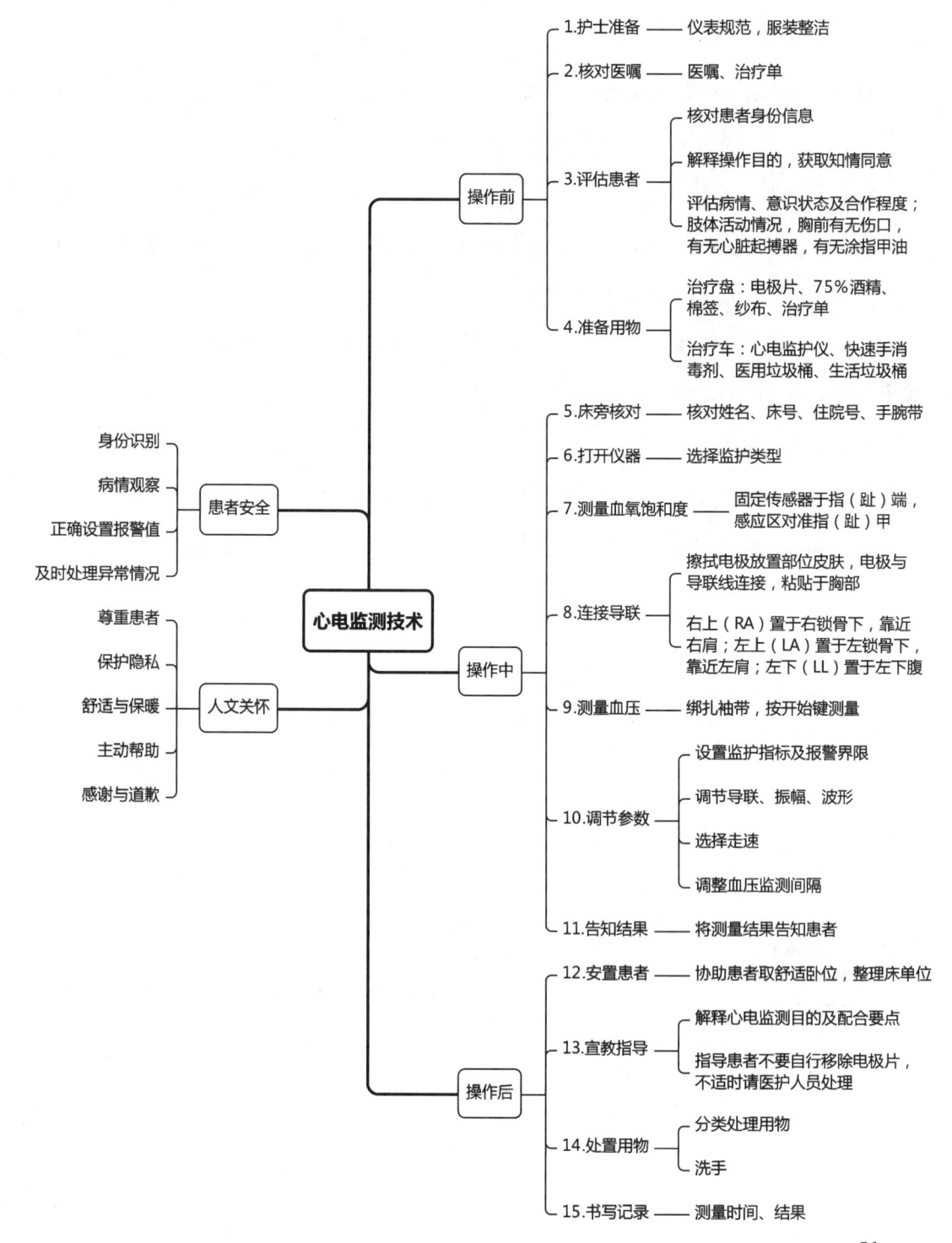

身份识别
病情观察
正确设置报警值
及时处理异常情况
患者安全

尊重患者
保护隐私
舒适与保暖
主动帮助
感谢与道歉
人文关怀

心电监测技术

操作前

1.护士准备 —— 仪表规范，服装整洁

2.核对医嘱 —— 医嘱、治疗单

3.评估患者
核对患者身份信息
解释操作目的，获取知情同意
评估病情、意识状态及合作程度；肢体活动情况，胸前有无伤口，有无心脏起搏器，有无涂指甲油

4.准备用物
治疗盘：电极片、75％酒精、棉签、纱布、治疗单
治疗车：心电监护仪、快速手消毒剂、医用垃圾桶、生活垃圾桶

操作中

5.床旁核对 —— 核对姓名、床号、住院号、手腕带

6.打开仪器 —— 选择监护类型

7.测量血氧饱和度 —— 固定传感器于指（趾）端，感应区对准指（趾）甲

8.连接导联
擦拭电极放置部位皮肤，电极与导联线连接，粘贴于胸部
右上（RA）置于右锁骨下，靠近右肩；左上（LA）置于左锁骨下，靠近左肩；左下（LL）置于左下腹

9.测量血压 —— 绑扎袖带，按开始键测量

10.调节参数
设置监护指标及报警界限
调节导联、振幅、波形
选择走速
调整血压监测间隔

11.告知结果 —— 将测量结果告知患者

操作后

12.安置患者 —— 协助患者取舒适卧位，整理床单位

13.宣教指导
解释心电监测目的及配合要点
指导患者不要自行移除电极片，不适时请医护人员处理

14.处置用物
分类处理用物
洗手

15.书写记录 —— 测量时间、结果

注意事项

1.心率测量

对于危重患者,电极放置位置应避开胸外心脏按压、起搏器部位和除颤电极板放置的位置。

2.血压测量

(1)袖带选择:根据患者年龄和体型选择合适的袖带,尽量不在输液和留置导管侧的肢体安放袖带,以防肢体组织损伤和阻断输液。

(2)测压时:测压的肢体与患者心脏处于同一水平位置,在血压袖带充气时患者应避免讲话或活动,以免影响测量结果。

3.血氧饱和度测量

(1)肢体选择:不宜在有动脉导管、正在输液或测量血压的肢体测量血氧饱和度。

(2)部位更换:应定期更换测量部位,防止指(趾)端血液循环障碍引起青紫、红肿现象发生。

非预期情境处置

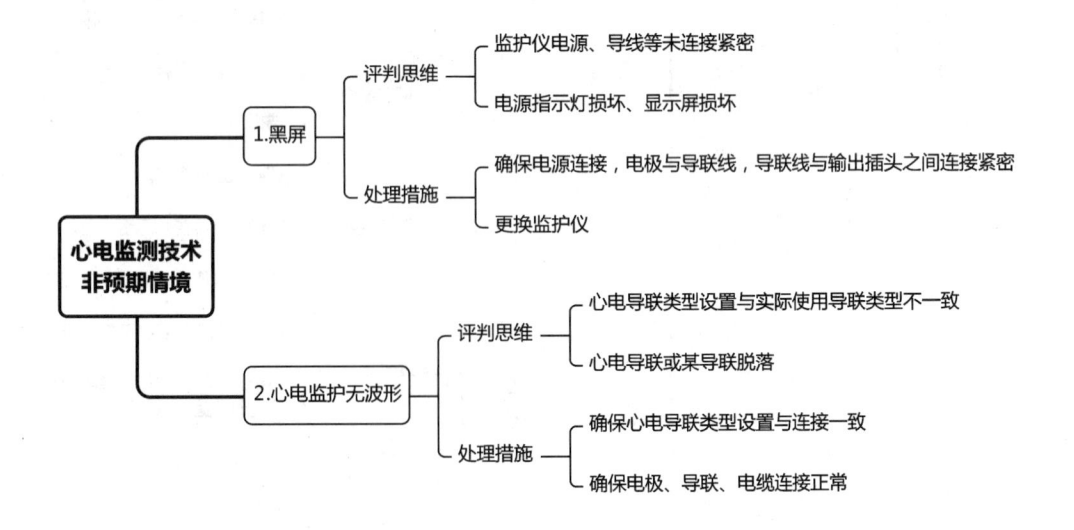

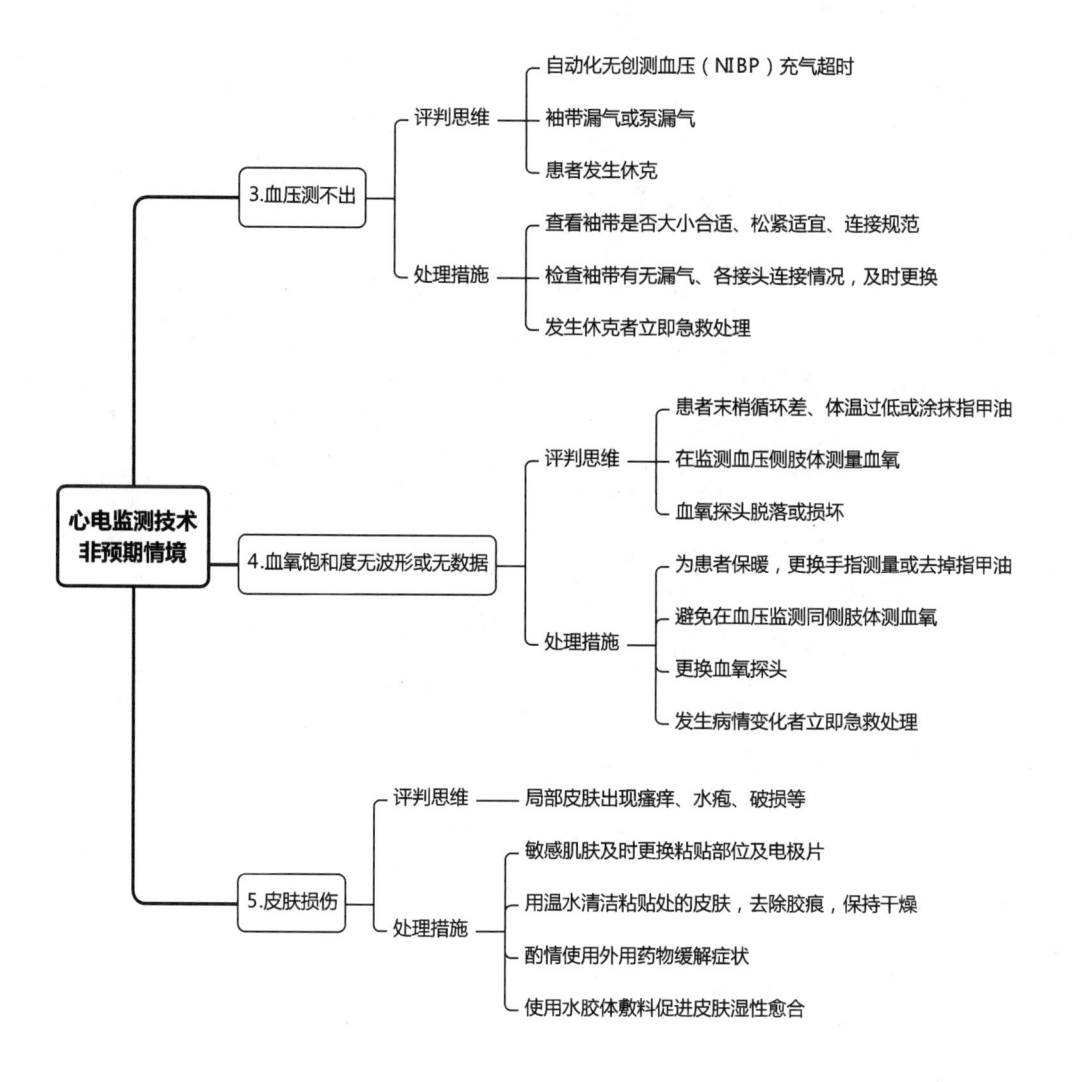

心电监测技术
非预期情境

3.血压测不出
　评判思维
　　自动化无创测血压（NIBP）充气超时
　　袖带漏气或泵漏气
　　患者发生休克
　处理措施
　　查看袖带是否大小合适、松紧适宜、连接规范
　　检查袖带有无漏气、各接头连接情况，及时更换
　　发生休克者立即急救处理

4.血氧饱和度无波形或无数据
　评判思维
　　患者末梢循环差、体温过低或涂抹指甲油
　　在监测血压侧肢体测量血氧
　　血氧探头脱落或损坏
　处理措施
　　为患者保暖，更换手指测量或去掉指甲油
　　避免在血压监测同侧肢体测血氧
　　更换血氧探头
　　发生病情变化者立即急救处理

5.皮肤损伤
　评判思维
　　局部皮肤出现瘙痒、水疱、破损等
　处理措施
　　敏感肌肤及时更换粘贴部位及电极片
　　用温水清洁粘贴处的皮肤，去除胶痕，保持干燥
　　酌情使用外用药物缓解症状
　　使用水胶体敷料促进皮肤湿性愈合

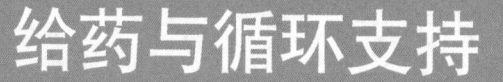

给药与循环支持

Chapter 4

Drug Administration and
Circulatory Support

第一节　口服给药技术

黄姝　李畅妍

🗋 背景知识

口服给药是指药物经口服后被胃肠道吸收入血,通过血液循环到达局部或全身组织,达到治疗疾病目的的给药途径。

20世纪60年代,国外便开始注重临床给药,我国的临床药学始于20世纪70年代末80年代初。早在2013年12月,国家卫生和计划生育委员会便提出用药应遵循"能口服不肌注,能肌注不输液"的原则。这是由于口服给药具有给药方式简便、避免直接损伤皮肤或黏膜、生产成本较低等优势。口服给药也有一定的缺陷,如不适合意识不清或昏迷患者,吸收较慢、药效易受胃肠功能和胃内容物的影响的患者,以及可能对胃肠道产生不良刺激的患者等。

口服给药虽然已持续多年,但在实际操作过程中仍存在操作隐患,易造成给药差错事件的发生。护士在给药过程中出现任何错误除了会造成患者出现信任危机外,还会威胁到患者的安全,甚至造成患者永久性伤害或死亡。另外给药错误不仅会给患者带来身心痛苦和经济负担,同时也会给护士带来一定的心理压力和情感创伤。有研究表明,护士是给药错误事件中的"第二受害者",在这个过程中,护士会产生内疚、不安以及耻辱感等不良感受。因此临床护士和管理者应有效进行口服给药的管理,保障患者安全用药。

操作流程

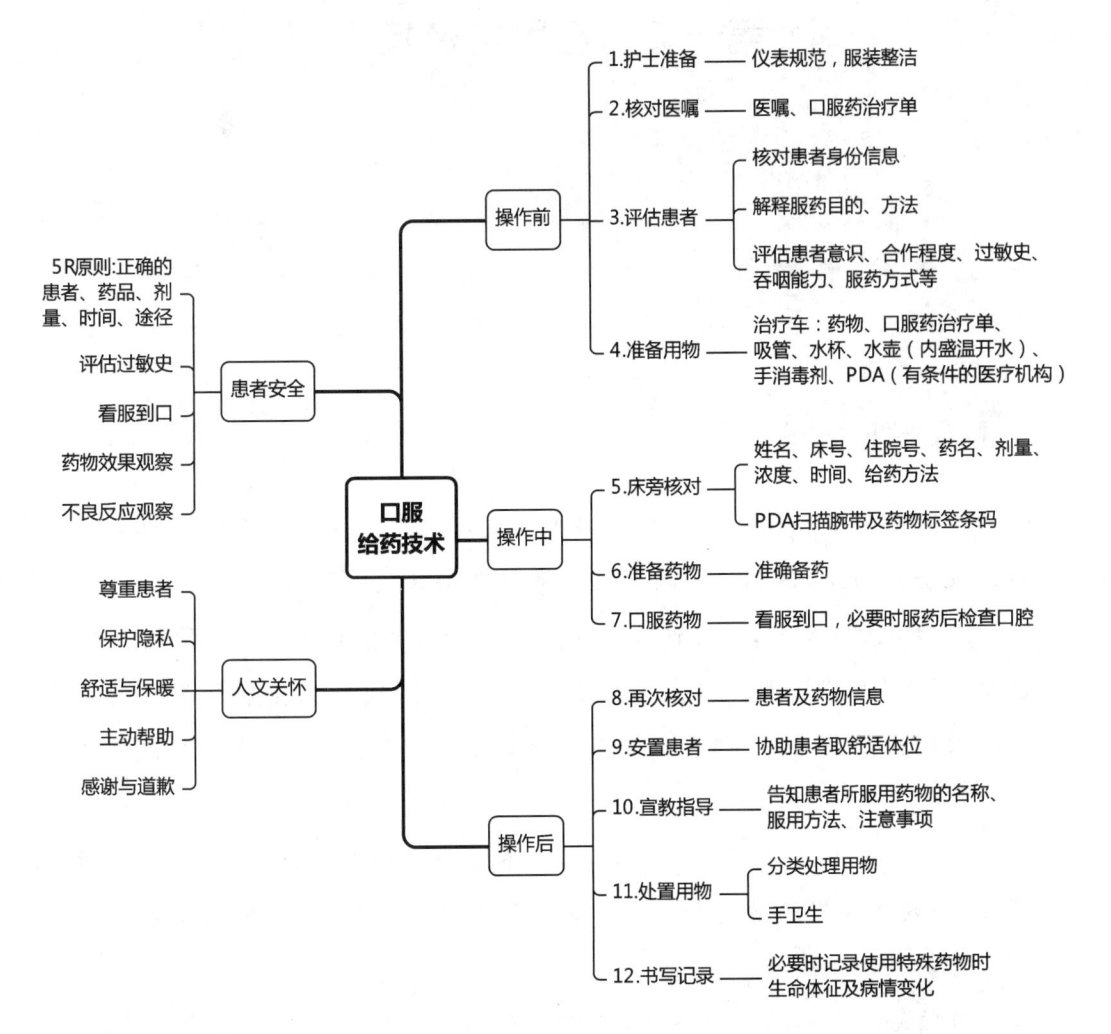

注意事项

1. 准确备药

液体药物药量不足 1 ml 时,需用滴管吸取。

2. 不同途径药物

(1)舌下含服:药物放于舌下,使其完全溶解。嘱咐患者不要吞咽或嚼碎药片,含服后不要立即饮水,以免降低药效。

（2）口腔含服：药物含在口腔或置于口腔溃疡处，嘱咐患者不要嚼碎药片，含服后不要立即饮水，以保证局部药物浓度。

3.特殊用药

（1）止咳糖浆：对呼吸道黏膜有安抚作用，服用后不宜饮水。同时服用多种药物，应最后服用止咳糖浆。

（2）铁剂：易使牙齿染色和腐蚀牙齿，服用时可用吸管，服用后漱口。铁剂和茶叶中的鞣酸结合形成难溶性铁盐，妨碍吸收，因此服用后禁止饮茶。

（3）健胃药：应在饭前服用，但助消化药和对胃黏膜有刺激性的药物，应在饭后服用。

（4）强心苷类药物：应先测量心率及节律，若心率低于 60 次/min 或节律异常，应停服并报告医生。

非预期情境处置

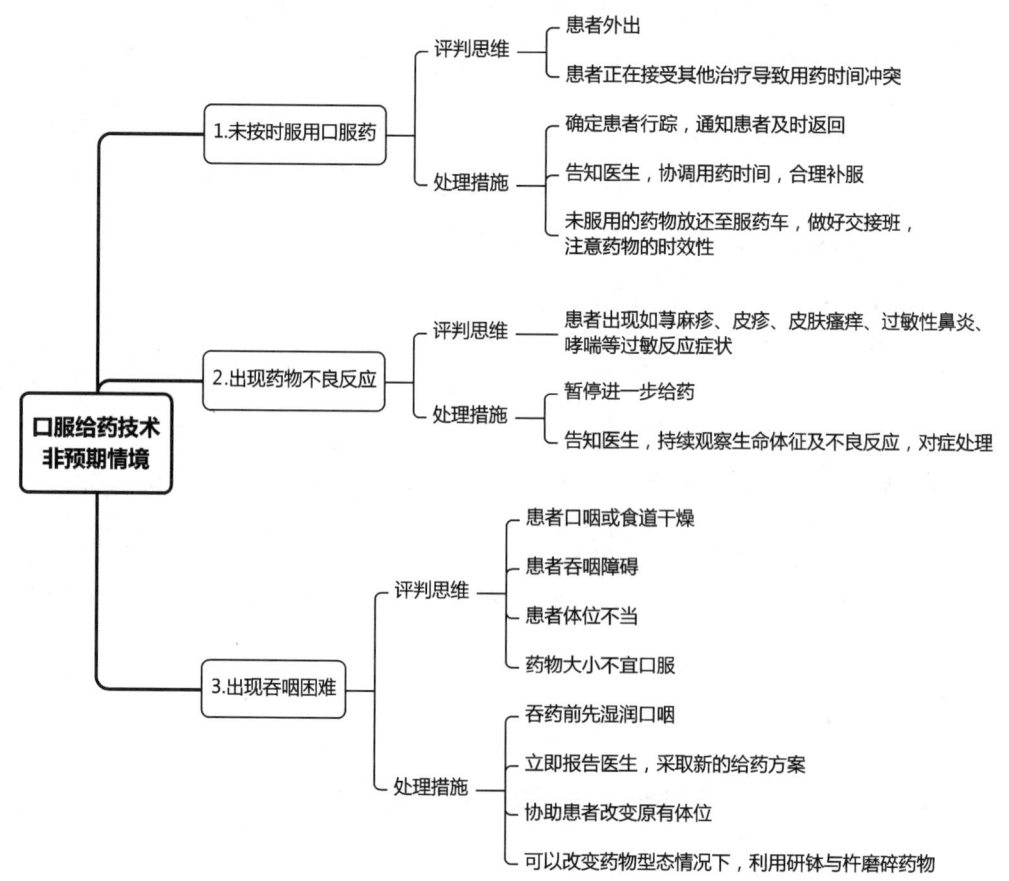

第二节　皮内注射技术

刘莹　杨阳

背景知识

皮内注射(Intradermal Injection，ID)是将少量药液或生物制品注射于表皮和真皮之间的方法。比如结核菌素试验、药物过敏试验、预防接种等。

1907年奥地利医生 Von Pirquet 采用结核菌素皮肤刮种法用于结核病诊断。结核菌素试验方法很多，常用的是芒图(Mantoux)氏法。芒图氏法则是至今使用最广泛的皮内注射法。将旧结核菌素(Old Tuberculin，OT)或纯蛋白衍生物(Purified Protein Derivative，PPD)用无菌生理盐水稀释成不同浓度，取0.1 ml 该溶液注射于前臂掌侧皮内，使注射处产生5 mm的白色轮状突起，48～72 h后检查反应情况。

目前，随着微针皮内注射系统、皮内结合器等新用具的出现，使得皮内注射成功率、药疗效果得以提升。但无论技术如何进步，规范操作始终是用药安全的前提，尤其是在利用皮内注射进行药敏试验时，护士实施规范、准确的皮内注射流程，对减少临床药物过敏反应、保障患者安全、促进抗菌药物合理应用等意义重大。

操作流程

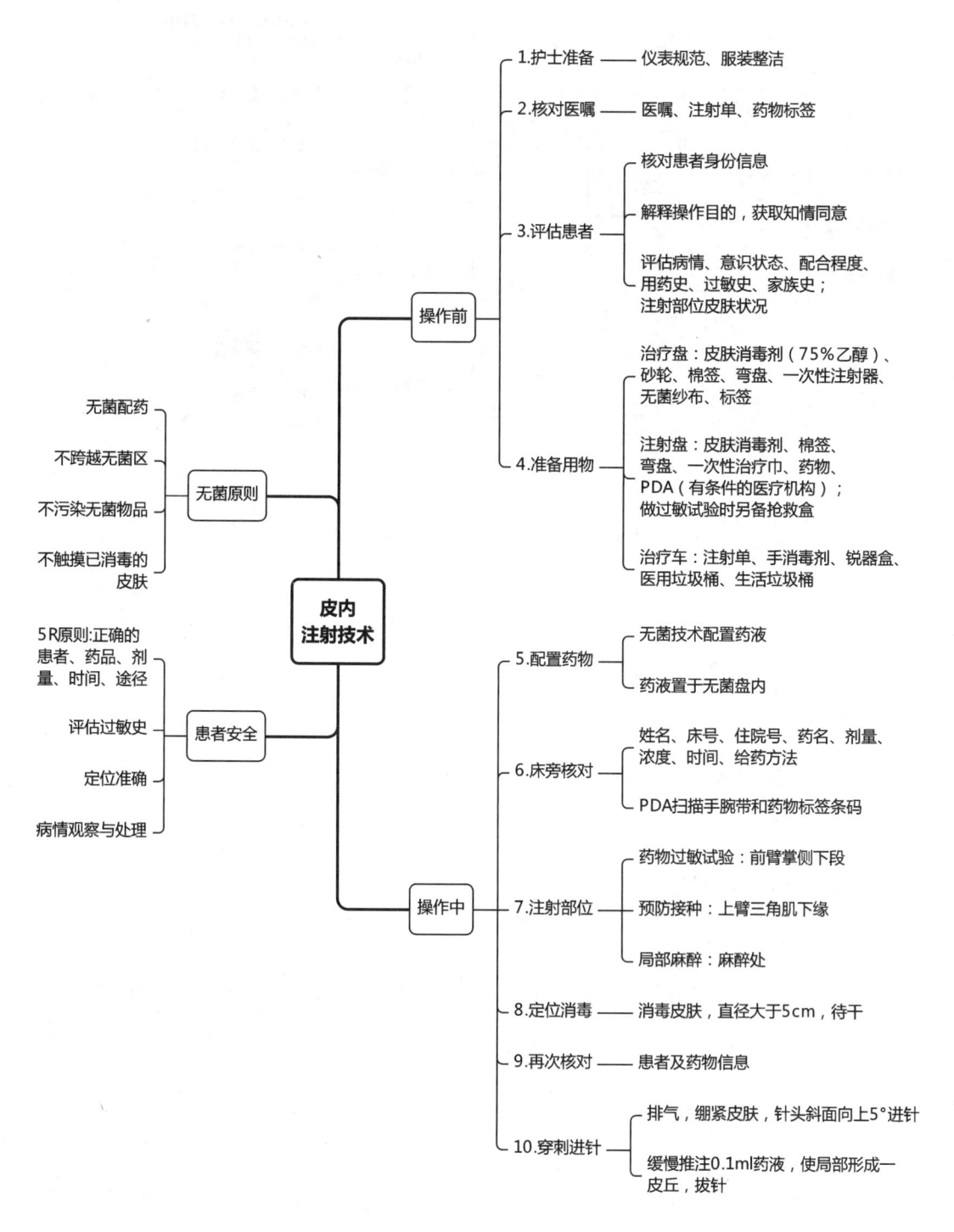

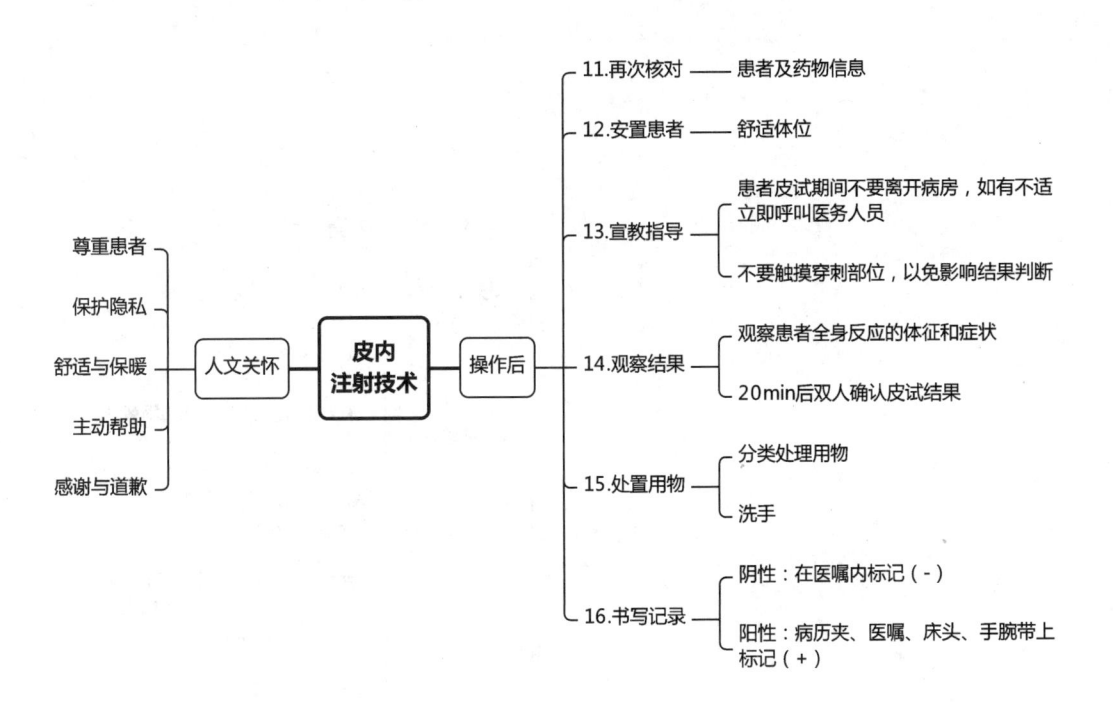

注意事项

1. 用物准备

备好急救物品,防止发生意外。

2. 患者评估

药物过敏试验前,应详细询问患者用药史、过敏史及家族史。

3. 配置药物

皮试药液应现配现用,注射剂量准确,一般是 0.1 ml。

4. 定位消毒

药物过敏试验消毒时忌用含碘消毒剂,以免皮肤着色影响对局部皮肤反应的观察。若患者乙醇过敏,可使用 0.9% 生理盐水进行皮肤清洁。消毒时避免反复、用力涂擦局部皮肤。

5. 结果评估

药物过敏试验时由 2 名护士进行观察和判断结果,若对结果有疑问,应更换部位重新进行过敏试验,必要时行对照试验。

☐ 非预期情境处置

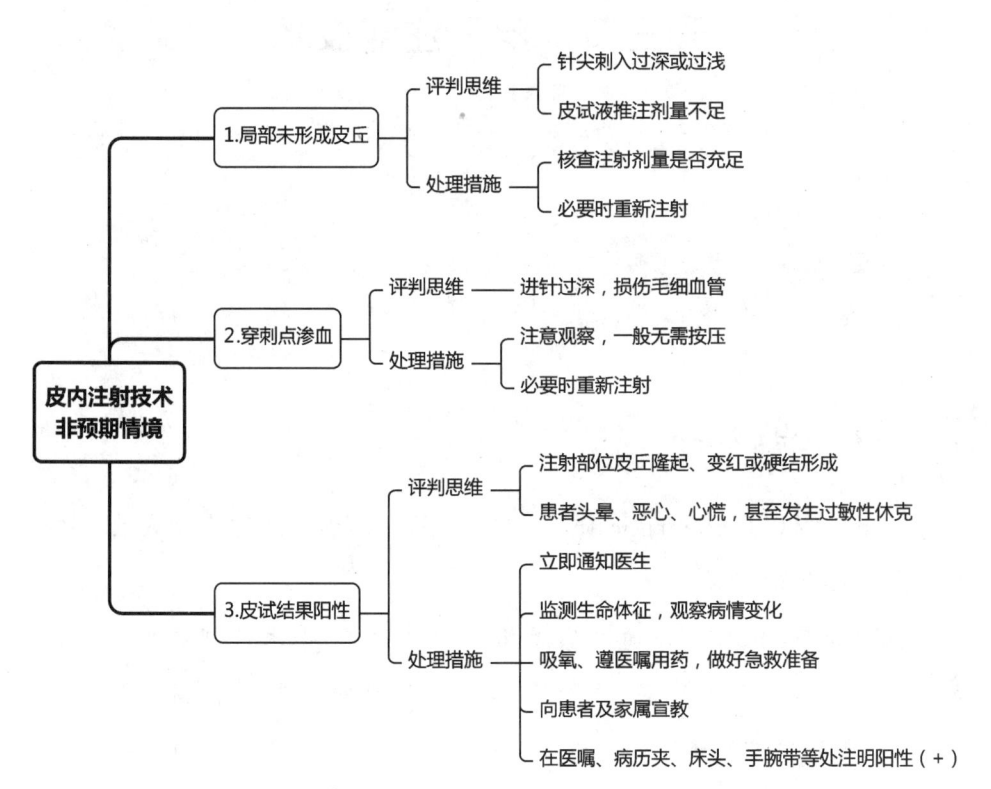

第三节　皮下注射技术

刘莹　杨阳

背景知识

皮下注射（Hypodermic Injection，HD）是指将少量药液或生物制品注入皮下组织的方法。

在欧洲早期，人们还通过沾满药物的木钩子、手术刀刺穿皮肤以达到将药物送进体内的目的，但失败率和感染率很难控制。我国古代针灸的应用，开启了"针"的使用，但这并不能起到注射的作用。直到1844年，爱尔兰医生Francis Rynd发明了空心针，并尝试了历史上第一次皮下注射，将治疗神经痛的镇静药注入患者体内，从而宣布了皮下注射针头的问世。1953年，苏格兰医生Alexander Wood将注射针头与针筒结合发明了皮下注射器，并使用这种新式治疗工具将吗啡注入患者皮下，以缓解疼痛和失眠。之后他在针筒上标注了刻度，改进了针头，这种皮下注射的方法开始在医疗界流行开来，皮下注射技术日趋完善。

皮下注射时的药物吸收速度比口服途径快，但比肌内或静脉内途径更慢和更持久，可用于不宜口服给药而需在一定时间内发生药效的小剂量药物、预防接种及局部麻醉用药。目前，皮下注射常用于注射疫苗、胰岛素、生长激素和低分子肝素等。常选用皮下组织疏松，无大血管和神经干通过的部位进行注射，如上臂三角肌下缘、腹壁、大腿前侧、大腿外侧、后背等，这些部位末梢神经较少，易于注射，吸收快。

操作流程

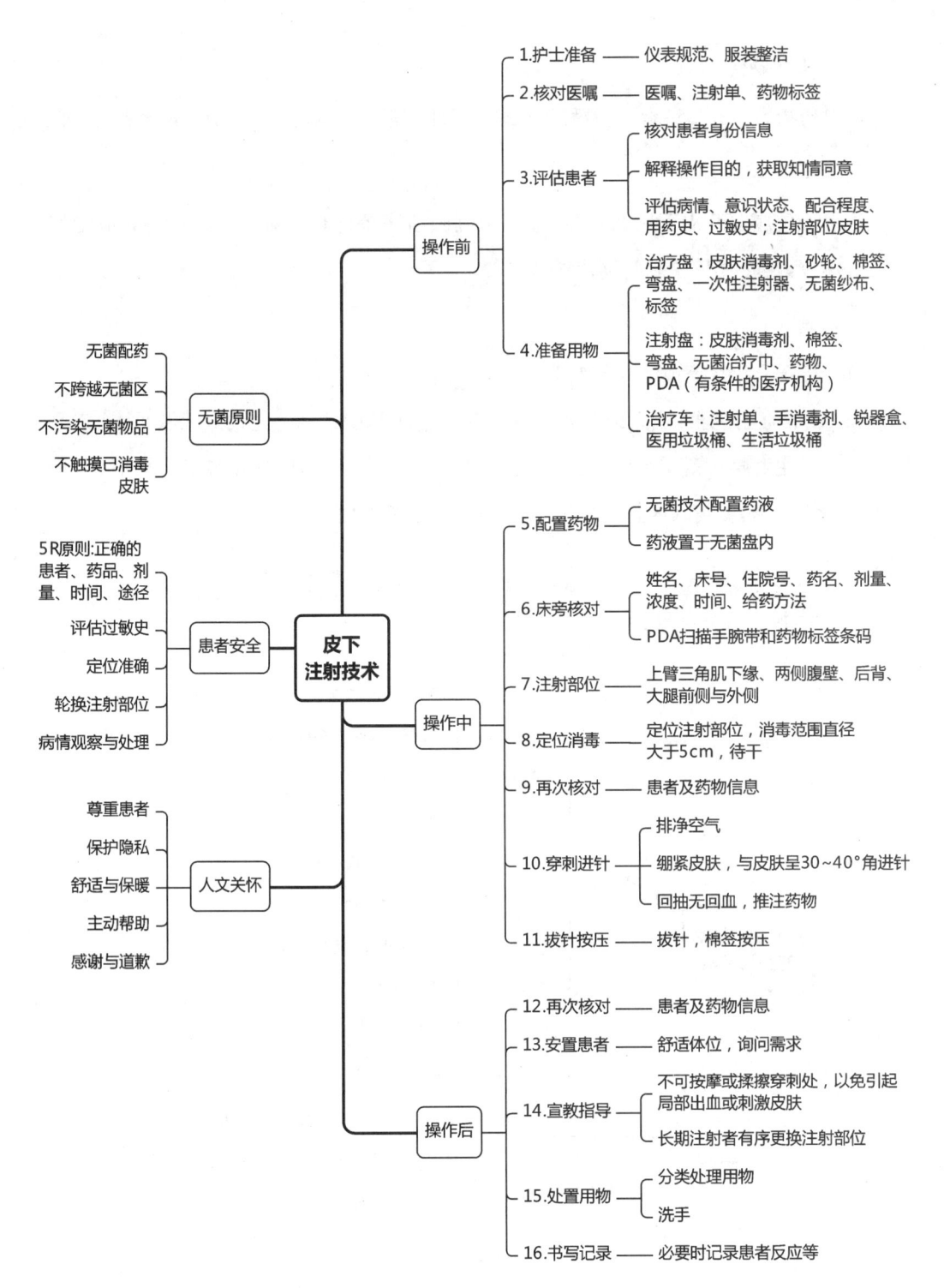

注意事项

1. 配置药物

注射药物为中效胰岛素、预混胰岛素或预混胰岛素类似物时,注射前应充分混匀药液。

2. 注射部位

注射部位应避开皮下脂肪增生、炎症、水肿、溃疡等部位。对于长期注射者应定期更换注射部位,建立交替注射部位计划。

3. 注射手法

(1) 低分子肝素等预灌针剂无需排气。

(2) 根据注射人群(成人或儿童)、注射部位脂肪厚度选择合适的针头长度,确定是否捏皮。皮下注射胰岛素使用较短针头时,无需捏皮,可 90°进针;使用较长针头时,需捏皮(肥胖患者无需捏皮)和(或)45°进针,以避免注射到肌肉内。

非预期情境处置

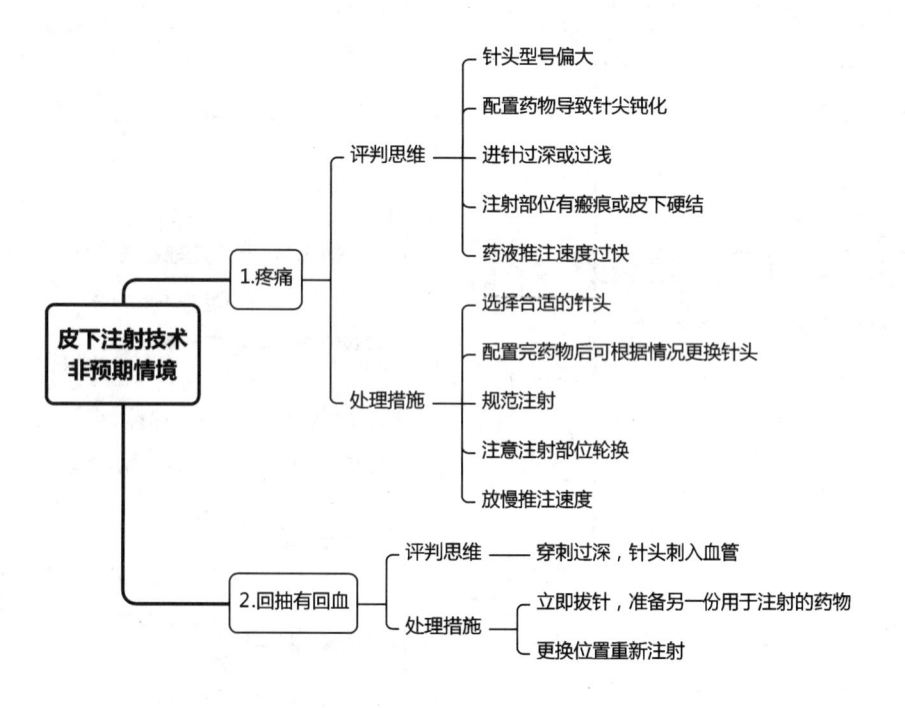

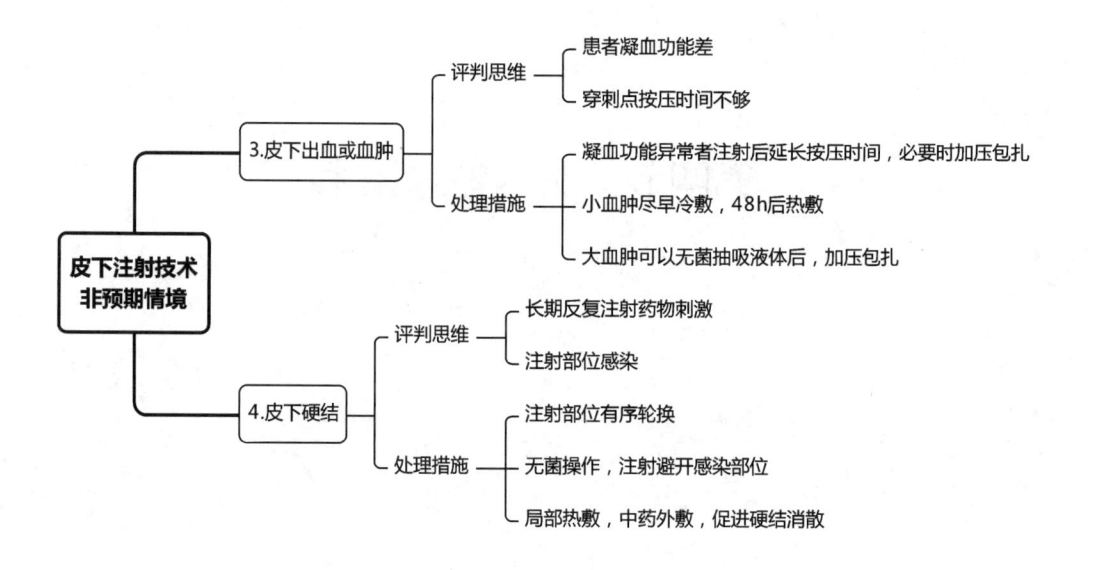

皮下注射技术
非预期情境

3.皮下出血或血肿
　评判思维
　　患者凝血功能差
　　穿刺点按压时间不够
　处理措施
　　凝血功能异常者注射后延长按压时间，必要时加压包扎
　　小血肿尽早冷敷，48h后热敷
　　大血肿可以无菌抽吸液体后，加压包扎

4.皮下硬结
　评判思维
　　长期反复注射药物刺激
　　注射部位感染
　处理措施
　　注射部位有序轮换
　　无菌操作，注射避开感染部位
　　局部热敷，中药外敷，促进硬结消散

第四节　肌内注射技术

刘美　罗颖

背景知识

肌内注射（Intramuscular Injection，IM）是将一定量药液注入肌肉组织的方法，注射部位一般选择肌肉丰厚且距大血管及神经较远处。最常用的注射部位为臀大肌，其次为臀中肌、臀小肌、股外侧肌及上臂三角肌。

最早的肌内注射可追溯到公元 500 年前，到 18 世纪初已经有对肌内注射步骤的详细描述。1923—1927 年肌内注射开始用于百白破疫苗给药。20 世纪 40 年代，随着抗生素的使用，肌内注射作为一种主要的给药途径被广泛使用。但直至 20 世纪 70 年代才有了技术规范。目前，除常规的肌内注射法外，肌内注射法还包括 Z 型注射法、留置气泡注射法以及 Z 型注射法结合留置气泡注射法等。

目前肌内注射主要用于不宜或不能口服、要求比皮下注射更迅速发生疗效、或药量较大不适合皮下注射药物的临床给药。在选择注射部位时，应避开疤痕、硬结、肿胀、疼痛、感染等部位，同时要考虑皮下骨骼、神经、血管及注射药物的量。为避免肌内注射引起的并发症，应按照肌内注射规范流程实施。

操作流程

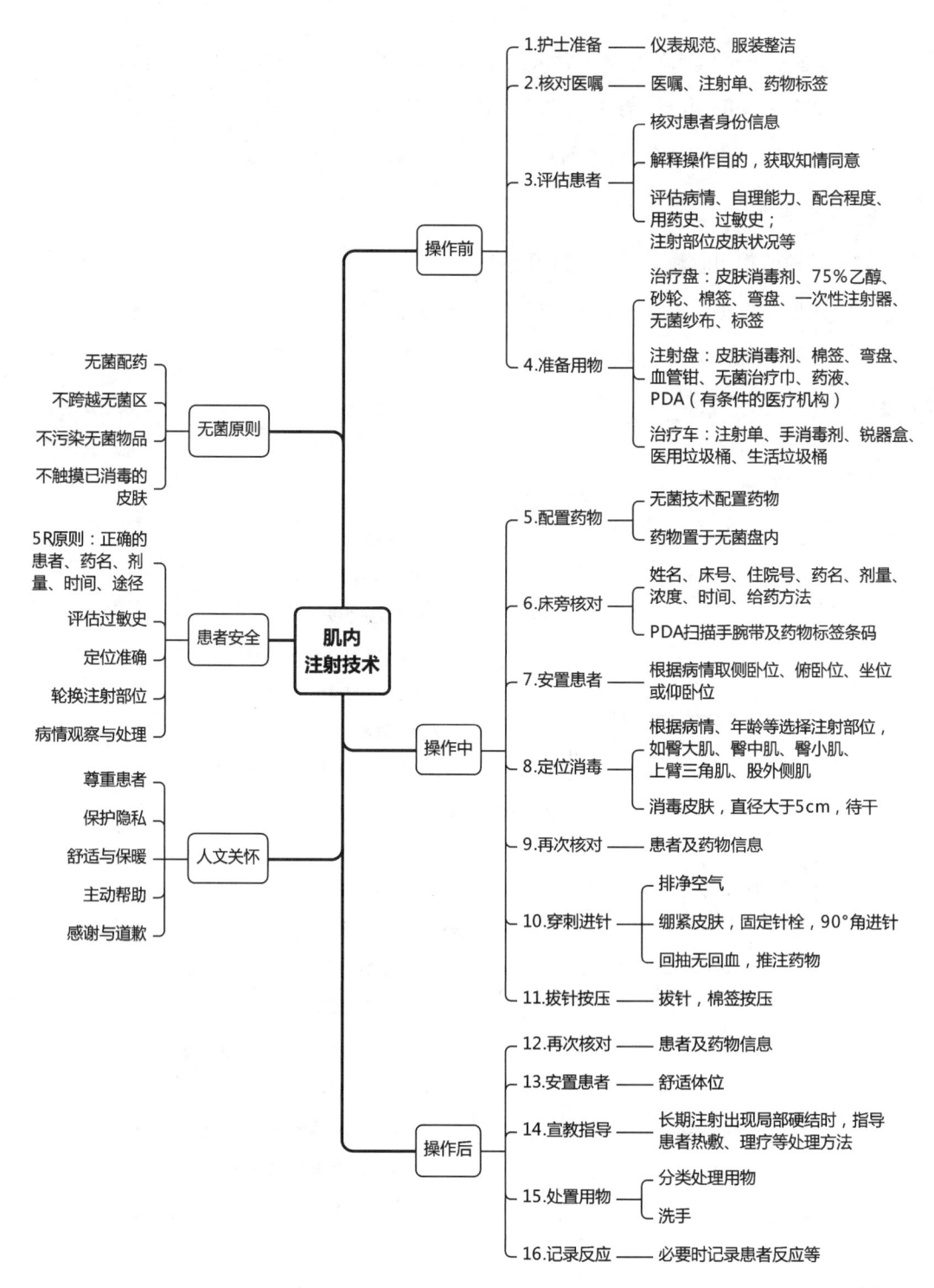

注意事项

1. 注射部位

（1）2 岁以下婴幼儿不宜选用臀大肌注射，因其臀大肌不发达，注射时有损伤坐骨神经的危险，最好选用臀中肌、臀小肌或股外侧肌注射。

（2）三角肌较薄，不宜进行大剂量注射，以免吸收不良产生结节。

2. 注射要求

（1）两种药物同时注射时，注意配伍禁忌。

（2）注射时勿将针梗全部刺入，以防针梗从根部折断。

（3）长期进行肌内注射者，应选择细长针头，避免在同一部位反复注射，减少硬结的产生。

非预期情境处置

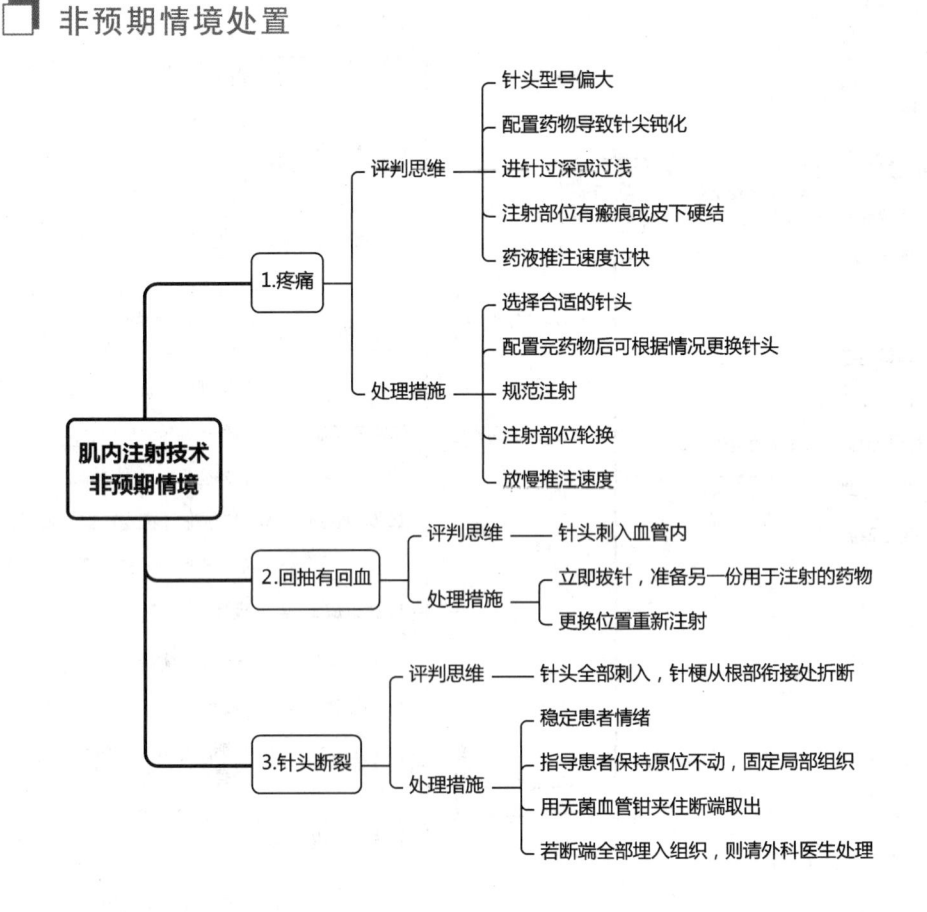

第五节　静脉注射技术

刘美　罗颖

背景知识

静脉注射(Intravenous Injection，IV)是从静脉注入药物的方法，主要适用于不宜口服及肌内注射的药物，通过静脉注射迅速发挥药效。

静脉注射的起源可追溯到 1628 年，英国医生 William Harvey 发现了血液循环，这为静脉注射奠定了基础。1656 年，伦敦的 Christopher Wren 教授第一次在动物身上使用了静脉注射，由此开启了静脉注射的发展之路。1831 年，苏格兰医生 Thomas Latta 成功将煮沸后的盐水通过静脉注入霍乱患者体内，虽然部分患者出现了发热现象，但是大部分患者因此得救。到 20 世纪 50 年代开始，随着静脉治疗的不断发展和完善，静脉注射给药方法在临床上广泛应用。

目前，静脉注射作为患者诊疗的重要途径，在临床上发挥着至关重要的作用。但同时，静脉注射也会带来一些并发症，直接将药物注入患者血管内，可能会增加感染和出血的风险，还可能会造成静脉炎、药物外渗，甚至可能穿刺到动脉，因此熟练掌握静脉注射技术对保证患者安全至关重要。

□ 操作流程

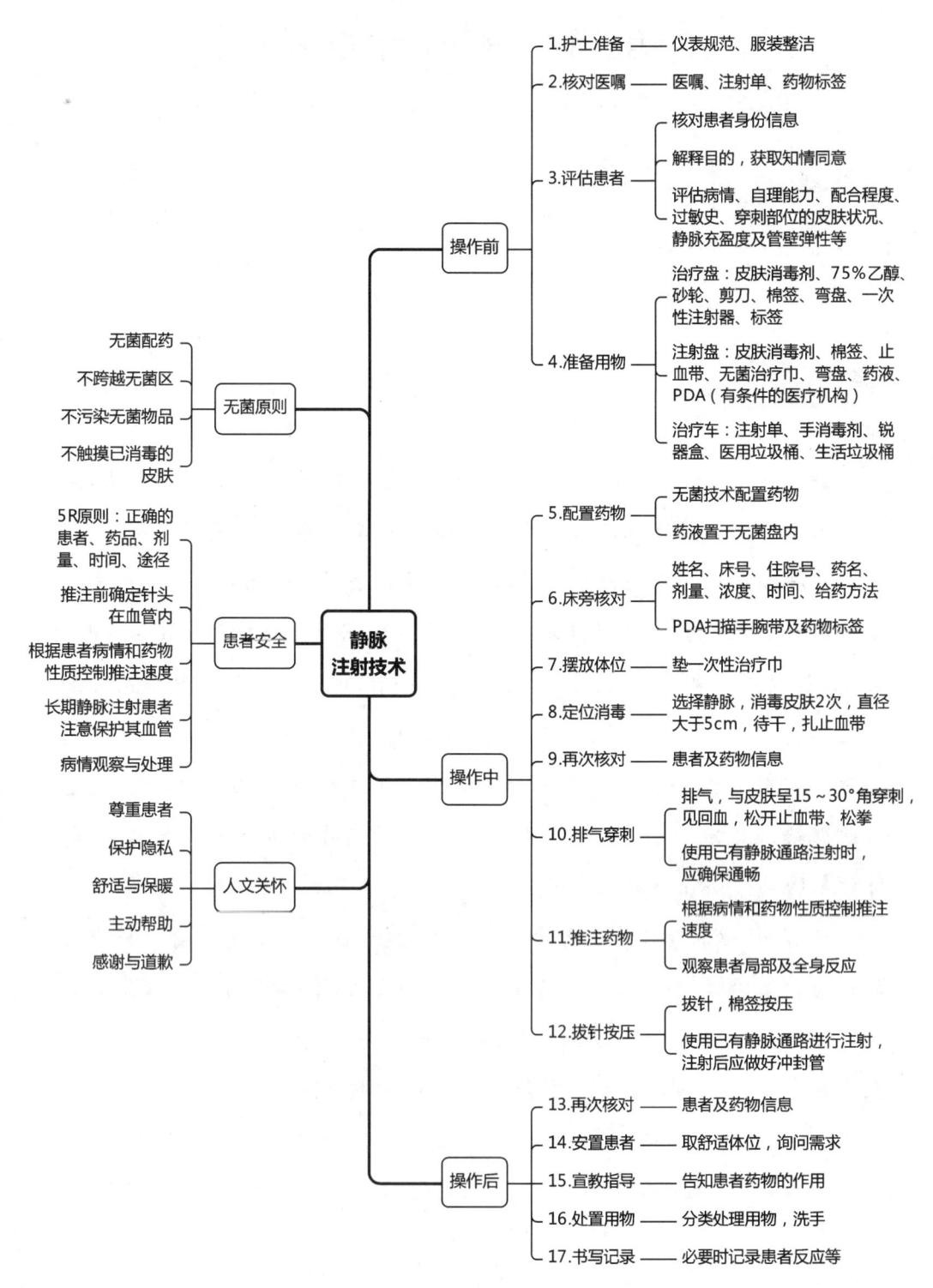

注意事项

1. 选择血管

（1）选择粗直、弹性好、易于固定的静脉，避开关节和静脉瓣。

（2）对于需要长期注射者，应有计划地由远心端到近心端选择静脉。

（3）若已有静脉通路，使用前应确保通路通畅。

2. 注射要求

（1）根据患者年龄、病情及药物性质，选择适宜推注速度。

（2）注射对组织有强烈刺激性药物时，应确认针头在静脉内后方可推药注射，以免药液外溢导致组织坏死。

（3）在注射过程中注意观察穿刺肢体有无肿胀、疼痛不适，有异常及时处理。

非预期情境处置

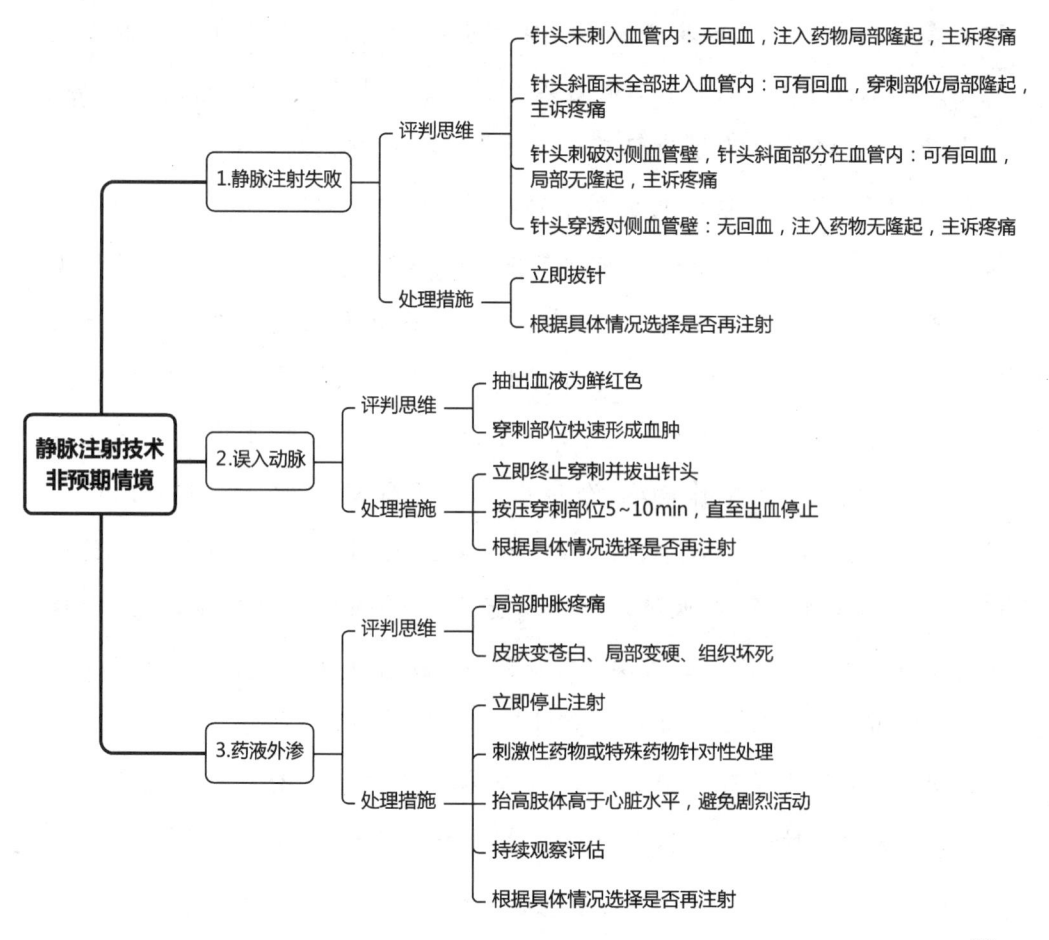

第六节　静脉留置针输液技术

于明峰　张文艳

背景知识

　　静脉留置针又称静脉套管针,核心的组成部件包括可以留置在血管内的柔软导管/套管,以及不锈钢的穿刺引导针芯。使用时将导管和针芯一起穿刺入血管内,见回血后再进入少许,固定针芯,送外套管进入静脉,退出针芯,仅将柔软的导管留置在血管内进行输液治疗。

　　1962年,德国贝朗公司发明了第一支留置针。作为头皮针的换代产品,留置针在20世纪60年代被欧美国家普遍使用,在静脉输液中的使用率达到95%以上。20世纪90年代初,部分亚洲发达国家也逐渐开始使用静脉留置针。我国于1985年开始将留置针应用于中/大型手术、危重以及抢救患者的输血和补充液体,之后由于留置针能够减少患者多次穿刺的痛苦,减轻护士工作量,逐渐推广至普通病房,在临床得到广泛的应用。留置针的设计经历了从最初的开放式到密闭式,从普通型到防针刺伤安全型的发展。材料也经历了从普通聚乙烯到聚四氟乙烯,再到聚氨酯的变革。现有的留置针种类较多,主要包括普通密闭式留置针、正压无针连接式留置针、正压防针刺留置针等类型。

　　目前,静脉留置针已经成为临床静脉输液、输血、抢救的首选给药手段,而静脉留置针输液技术也成为当代护士的必备技能。

操作流程

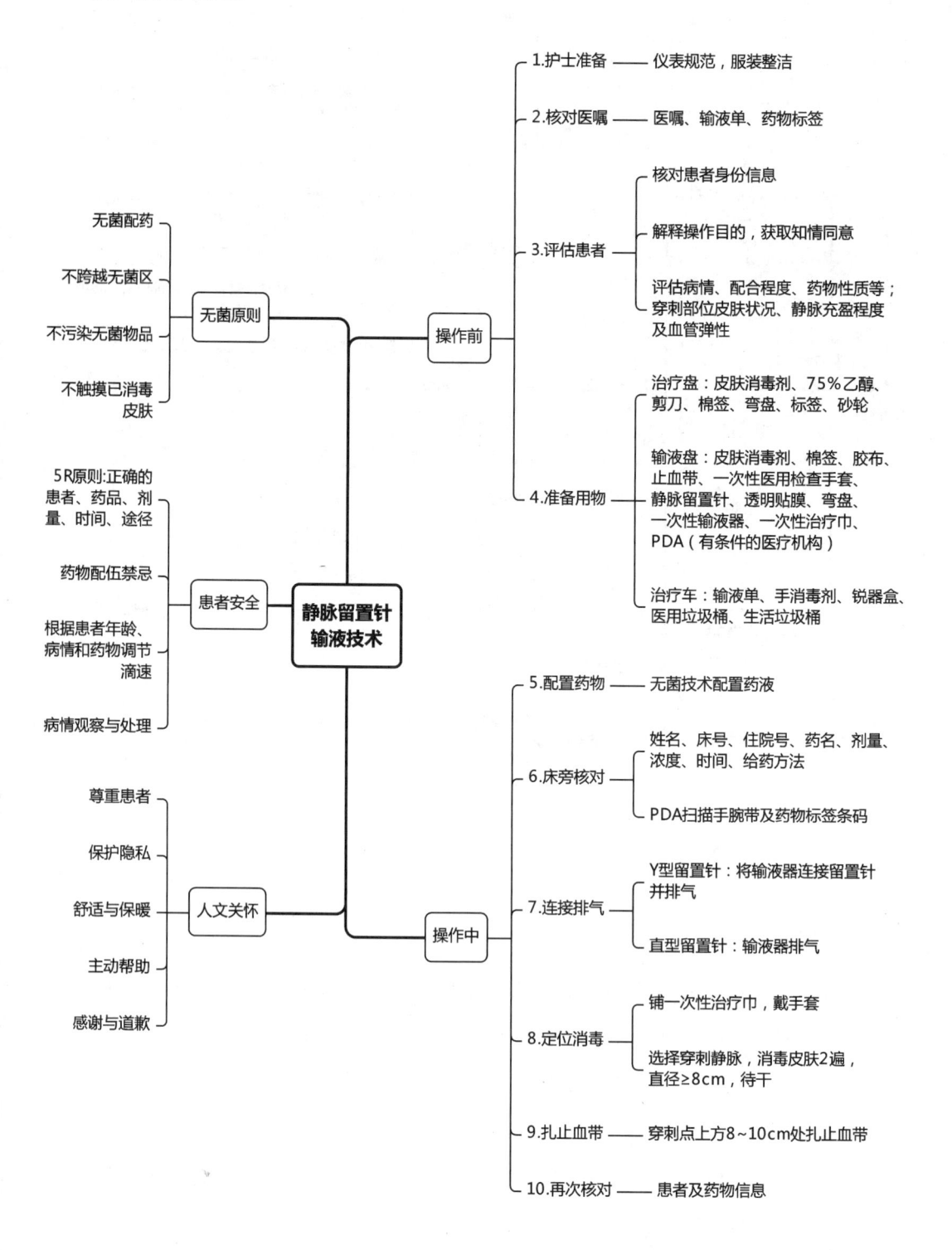

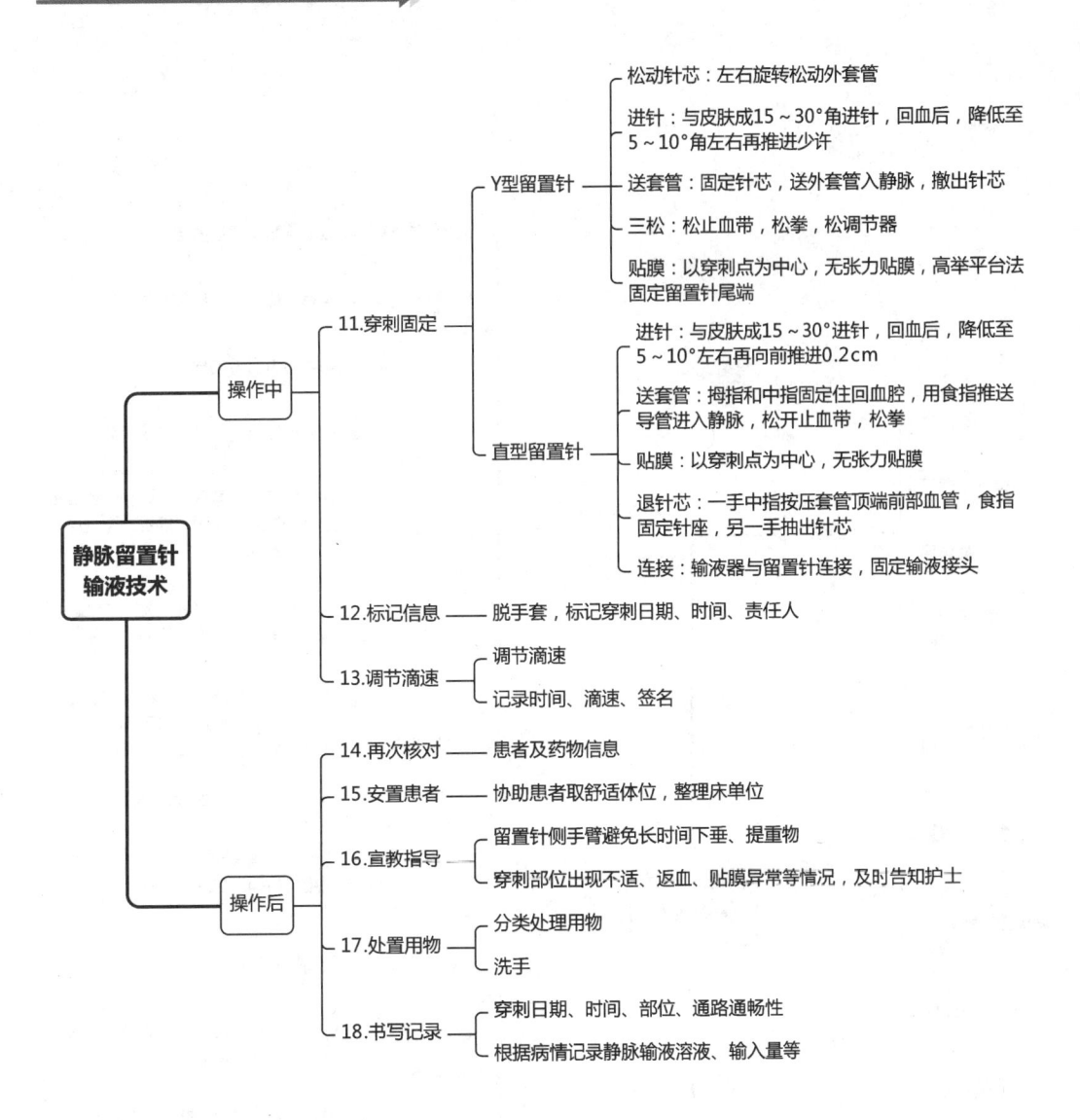

注意事项

1. 留置针选择

在满足治疗前提下选用最小型号、最短留置针为宜,一般使用 20 G～24 G 留置针,当需要快速输液时,应考虑使用 16 G～20 G;新生儿、儿童以及老年患者可考虑使用 22 G～24 G 留置针。

2. 穿刺部位

选择粗直、弹性好、易于固定的静脉。常用静脉主要有手背和前臂浅静脉,留置针优先选择前臂浅静脉,避开关节和静脉瓣。除必要外,避免使用下肢静脉。

3. 输液滴速

一般成人为 40～60 gtt/min,儿童为 20～40 gtt/min,滴速过快会短时间内增加循环负荷,引发急性肺水肿。

4. 持续输液

应每天更换输液器。

非预期情境处置

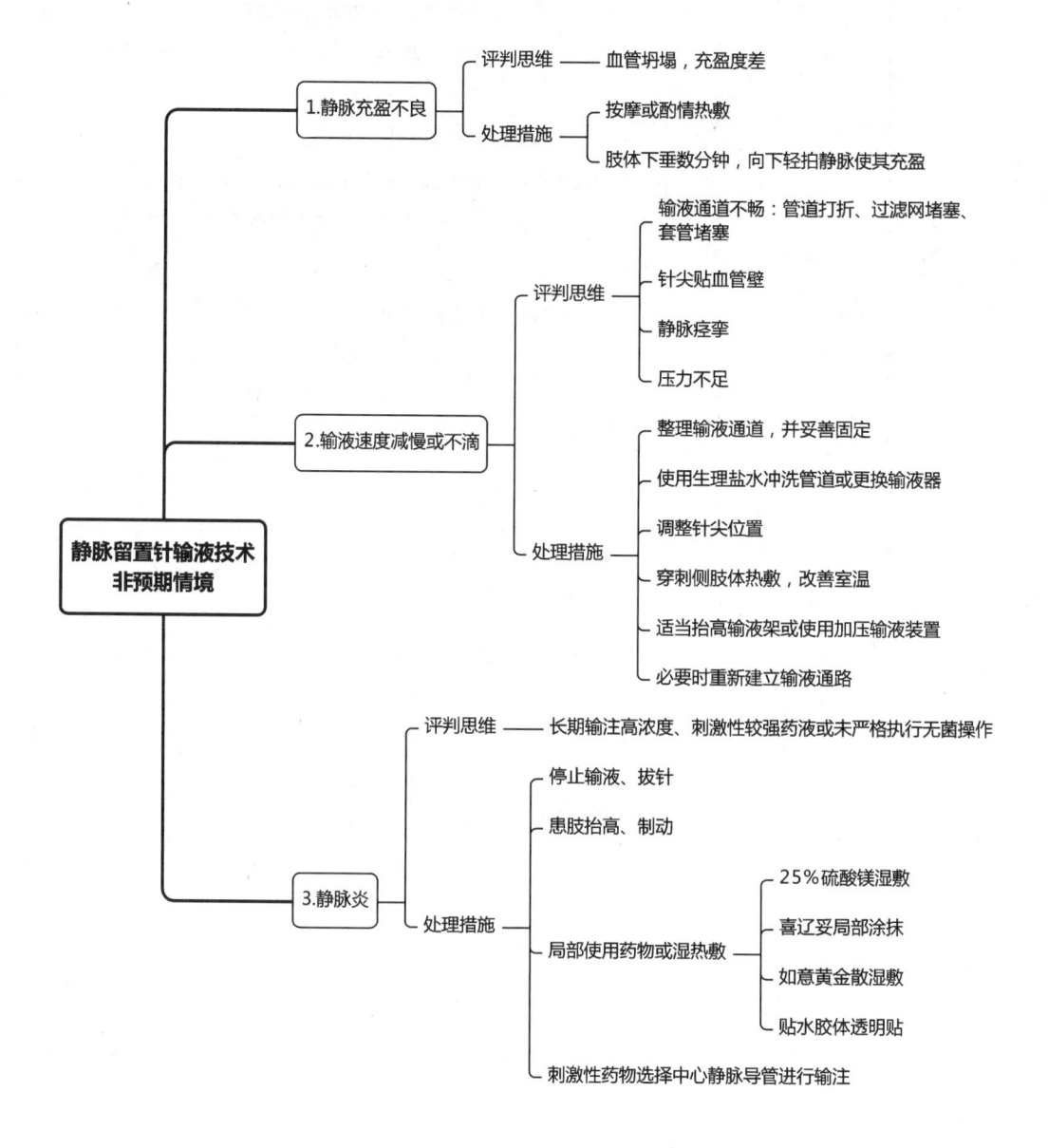

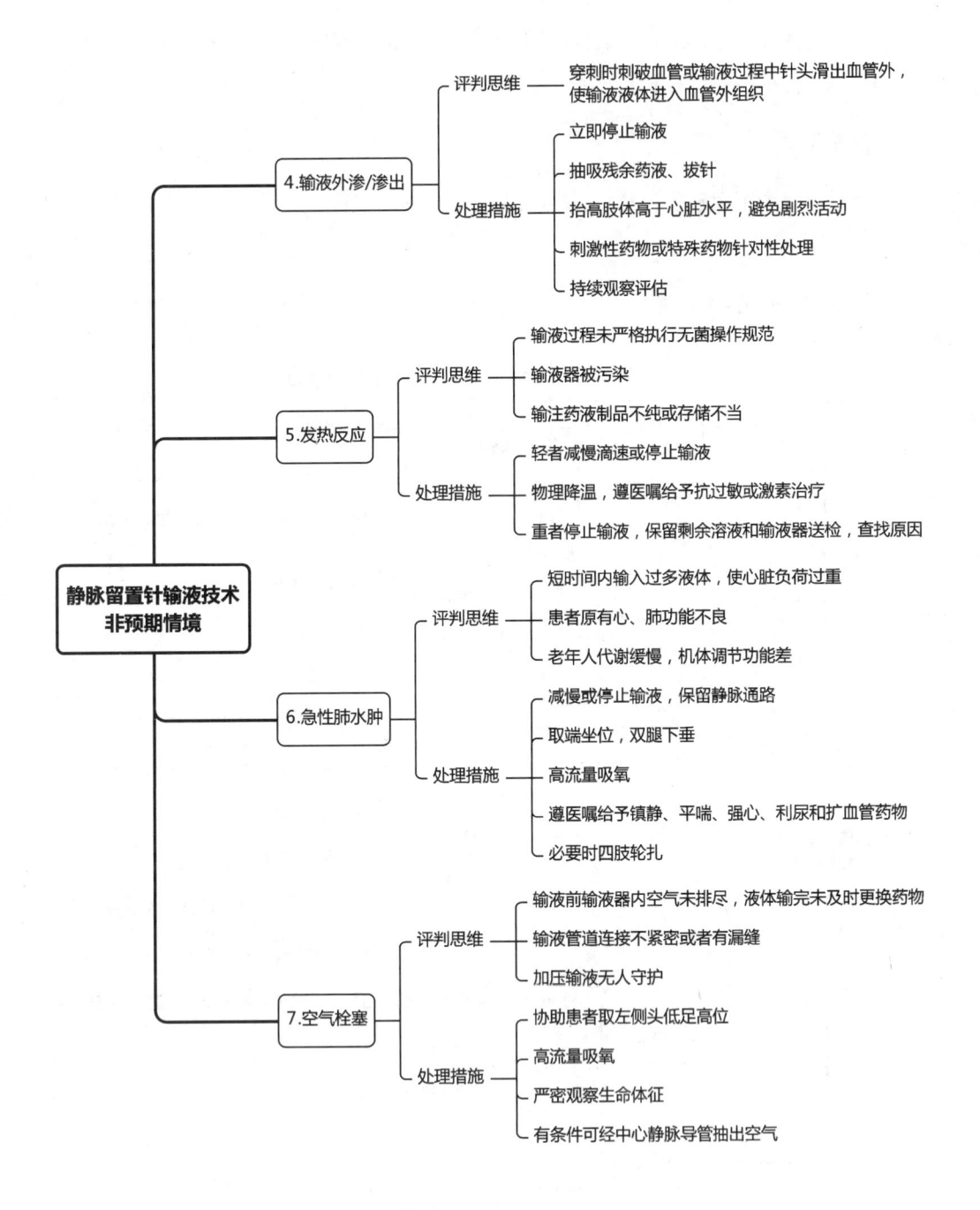

静脉留置针输液技术
非预期情境

4.输液外渗/渗出
　评判思维 —— 穿刺时刺破血管或输液过程中针头滑出血管外，使输液液体进入血管外组织
　处理措施
　　立即停止输液
　　抽吸残余药液、拔针
　　抬高肢体高于心脏水平，避免剧烈活动
　　刺激性药物或特殊药物针对性处理
　　持续观察评估

5.发热反应
　评判思维
　　输液过程未严格执行无菌操作规范
　　输液器被污染
　　输注药液制品不纯或存储不当
　处理措施
　　轻者减慢滴速或停止输液
　　物理降温，遵医嘱给予抗过敏或激素治疗
　　重者停止输液，保留剩余溶液和输液器送检，查找原因

6.急性肺水肿
　评判思维
　　短时间内输入过多液体，使心脏负荷过重
　　患者原有心、肺功能不良
　　老年人代谢缓慢，机体调节功能差
　处理措施
　　减慢或停止输液，保留静脉通路
　　取端坐位，双腿下垂
　　高流量吸氧
　　遵医嘱给予镇静、平喘、强心、利尿和扩血管药物
　　必要时四肢轮扎

7.空气栓塞
　评判思维
　　输液前输液器内空气未排尽，液体输完未及时更换药物
　　输液管道连接不紧密或者有漏缝
　　加压输液无人守护
　处理措施
　　协助患者取左侧头低足高位
　　高流量吸氧
　　严密观察生命体征
　　有条件可经中心静脉导管抽出空气

第七节 密闭式静脉输血技术

吴德芳 江韵

背景知识

静脉输血(Blood Transfusion)是将全血或成分血(如血浆、红细胞、白细胞或血小板等)通过静脉输入体内,以达到临床急救或治疗疾病目的的方法。

人类尝试输注血液来治疗疾病的历史可追溯到 17 世纪,1667 年法国御医 Dennis 等人开展将动物血输注给人的探索实践,但由于当时技术及医学认知水平的限制,输血疗法因致死率高等原因一度受到禁止。人血输注给人的最早文献报道在 1818 年,而后随着输血设备的发明,1900 年奥地利细菌学家 Karl Landsteiner 发现 ABO 血型系统,以及 1915 年德国 Richard Lewisohn 发现枸橼酸盐在输血中的抗凝作用,使输血的障碍被一一克服。我国北京协和医院于 1921—1932 年在临床开展直接输血法,从此输血疗法在国内得以发展,临床输血技术在我国逐步推广。

目前,按血型输血、成分输血等相关新技术的发展,使输血技术的安全性和有效性得以不断提高。护士准确无误、高质量地完成静脉输血操作是抢救生命和保证治疗的关键环节。

☐ 操作流程

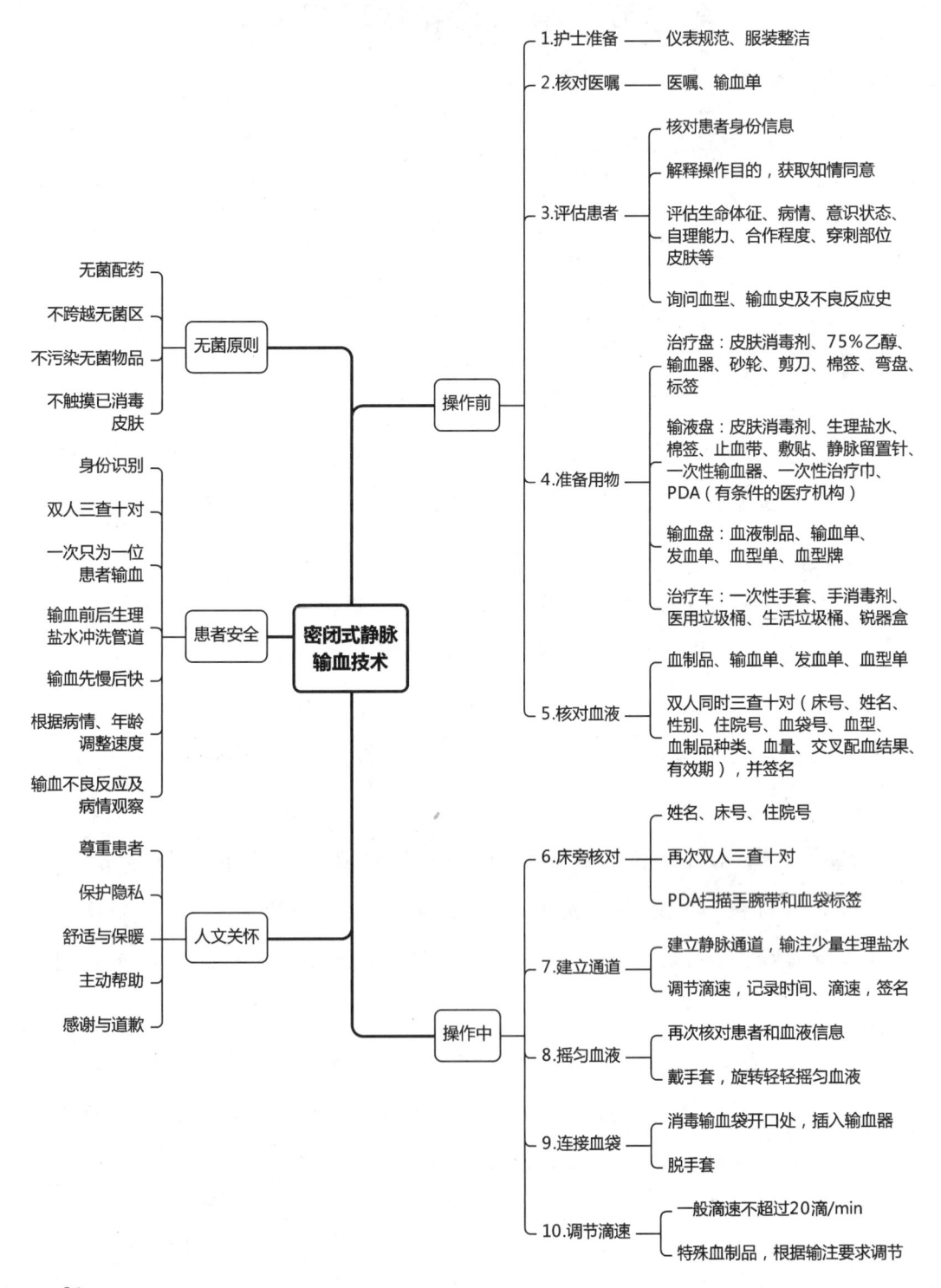

无菌配药
不跨越无菌区
不污染无菌物品
不触摸已消毒皮肤
—— 无菌原则

身份识别
双人三查十对
一次只为一位患者输血
输血前后生理盐水冲洗管道
输血先慢后快
根据病情、年龄调整速度
输血不良反应及病情观察
—— 患者安全

密闭式静脉输血技术

尊重患者
保护隐私
舒适与保暖
主动帮助
感谢与道歉
—— 人文关怀

操作前

1.护士准备 —— 仪表规范、服装整洁

2.核对医嘱 —— 医嘱、输血单

3.评估患者
- 核对患者身份信息
- 解释操作目的，获取知情同意
- 评估生命体征、病情、意识状态、自理能力、合作程度、穿刺部位皮肤等
- 询问血型、输血史及不良反应史

4.准备用物
- 治疗盘：皮肤消毒剂、75%乙醇、输血器、砂轮、剪刀、棉签、弯盘、标签
- 输液盘：皮肤消毒剂、生理盐水、棉签、止血带、敷贴、静脉留置针、一次性输液器、一次性治疗巾、PDA（有条件的医疗机构）
- 输血盘：血液制品、输血单、发血单、血型单、血型牌
- 治疗车：一次性手套、手消毒剂、医用垃圾桶、生活垃圾桶、锐器盒

5.核对血液
- 血制品、输血单、发血单、血型单
- 双人同时三查十对（床号、姓名、性别、住院号、血袋号、血型、血制品种类、血量、交叉配血结果、有效期），并签名

操作中

6.床旁核对
- 姓名、床号、住院号
- 再次双人三查十对
- PDA扫描手腕带和血袋标签

7.建立通道
- 建立静脉通道，输注少量生理盐水
- 调节滴速，记录时间、滴速，签名

8.摇匀血液
- 再次核对患者和血液信息
- 戴手套，旋转轻轻摇匀血液

9.连接血袋
- 消毒输血袋开口处，插入输血器
- 脱手套

10.调节滴速
- 一般滴速不超过20滴/min
- 特殊血制品，根据输注要求调节

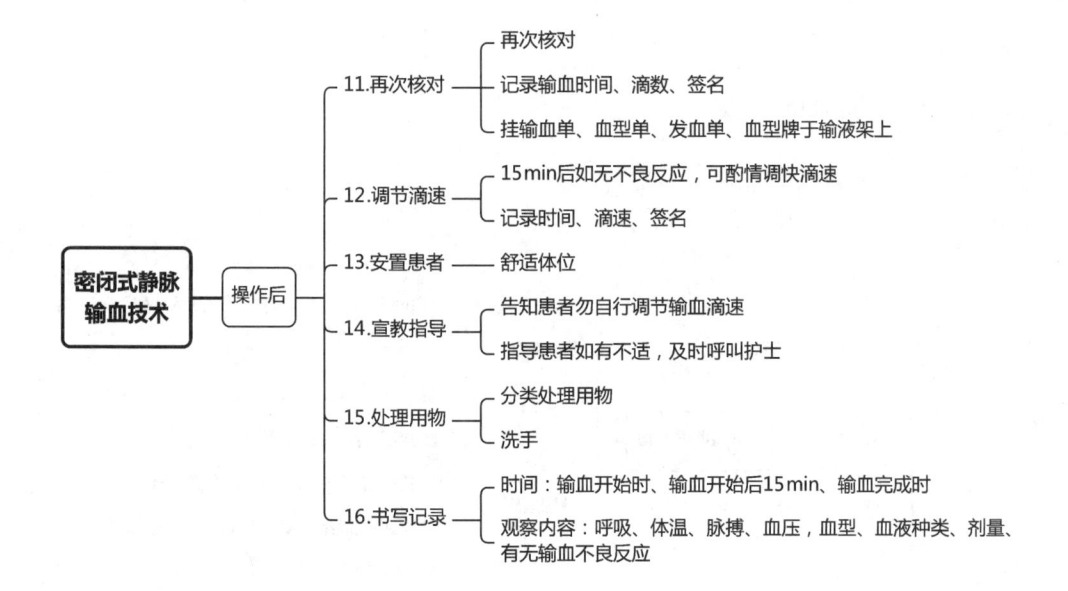

注意事项

1. 血液制品

血液从血库取回后 30 min 内输注,勿振荡、加温,避免血液成分破坏引起不良反应。

2. 静脉通路

一般使用 20 G～24 G 的静脉导管进行输血,当需要快速输血时,可选择更大规格导管。

3. 输血要求

血袋中不可随意添加任何药物,以防血液凝集或溶解。若长时间输血,输血器宜4 h更换一次。

(1)输血顺序:严格按照"血小板→冷沉淀→血浆→全血或红细胞"顺序输注。

(2)输血速度:1个单位的全血或红细胞应在4 h内输完,1人份血小板在30 min左右输完,200 ml血浆在1 h左右输完,1U冷沉淀10 min输完。

(3)续血处理:两袋血之间用0.9%氯化钠进行冲管,以避免两袋血液之间发生溶血反应。

4. 用物处置

(1)血袋回收装置应放入双层黄色垃圾袋,空血袋送回输血科(血库)保存24 h,之后按医疗废物处理。

(2)输血完成后发血单及血型单放入病历保存。

非预期情境处置

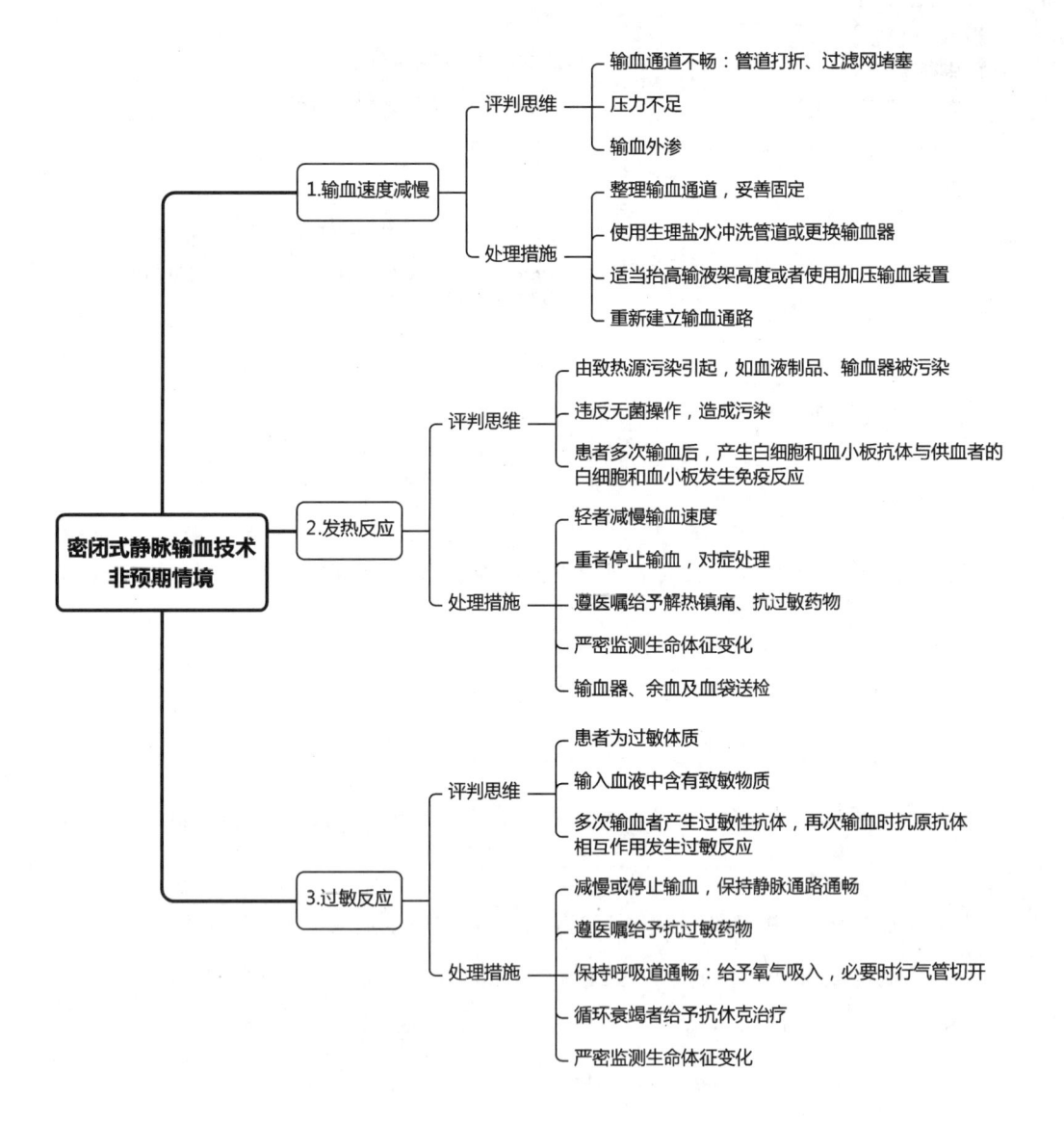

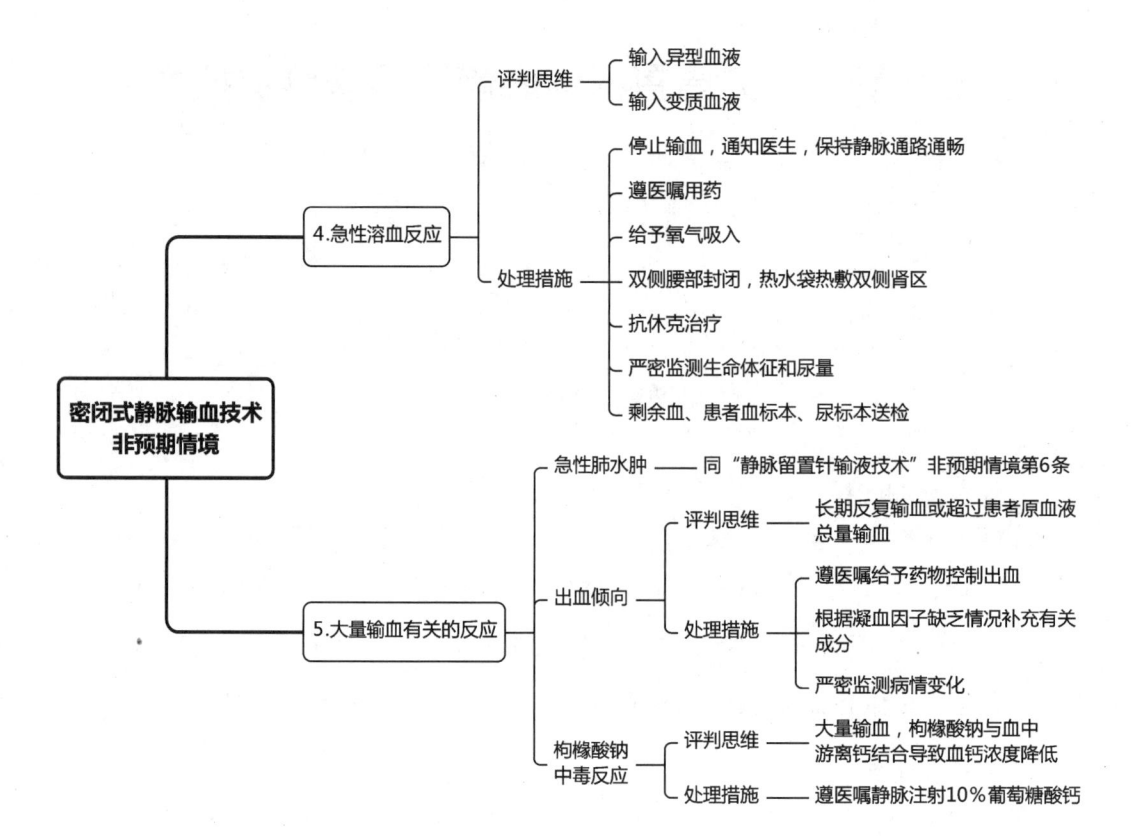

第八节　经外周置入中心静脉导管维护技术

冯丽娟　　周欣宇 ◀

背景知识

经外周置入中心静脉导管（Peripherally Inserted Central Venous Catheters，PICC）是指经外周静脉穿刺置入，导管尖端置于中心静脉的导管。其具有操作简单、安全、保留时间长等优点，常用于中、长期静脉输液或化疗用药等。

PICC 在国外主要应用于需要中、长期接受家庭护理或特别监护的患者，20 世纪 90 年代引入我国后被广泛应用于术后肠外营养、早产儿营养通路的建立、肿瘤化疗等方面。虽然 PICC 在危重患者的给药治疗、营养支持、血管保护等方面表现出了极大的优势，但是使用留置过程中的导管感染、血栓等问题对患者带来的潜在风险也不容忽视。而规范的导管维护，则是避免导管相关性感染、血栓等风险，延长导管使用寿命，改善患者带管生活体验的关键。

因 PICC 留置时间可长达 1 年，且近年来置管工具、穿刺技术和附加装置等方面的飞速发展，因此，PICC 维护已从一项单纯的护理技术发展成为涉及多学科、多层面的知识与技能。护理人员应当及时更新相关知识，科学、规范地实施 PICC 维护技术，以保障患者安全。

操作流程

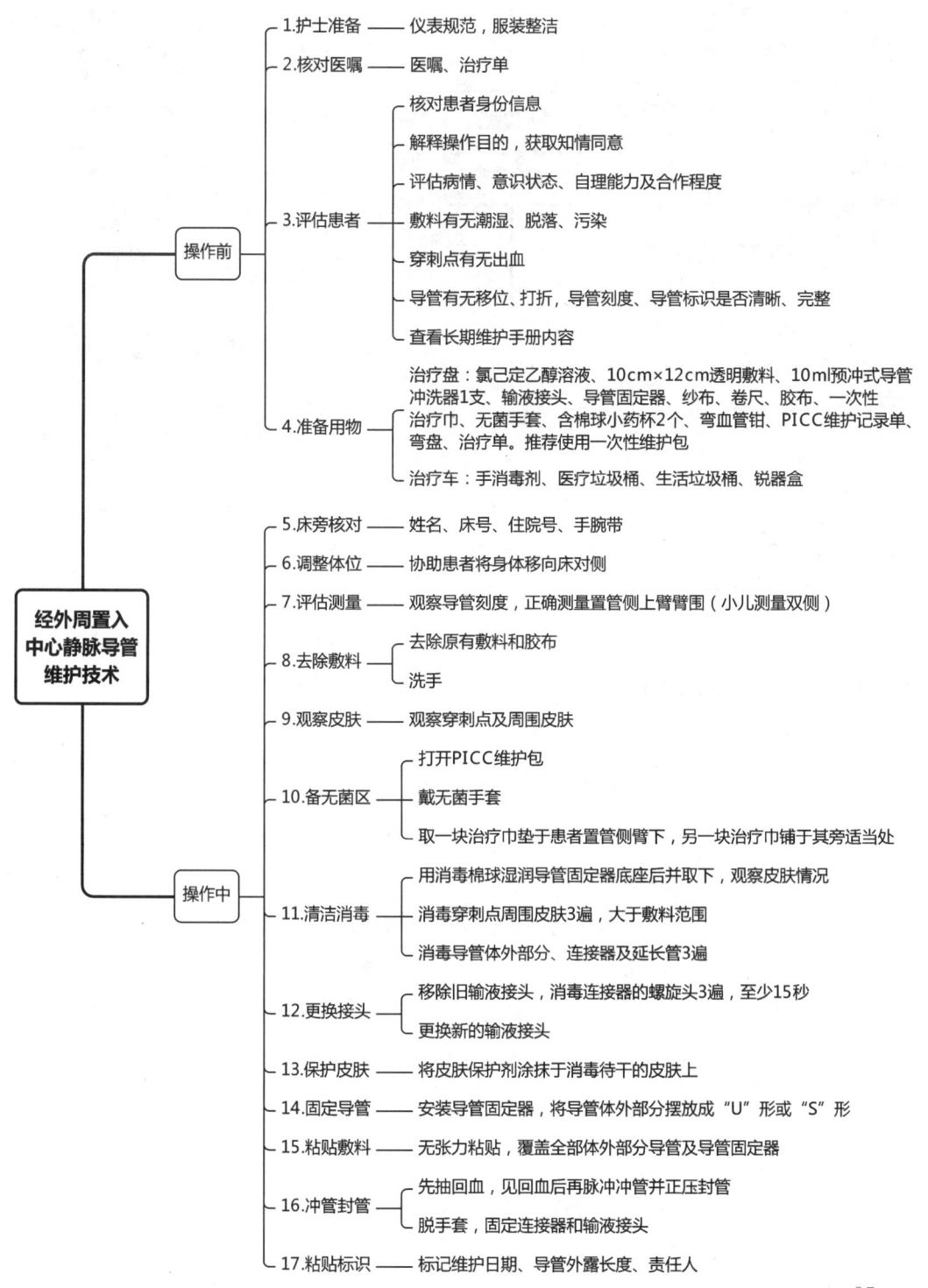

经外周置入中心静脉导管维护技术

操作前

1.护士准备 —— 仪表规范，服装整洁

2.核对医嘱 —— 医嘱、治疗单

3.评估患者
- 核对患者身份信息
- 解释操作目的，获取知情同意
- 评估病情、意识状态、自理能力及合作程度
- 敷料有无潮湿、脱落、污染
- 穿刺点有无出血
- 导管有无移位、打折，导管刻度、导管标识是否清晰、完整
- 查看长期维护手册内容

4.准备用物
- 治疗盘：氯己定乙醇溶液、10cm×12cm透明敷料、10ml预冲式导管冲洗器1支、输液接头、导管固定器、纱布、卷尺、胶布、一次性治疗巾、无菌手套、含棉球小药杯2个、弯血管钳、PICC维护记录单、弯盘、治疗单。推荐使用一次性维护包
- 治疗车：手消毒剂、医疗垃圾桶、生活垃圾桶、锐器盒

操作中

5.床旁核对 —— 姓名、床号、住院号、手腕带

6.调整体位 —— 协助患者将身体移向床对侧

7.评估测量 —— 观察导管刻度，正确测量置管侧上臂臂围（小儿测量双侧）

8.去除敷料
- 去除原有敷料和胶布
- 洗手

9.观察皮肤 —— 观察穿刺点及周围皮肤

10.备无菌区
- 打开PICC维护包
- 戴无菌手套
- 取一块治疗巾垫于患者置管侧臂下，另一块治疗巾铺于其旁适当处

11.清洁消毒
- 用消毒棉球湿润导管固定器底座后并取下，观察皮肤情况
- 消毒穿刺点周围皮肤3遍，大于敷料范围
- 消毒导管体外部分、连接器及延长管3遍

12.更换接头
- 移除旧输液接头，消毒连接器的螺旋头3遍，至少15秒
- 更换新的输液接头

13.保护皮肤 —— 将皮肤保护剂涂抹于消毒待干的皮肤上

14.固定导管 —— 安装导管固定器，将导管体外部分摆放成"U"形或"S"形

15.粘贴敷料 —— 无张力粘贴，覆盖全部体外部分导管及导管固定器

16.冲管封管
- 先抽回血，见回血后再脉冲冲管并正压封管
- 脱手套，固定连接器和输液接头

17.粘贴标识 —— 标记维护日期、导管外露长度、责任人

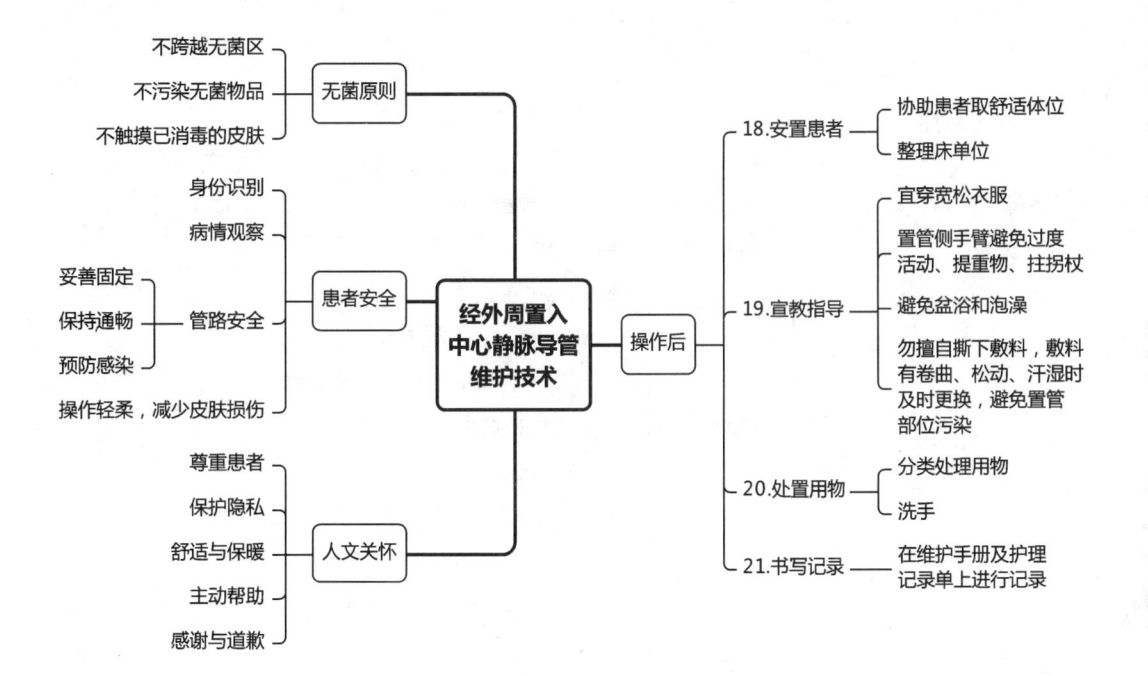

注意事项

1. 臂围测量要求

成人肘上穿刺者于肘上 15 cm 处测量臂围,肘下穿刺者于肘上 10 cm 处测量臂围,儿童于肘上 8 cm 处测量臂围。

2. 冲管与封管

(1)冲管时机:间断输液及每次输液(输血)前及治疗结束后;输注黏稠、高渗、中药制剂、抗生素等对血管刺激较大的液体后;连续输注的药液不相容时。

(2)冲封管:推荐使用生理盐水进行冲封管,导管冲管液量应为导管及附加装置内腔容积总和的 2 倍以上;封管液量应为导管及附加装置内腔容积总和的 1.2 倍以上。

(3)工具选择:一般选择 10 ml 注射器或 10 ml 管径的预充式导管冲洗器,禁止用小于 10 ml 注射器冲管,以免压强过大导致导管破损。

(4)手法:抽回血不宜抽至肝素帽/无针输液接头及注射器内;采用脉冲式冲管,即"推—停—推"方法冲洗导管,正压封管。双腔及多腔导管宜单手同时冲封管。

3. 敷料更换和导管固定

PICC 置管后 24 h 内应更换敷料,常规每周维护一次。

(1)更换敷料指征/时机:PICC 置管后 24 h 内应更换敷料。根据敷料的种类确定更换频率:纱布敷料至少每 2 天更换 1 次,透明敷料至少每 5~7 天更换 1 次。若穿刺部位发生渗液、渗血及敷料出现卷边、松动、潮湿、污染、完整性受损时,应及时更换。

(2)敷料选择:患者出汗较多、穿刺点出血或渗液时可用纱布覆盖,待出汗、出血和/或渗液问题解决后再使用其他类型敷料。对粘胶过敏、皮肤病变及皮肤完整性受损的患者,可选用纱布敷料,必要时可选择水胶体等治疗性敷料。

(3)皮肤消毒:选用浓度>0.5%的葡萄糖酸氯己定乙醇溶液(年龄<2 个月的婴儿应慎用)、有效碘浓度不低于 0.5%的聚维酮碘溶液或 2%的碘酊溶液和 75%乙醇溶液。

(4)固定方法:导管固定应不影响观察穿刺点和输液速度,且不会造成血液循环障碍、压力性损伤及神经压迫。固定导管时,采取无张力粘贴,减少皮肤损伤。

非预期情境处置

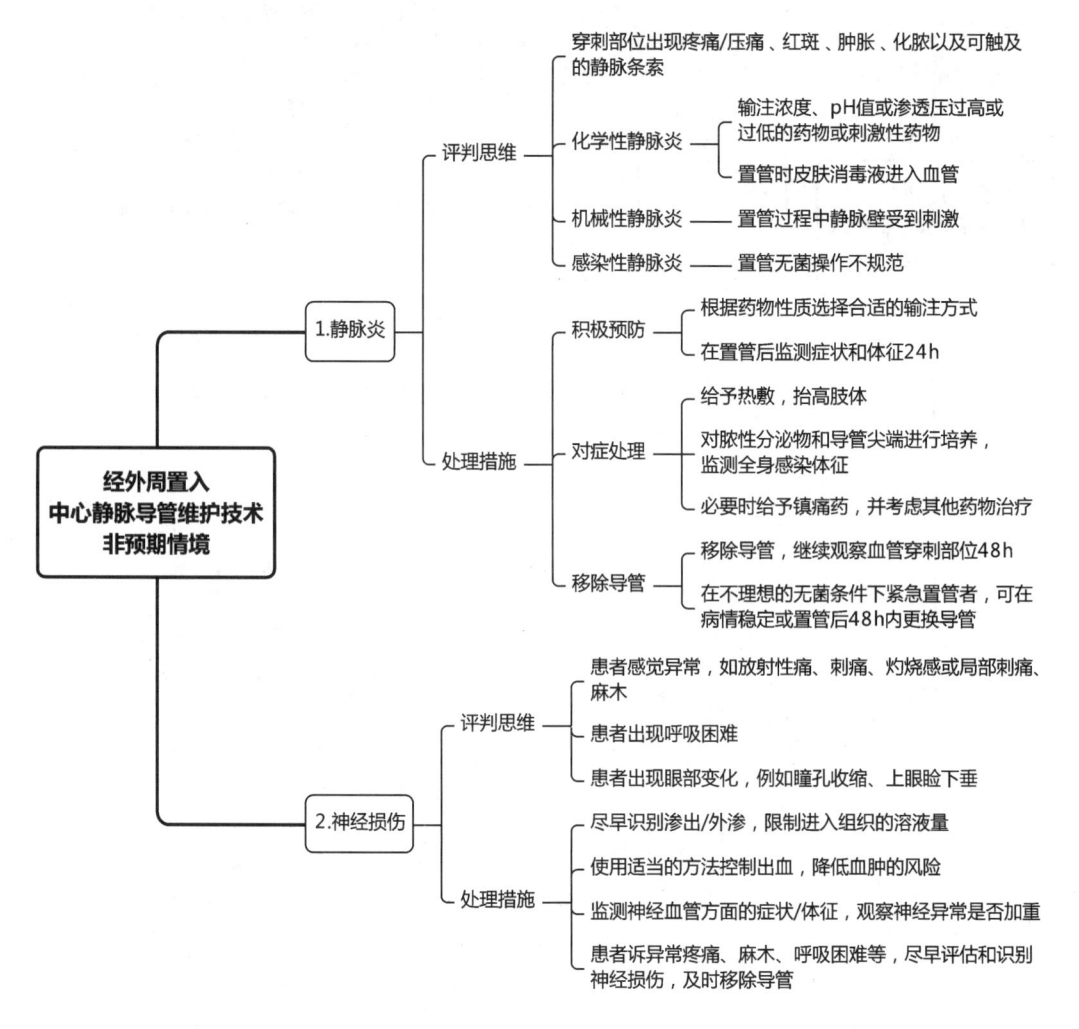

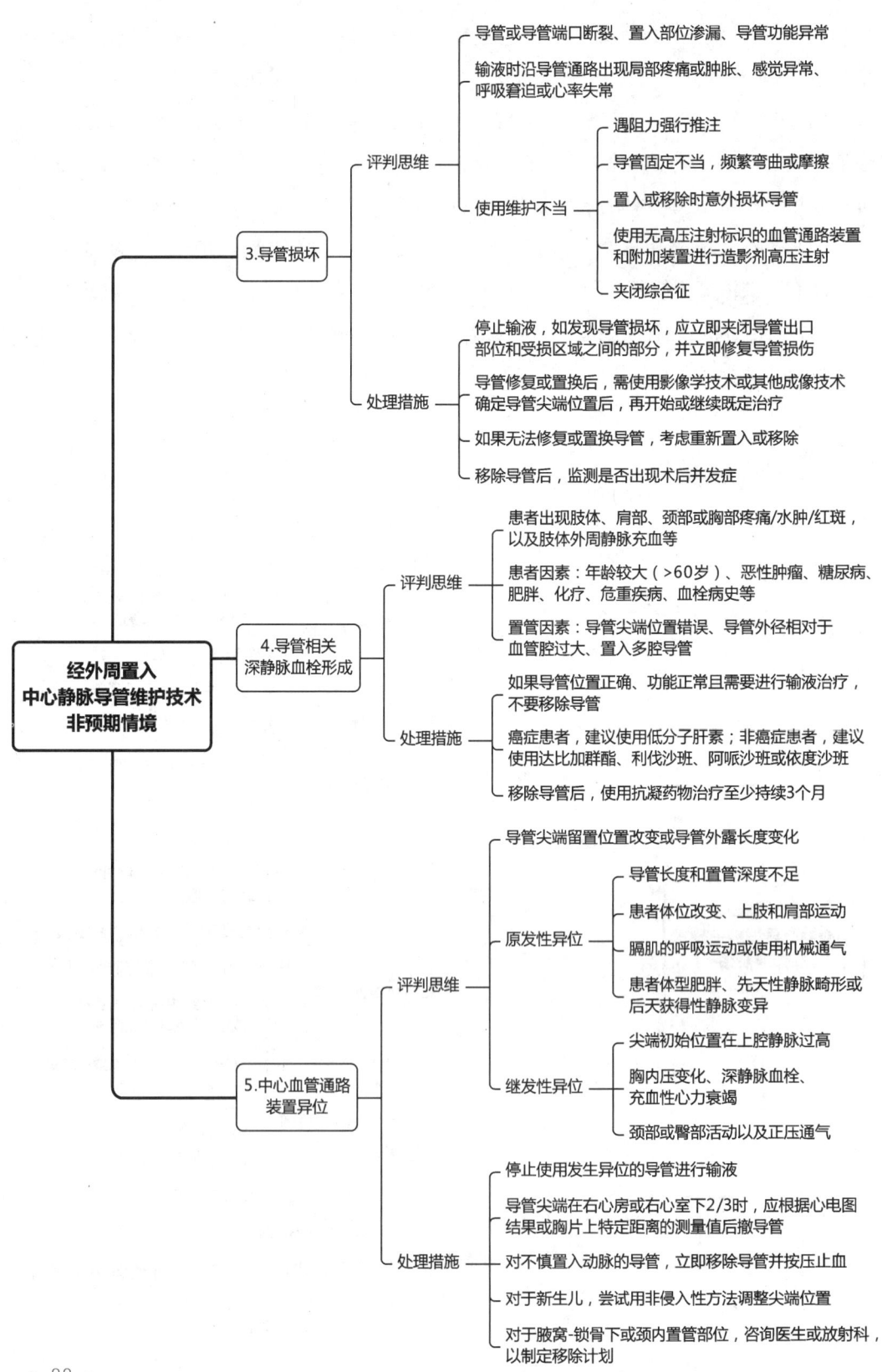

经外周置入
中心静脉导管维护技术
非预期情境

3.导管损坏
- 评判思维
  - 导管或导管端口断裂、置入部位渗漏、导管功能异常
  - 输液时沿导管通路出现局部疼痛或肿胀、感觉异常、呼吸窘迫或心率失常
  - 使用维护不当
    - 遇阻力强行推注
    - 导管固定不当，频繁弯曲或摩擦
    - 置入或移除时意外损坏导管
    - 使用无高压注射标识的血管通路装置和附加装置进行造影剂高压注射
    - 夹闭综合征
- 处理措施
  - 停止输液，如发现导管损坏，应立即夹闭导管出口部位和受损区域之间的部分，并立即修复导管损伤
  - 导管修复或置换后，需使用影像学技术或其他成像技术确定导管尖端位置后，再开始或继续既定治疗
  - 如果无法修复或置换导管，考虑重新置入或移除
  - 移除导管后，监测是否出现术后并发症

4.导管相关深静脉血栓形成
- 评判思维
  - 患者出现肢体、肩部、颈部或胸部疼痛/水肿/红斑，以及肢体外周静脉充血等
  - 患者因素：年龄较大（>60岁）、恶性肿瘤、糖尿病、肥胖、化疗、危重疾病、血栓病史等
  - 置管因素：导管尖端位置错误、导管外径相对于血管腔过大、置入多腔导管
- 处理措施
  - 如果导管位置正确、功能正常且需要进行输液治疗，不要移除导管
  - 癌症患者，建议使用低分子肝素；非癌症患者，建议使用达比加群酯、利伐沙班、阿哌沙班或依度沙班
  - 移除导管后，使用抗凝药物治疗至少持续3个月

5.中心血管通路装置异位
- 评判思维
  - 导管尖端留置位置改变或导管外露长度变化
  - 原发性异位
    - 导管长度和置管深度不足
    - 患者体位改变、上肢和肩部运动
    - 膈肌的呼吸运动或使用机械通气
    - 患者体型肥胖、先天性静脉畸形或后天获得性静脉变异
  - 继发性异位
    - 尖端初始位置在上腔静脉过高
    - 胸内压变化、深静脉血栓、充血性心力衰竭
    - 颈部或臀部活动以及正压通气
- 处理措施
  - 停止使用发生异位的导管进行输液
  - 导管尖端在右心房或右心室下2/3时，应根据心电图结果或胸片上特定距离的测量值后撤导管
  - 对不慎置入动脉的导管，立即移除导管并按压止血
  - 对于新生儿，尝试用非侵入性方法调整尖端位置
  - 对于腋窝-锁骨下或颈内置管部位，咨询医生或放射科，以制定移除计划

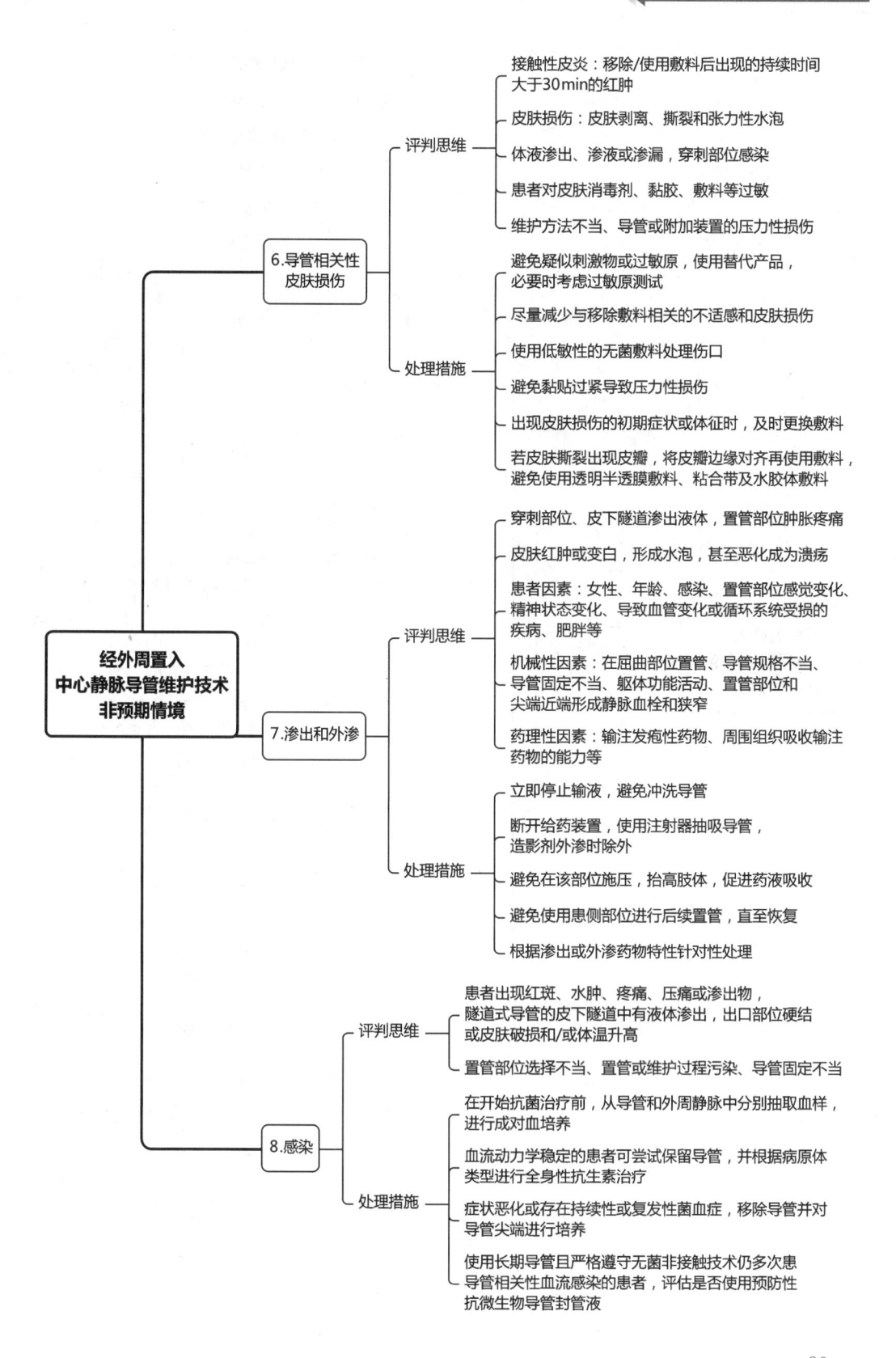

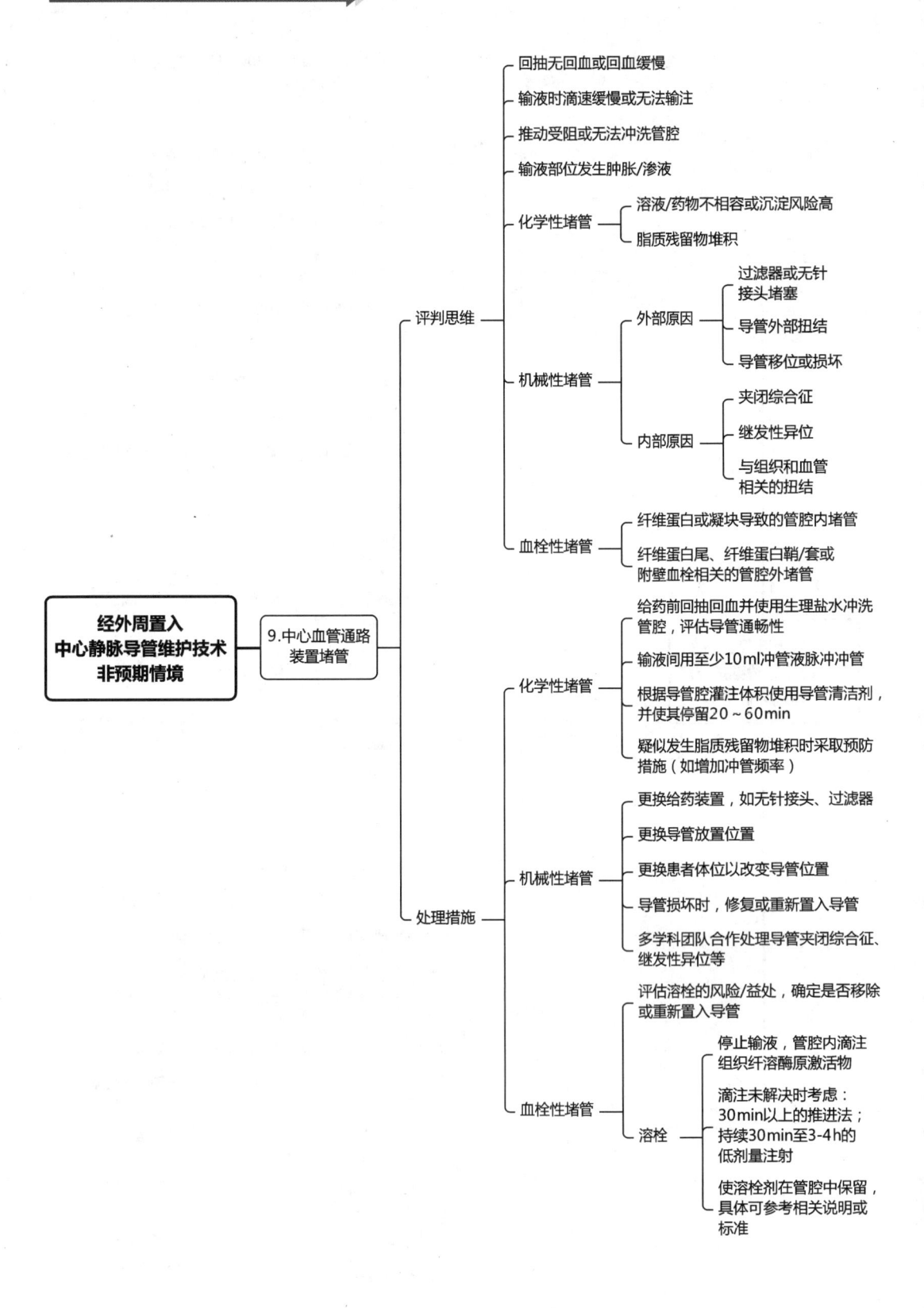

经外周置入中心静脉导管维护技术非预期情境

9.中心血管通路装置堵管

评判思维
- 回抽无回血或回血缓慢
- 输液时滴速缓慢或无法输注
- 推动受阻或无法冲洗管腔
- 输液部位发生肿胀/渗液
- 化学性堵管
  - 溶液/药物不相容或沉淀风险高
  - 脂质残留物堆积
- 机械性堵管
  - 外部原因
    - 过滤器或无针接头堵塞
    - 导管外部扭结
    - 导管移位或损坏
  - 内部原因
    - 夹闭综合征
    - 继发性异位
    - 与组织和血管相关的扭结
- 血栓性堵管
  - 纤维蛋白或凝块导致的管腔内堵管
  - 纤维蛋白尾、纤维蛋白鞘/套或附壁血栓相关的管腔外堵管

处理措施
- 化学性堵管
  - 给药前回抽回血并使用生理盐水冲洗管腔，评估导管通畅性
  - 输液间至少10 ml冲管液脉冲冲管
  - 根据导管腔灌注体积使用导管清洁剂，并使其停留20～60 min
  - 疑似发生脂质残留物堆积时采取预防措施（如增加冲管频率）
- 机械性堵管
  - 更换给药装置，如无针接头、过滤器
  - 更换导管放置位置
  - 更换患者体位以改变导管位置
  - 导管损坏时，修复或重新置入导管
  - 多学科团队合作处理导管夹闭综合征、继发性异位等
- 血栓性堵管
  - 评估溶栓的风险/益处，确定是否移除或重新置入导管
  - 溶栓
    - 停止输液，管腔内滴注组织纤溶酶原激活物
    - 滴注未解决时考虑：30 min以上的推进法；持续30 min至3-4 h的低剂量注射
    - 使溶栓剂在管腔中保留，具体可参考相关说明或标准

第九节　中心静脉导管维护技术

冯丽娟　周晨曦

背景知识

中心静脉导管（Central Venous Catheter，CVC）是指经过皮肤直接从颈内静脉、锁骨下静脉或股静脉等进行穿刺，沿血管走向直至上腔静脉或者下腔静脉的导管。

20世纪50年代后，随着患者对中、长期输液的需求日益增加，人们认识到中心静脉相对于外周静脉给药效果更好、静脉损伤风险更低，有利于通道的长期保护。1952年，外科医生 Aubaniac 描述了经锁骨下穿刺行中心静脉输液的方法。1961年，肝病医生 Stanley Shaldon 经由股静脉及股动脉插管进行血液透析，开创了血液透析应用中心静脉导管的先河。1967年，外科医生 Dudrick 采用锁骨下穿刺途径将高浓度右旋糖酐和蛋白质输入人体中心静脉，将高渗液体输注相关并发症的风险降到最低。20世纪70年代早期，美国医师 Scribner 等人成功研制了第一支能在临床应用输注全肠外营养液的留置型 CVC。20世纪70年代以后，CVC逐步广泛应用于临床，用于静脉营养、化疗、大量输血、补充液体及中心静脉压测定等。

规范的 CVC 维护技术可以减少 CVC 相关并发症、延长 CVC 使用寿命，对维持患者的"生命通道"、满足不同患者的救治需求起到重要作用。

☐ 操作流程

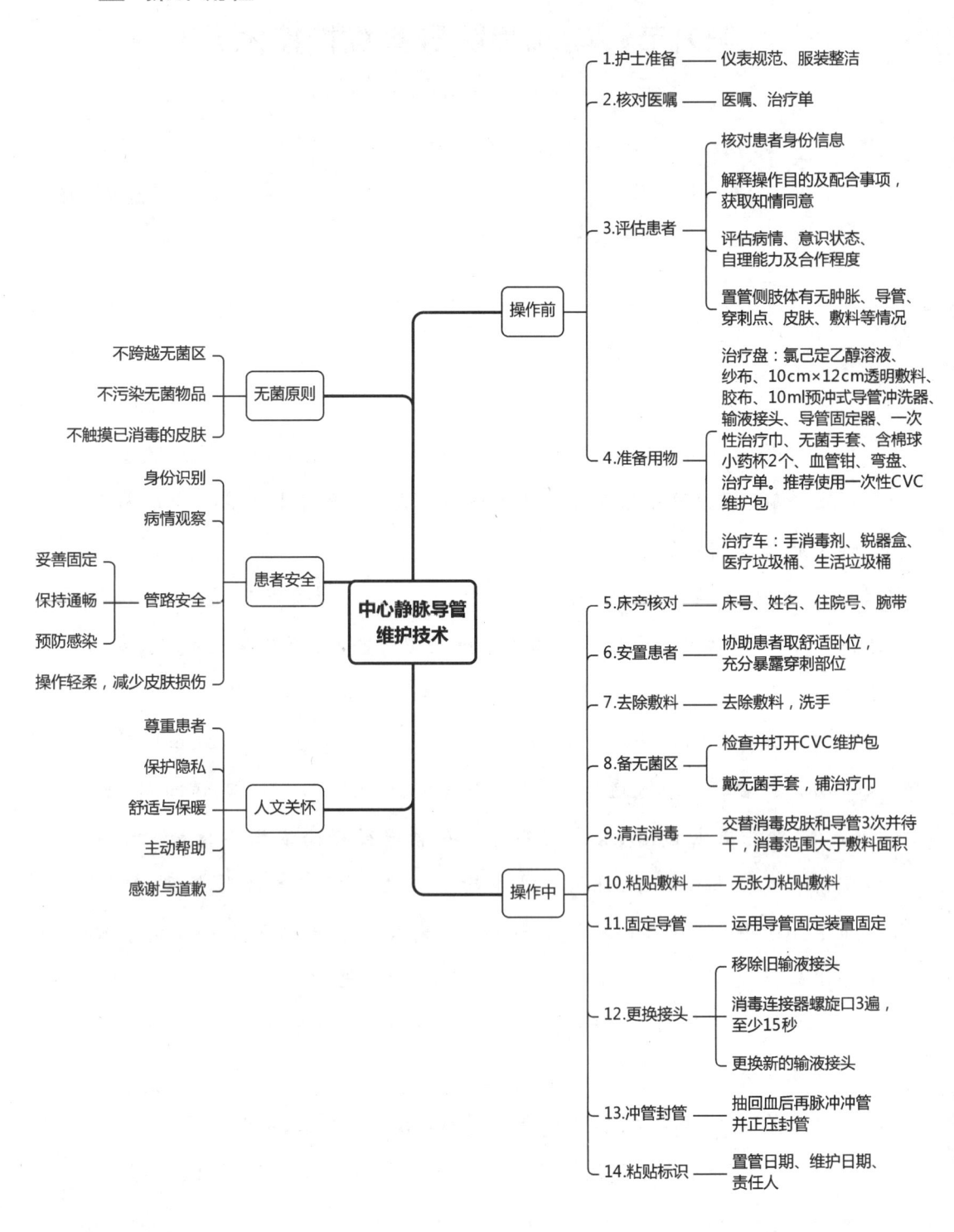

不跨越无菌区
不污染无菌物品 —— 无菌原则
不触摸已消毒的皮肤

身份识别
病情观察
妥善固定
保持通畅 —— 管路安全 —— 患者安全
预防感染
操作轻柔，减少皮肤损伤

尊重患者
保护隐私
舒适与保暖 —— 人文关怀
主动帮助
感谢与道歉

中心静脉导管维护技术

操作前

1.护士准备 —— 仪表规范、服装整洁

2.核对医嘱 —— 医嘱、治疗单

3.评估患者
核对患者身份信息
解释操作目的及配合事项，获取知情同意
评估病情、意识状态、自理能力及合作程度
置管侧肢体有无肿胀、导管、穿刺点、皮肤、敷料等情况

4.准备用物
治疗盘：氯己定乙醇溶液、纱布、10cm×12cm透明敷料、胶布、10ml预冲式导管冲洗器、输液接头、导管固定器、一次性治疗巾、无菌手套、含棉球小药杯2个、血管钳、弯盘、治疗单。推荐使用一次性CVC维护包
治疗车：手消毒剂、锐器盒、医疗垃圾桶、生活垃圾桶

操作中

5.床旁核对 —— 床号、姓名、住院号、腕带

6.安置患者 —— 协助患者取舒适卧位，充分暴露穿刺部位

7.去除敷料 —— 去除敷料，洗手

8.备无菌区
检查并打开CVC维护包
戴无菌手套，铺治疗巾

9.清洁消毒 —— 交替消毒皮肤和导管3次并待干，消毒范围大于敷料面积

10.粘贴敷料 —— 无张力粘贴敷料

11.固定导管 —— 运用导管固定装置固定

12.更换接头
移除旧输液接头
消毒连接器螺旋口3遍，至少15秒
更换新的输液接头

13.冲管封管 —— 抽回血后再脉冲冲管并正压封管

14.粘贴标识 —— 置管日期、维护日期、责任人

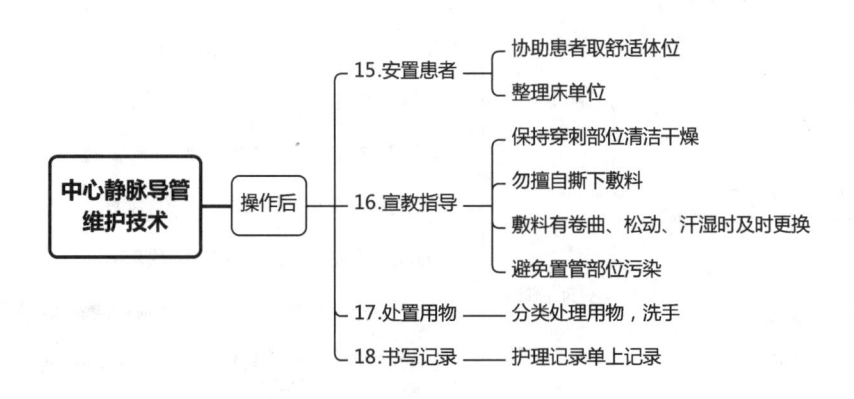

注意事项

1. 冲管与封管

同"经外周置入中心静脉导管维护技术"相关内容。

2. 更换敷料与导管固定

同"经外周置入中心静脉导管维护技术"相关内容。

非预期情境处置

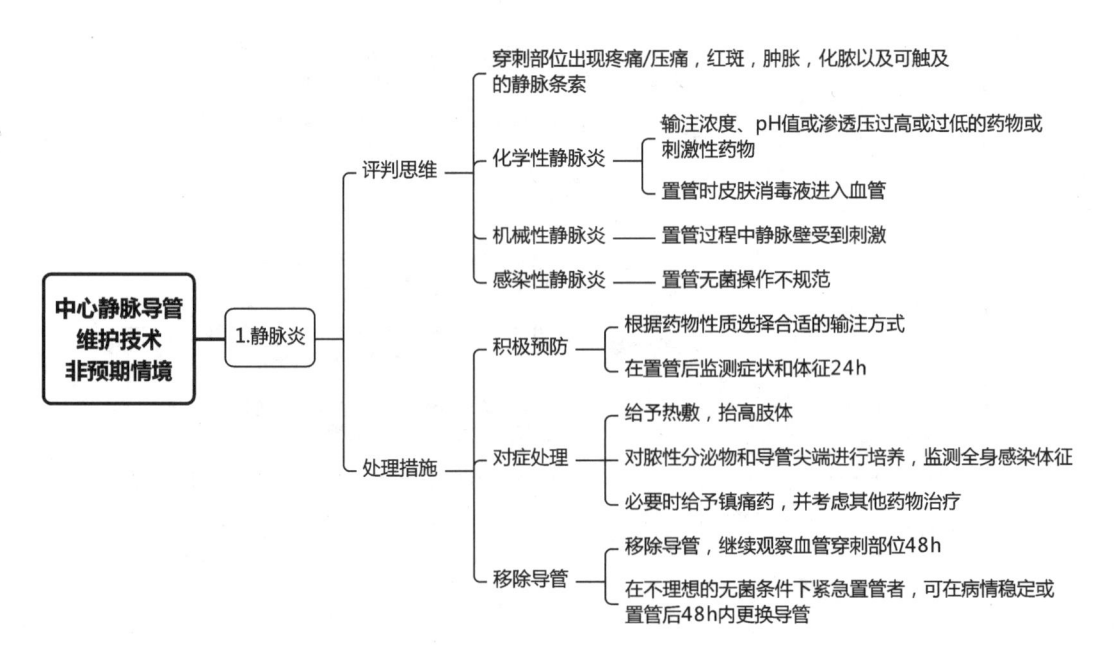

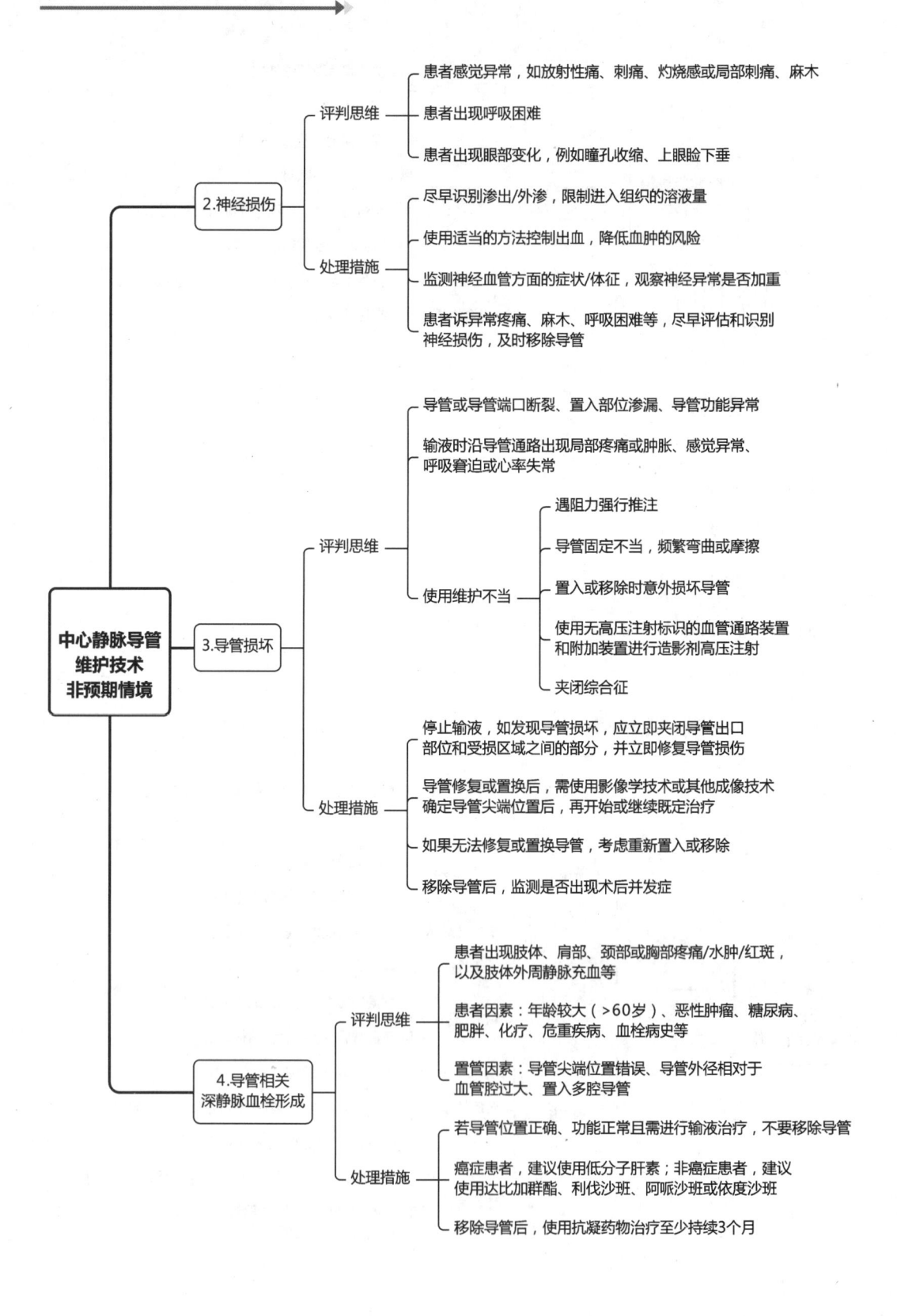

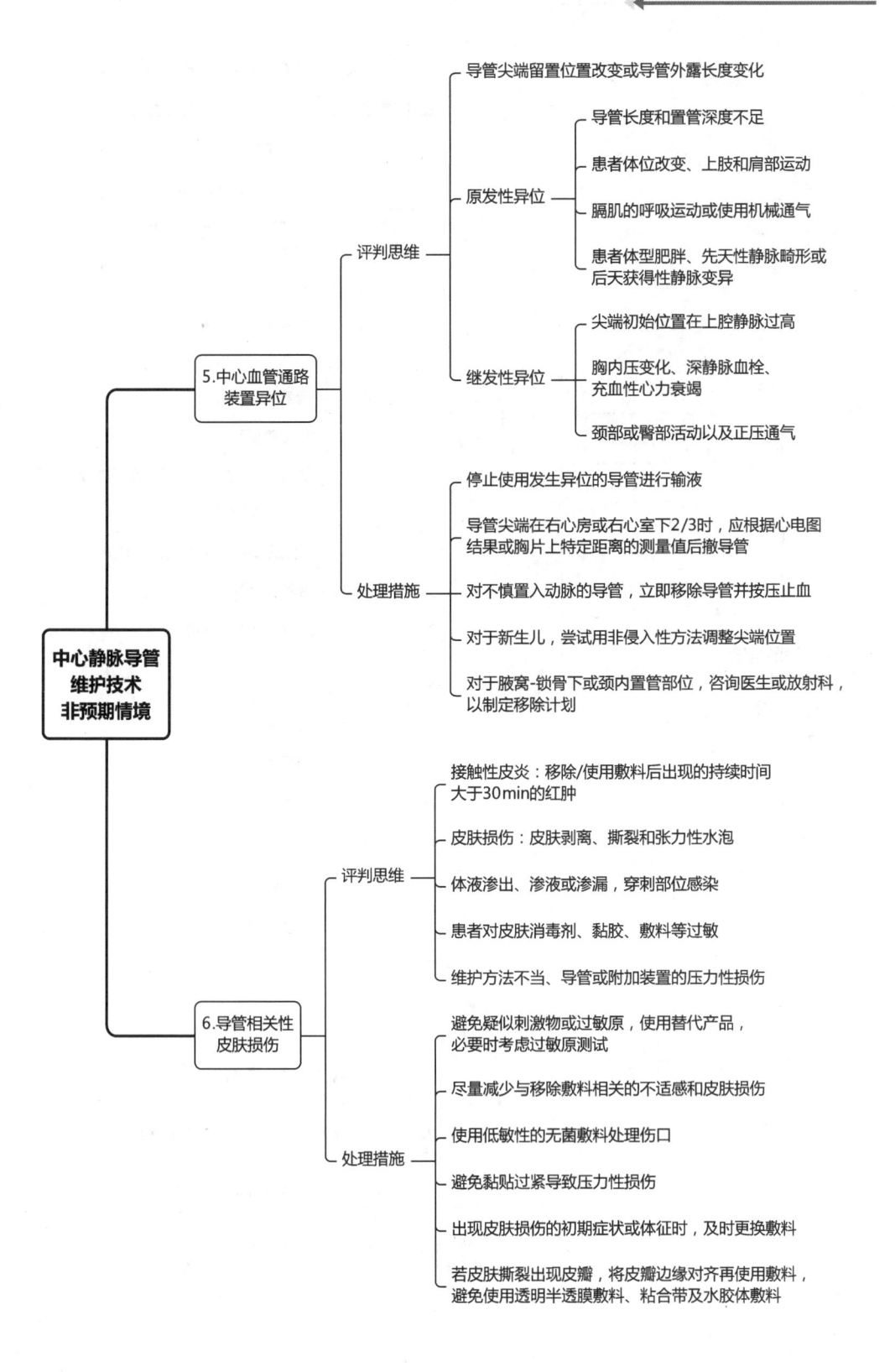

中心静脉导管维护技术非预期情境

5.中心血管通路装置异位
- 评判思维
  - 原发性异位
    - 导管尖端留置位置改变或导管外露长度变化
    - 导管长度和置管深度不足
    - 患者体位改变、上肢和肩部运动
    - 膈肌的呼吸运动或使用机械通气
    - 患者体型肥胖、先天性静脉畸形或后天获得性静脉变异
  - 继发性异位
    - 尖端初始位置在上腔静脉过高
    - 胸内压变化、深静脉血栓、充血性心力衰竭
    - 颈部或臀部活动以及正压通气
- 处理措施
  - 停止使用发生异位的导管进行输液
  - 导管尖端在右心房或右心室下2/3时，应根据心电图结果或胸片上特定距离的测量值后撤导管
  - 对不慎置入动脉的导管，立即移除导管并按压止血
  - 对于新生儿，尝试用非侵入性方法调整尖端位置
  - 对于腋窝-锁骨下或颈内置管部位，咨询医生或放射科，以制定移除计划

6.导管相关性皮肤损伤
- 评判思维
  - 接触性皮炎：移除/使用敷料后出现的持续时间大于30min的红肿
  - 皮肤损伤：皮肤剥离、撕裂和张力性水泡
  - 体液渗出、渗液或渗漏，穿刺部位感染
  - 患者对皮肤消毒剂、黏胶、敷料等过敏
  - 维护方法不当、导管或附加装置的压力性损伤
- 处理措施
  - 避免疑似刺激物或过敏原，使用替代产品，必要时考虑过敏原测试
  - 尽量减少与移除敷料相关的不适感和皮肤损伤
  - 使用低敏性的无菌敷料处理伤口
  - 避免黏贴过紧导致压力性损伤
  - 出现皮肤损伤的初期症状或体征时，及时更换敷料
  - 若皮肤撕裂出现皮瓣，将皮瓣边缘对齐再使用敷料，避免使用透明半透膜敷料、粘合带及水胶体敷料

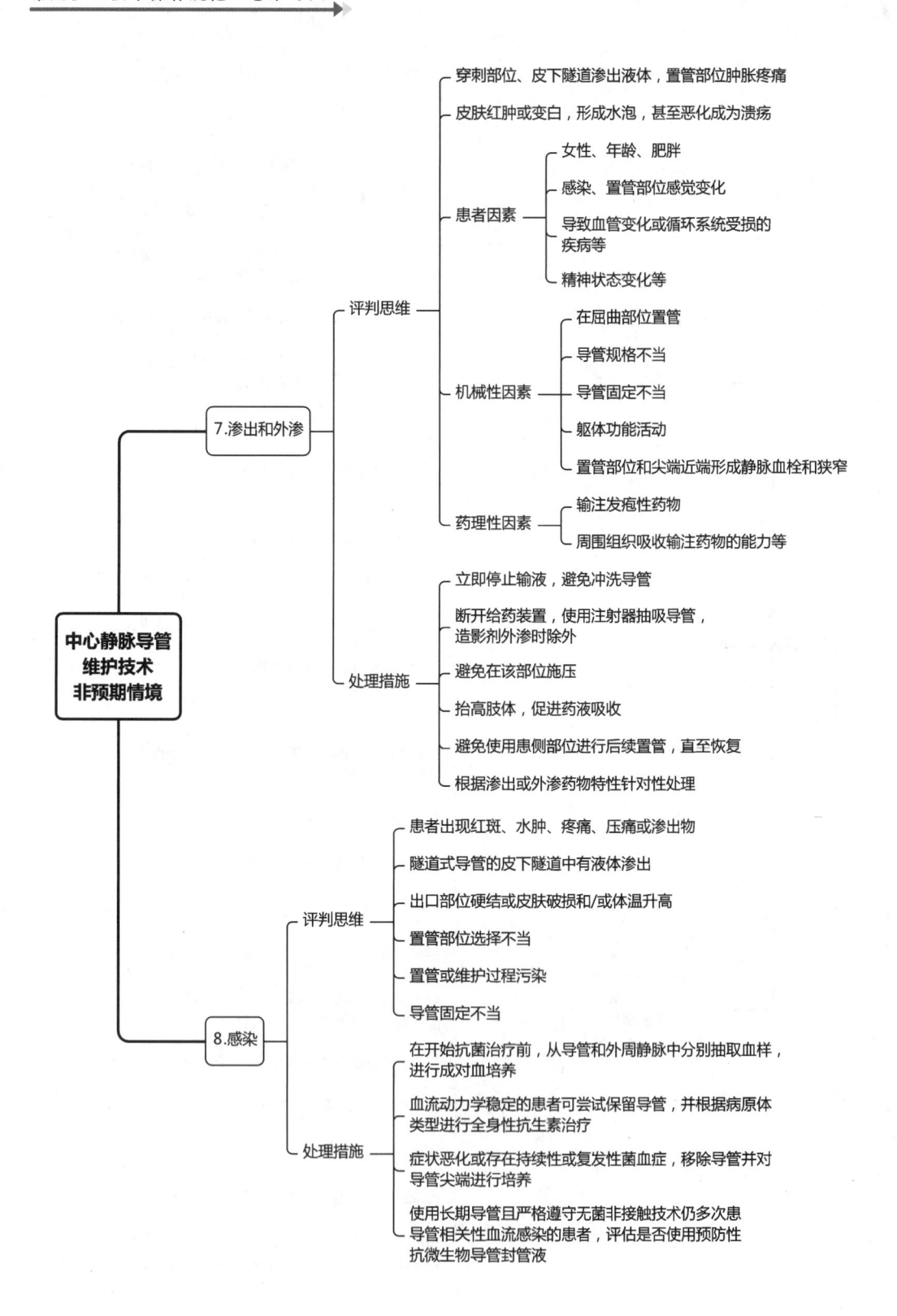

中心静脉导管维护技术非预期情境

7.渗出和外渗

评判思维
- 穿刺部位、皮下隧道渗出液体，置管部位肿胀疼痛
- 皮肤红肿或变白，形成水泡，甚至恶化成为溃疡
- 患者因素
  - 女性、年龄、肥胖
  - 感染、置管部位感觉变化
  - 导致血管变化或循环系统受损的疾病等
  - 精神状态变化等
- 机械性因素
  - 在屈曲部位置管
  - 导管规格不当
  - 导管固定不当
  - 躯体功能活动
  - 置管部位和尖端近端形成静脉血栓和狭窄
- 药理性因素
  - 输注发疱性药物
  - 周围组织吸收输注药物的能力等

处理措施
- 立即停止输液，避免冲洗导管
- 断开给药装置，使用注射器抽吸导管，造影剂外渗时除外
- 避免在该部位施压
- 抬高肢体，促进药液吸收
- 避免使用患侧部位进行后续置管，直至恢复
- 根据渗出或外渗药物特性针对性处理

8.感染

评判思维
- 患者出现红斑、水肿、疼痛、压痛或渗出物
- 隧道式导管的皮下隧道中有液体渗出
- 出口部位硬结或皮肤破损和/或体温升高
- 置管部位选择不当
- 置管或维护过程污染
- 导管固定不当

处理措施
- 在开始抗菌治疗前，从导管和外周静脉中分别抽取血样，进行成对血培养
- 血流动力学稳定的患者可尝试保留导管，并根据病原体类型进行全身性抗生素治疗
- 症状恶化或存在持续性或复发性菌血症，移除导管并对导管尖端进行培养
- 使用长期导管且严格遵守无菌非接触技术仍多次患导管相关性血流感染的患者，评估是否使用预防性抗微生物导管封管液

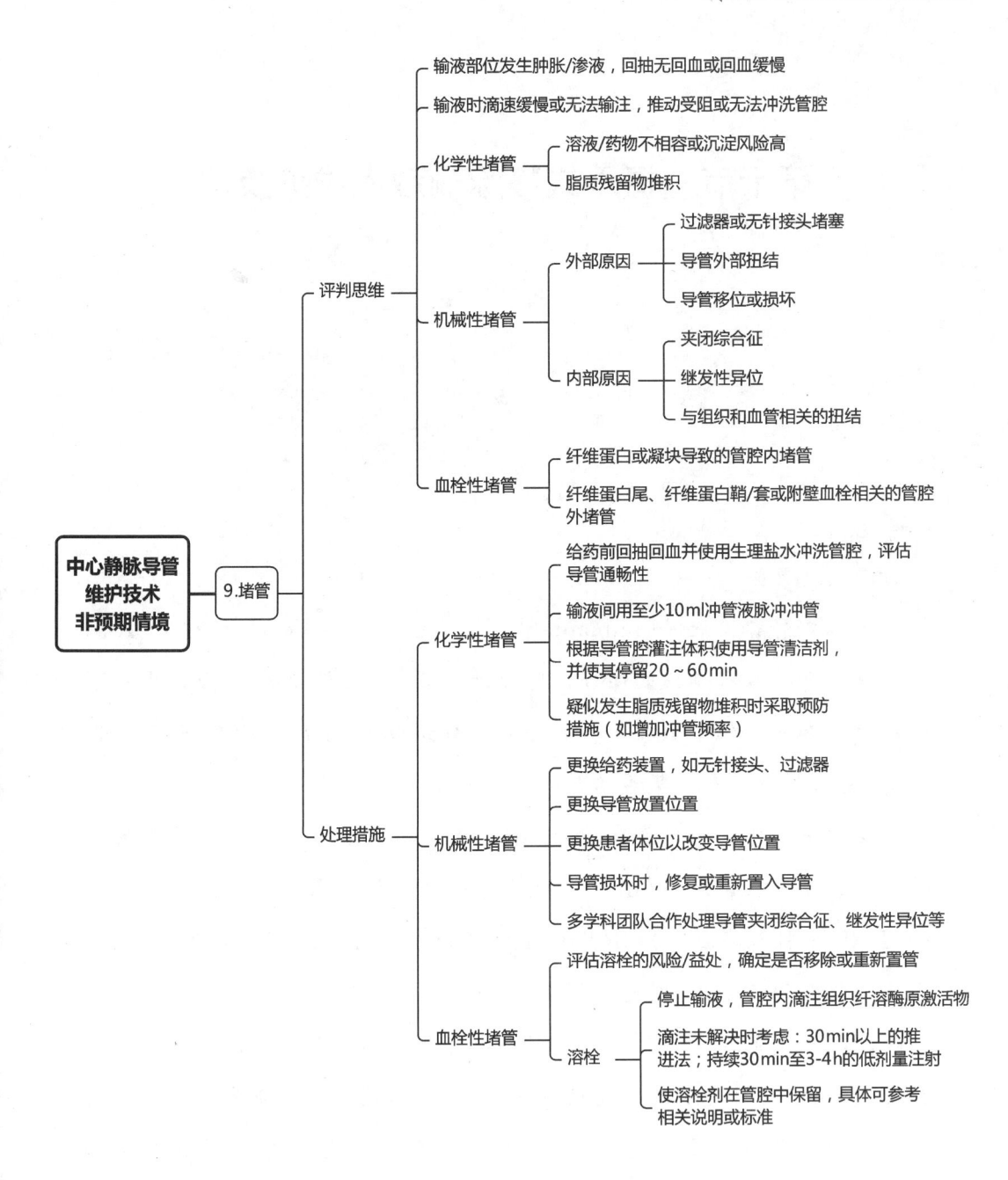

中心静脉导管维护技术非预期情境

9.堵管

评判思维
- 输液部位发生肿胀/渗液，回抽无回血或回血缓慢
- 输液时滴速缓慢或无法输注，推动受阻或无法冲洗管腔
- 化学性堵管
  - 溶液/药物不相容或沉淀风险高
  - 脂质残留物堆积
- 机械性堵管
  - 外部原因
    - 过滤器或无针接头堵塞
    - 导管外部扭结
    - 导管移位或损坏
  - 内部原因
    - 夹闭综合征
    - 继发性异位
    - 与组织和血管相关的扭结
- 血栓性堵管
  - 纤维蛋白或凝块导致的管腔内堵管
  - 纤维蛋白尾、纤维蛋白鞘/套或附壁血栓相关的管腔外堵管

处理措施
- 化学性堵管
  - 给药前回抽回血并使用生理盐水冲洗管腔，评估导管通畅性
  - 输液间用至少10ml冲管液脉冲冲管
  - 根据导管腔灌注体积使用导管清洁剂，并使其停留20~60min
  - 疑似发生脂质残留物堆积时采取预防措施（如增加冲管频率）
- 机械性堵管
  - 更换给药装置，如无针接头、过滤器
  - 更换导管放置位置
  - 更换患者体位以改变导管位置
  - 导管损坏时，修复或重新置入导管
  - 多学科团队合作处理导管夹闭综合征、继发性异位等
- 血栓性堵管
  - 评估溶栓的风险/益处，确定是否移除或重新置管
  - 溶栓
    - 停止输液，管腔内滴注组织纤溶酶原激活物
    - 滴注未解决时考虑：30min以上的推进法；持续30min至3-4h的低剂量注射
    - 使溶栓剂在管腔中保留，具体可参考相关说明或标准

第十节 植入式静脉输液港维护技术

冯丽娟 周欣宇

背景知识

植入式静脉输液港(Implantable Venous Access Port),简称 PORT,是一种完全植入人体内的闭合静脉输液装置,可长期留置,由埋植于皮下的注射座和尖端位于上腔静脉的导管部分组成,用于静脉输液、营养支持治疗、输血和血标本采集等治疗操作。

在静脉治疗的临床实践中,PORT 已成为需要永久性静脉通路患者的常规选择。在国外,PORT 植入术是普通外科手术中最常见的手术之一,1988 年引入我国。PORT 的应用减轻了患者反复穿刺的痛苦,提高了静脉治疗的安全性,同时也对实施静脉治疗的医护人员提出了更高的要求。PORT 的及时评估与正确的维护不仅能确保导管在治疗期间的正常使用,还能及时发现治疗间歇期的异常情况,因此尤为重要。

因 PORT 完全植入体内,评估和观察存在一定难度,临床医护人员容易忽视导管的异常情况,发生异常情况处理也较 PICC 复杂。PORT 的评估、维护与使用全过程都需要团队合作,以更好地完成通路建立、日常运行维护和并发症处置与护理等工作。

操作流程

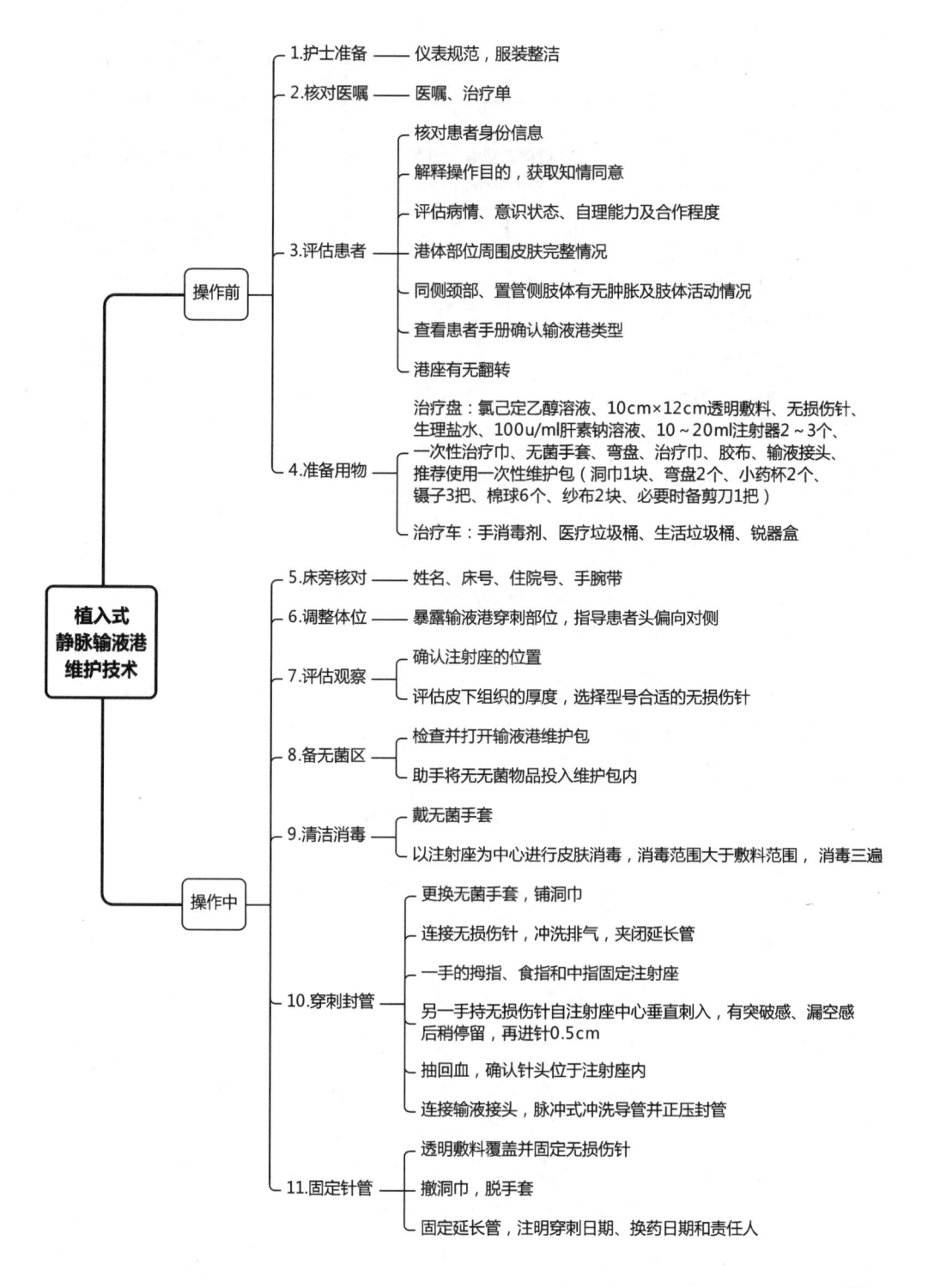

- 1.护士准备 —— 仪表规范，服装整洁
- 2.核对医嘱 —— 医嘱、治疗单
- 3.评估患者
  - 核对患者身份信息
  - 解释操作目的，获取知情同意
  - 评估病情、意识状态、自理能力及合作程度
  - 港体部位周围皮肤完整情况
  - 同侧颈部、置管侧肢体有无肿胀及肢体活动情况
  - 查看患者手册确认输液港类型
  - 港座有无翻转
- 4.准备用物
  - 治疗盘：氯己定乙醇溶液、10cm×12cm透明敷料、无损伤针、生理盐水、100u/ml肝素钠溶液、10~20ml注射器2~3个、一次性治疗巾、无菌手套、弯盘、治疗巾、胶布、输液接头、推荐使用一次性维护包（洞巾1块、弯盘2个、小药杯2个、镊子3把、棉球6个、纱布2块、必要时备剪刀1把）
  - 治疗车：手消毒剂、医疗垃圾桶、生活垃圾桶、锐器盒

操作前

- 5.床旁核对 —— 姓名、床号、住院号、手腕带
- 6.调整体位 —— 暴露输液港穿刺部位，指导患者头偏向对侧
- 7.评估观察
  - 确认注射座的位置
  - 评估皮下组织的厚度，选择型号合适的无损伤针
- 8.备无菌区
  - 检查并打开输液港维护包
  - 助手将无无菌物品投入维护包内
- 9.清洁消毒
  - 戴无菌手套
  - 以注射座为中心进行皮肤消毒，消毒范围大于敷料范围，消毒三遍
- 10.穿刺封管
  - 更换无菌手套，铺洞巾
  - 连接无损伤针，冲洗排气，夹闭延长管
  - 一手的拇指、食指和中指固定注射座
  - 另一手持无损伤针自注射座中心垂直刺入，有突破感、漏空感后稍停留，再进针0.5cm
  - 抽回血，确认针头位于注射座内
  - 连接输液接头，脉冲式冲洗导管并正压封管
- 11.固定针管
  - 透明敷料覆盖并固定无损伤针
  - 撤洞巾，脱手套
  - 固定延长管，注明穿刺日期、换药日期和责任人

操作中

植入式静脉输液港维护技术

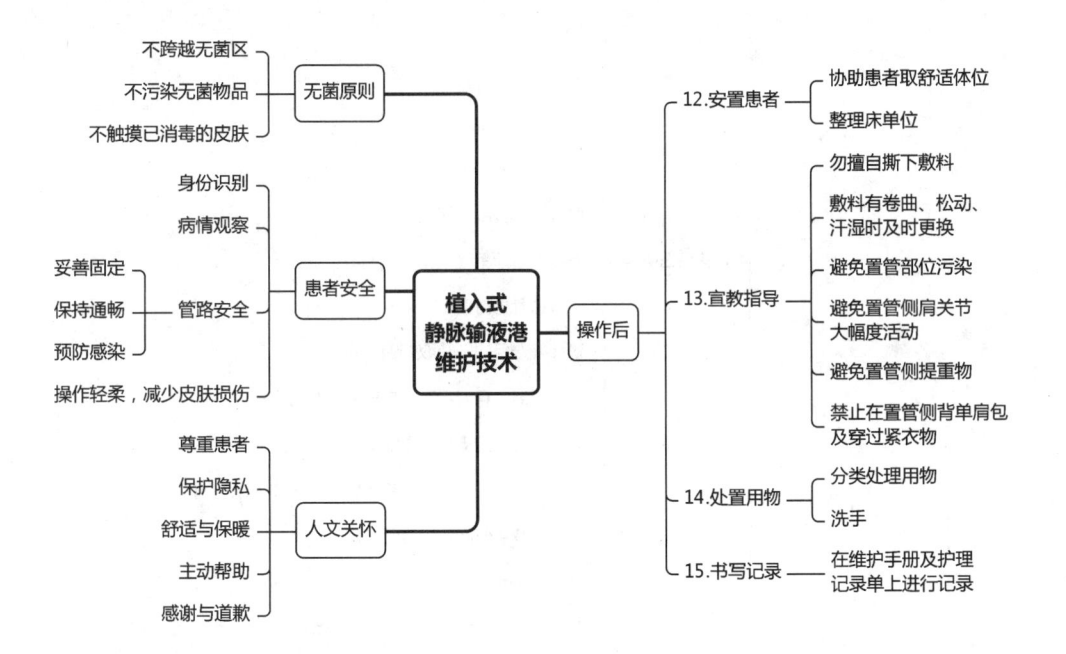

注意事项

1. 冲管与封管

（1）冲管时机：间断输液及每次输液（输血）前及治疗结束后；输注黏稠、高渗、中药制剂、抗生素等对血管刺激较大的液体后；连续输注的药液不相容时。

（2）冲封管：推荐使用生理盐水进行冲管，100 U/ml 的肝素盐水进行封管，导管冲管液量应为导管及附加装置内腔容积总和的 2 倍以上，封管液量应为导管及附加装置内腔容积总和的 1.2 倍以上。

（3）工具选择：一般选择 10 ml 注射器或 10 ml 管径的预充式导管冲洗器。

（4）手法：若抽不到回血，可先注入 5 ml 生理盐水后再回抽，使导管在血液中漂浮起来，防止导管尖端贴血管壁；采用脉冲式冲管，即"推—停—推"方法冲洗导管，正压封管。

2. 日常维护

（1）维护指征/时机：治疗间歇期，正常情况下每 4 周维护 1 次；连接 PORT 时需使用专门的无损伤针穿刺，持续输液时无损伤针应 7 天更换一次。

（2）皮肤消毒：宜选用浓度 2% 的葡萄糖酸氯己定乙醇溶液（年龄＜2 个月应慎用）、有效碘浓度不低于 0.5% 的碘伏或 2% 的碘酊溶液和 75% 酒精溶液。

（3）穿刺方式：必须使用无损伤针穿刺输液港，防止损伤注射座隔膜，导致漏液；针头应垂直刺入，以免针尖刺入输液港侧壁；穿刺动作宜快速轻柔，感觉到阻力不可强行进针，以免针尖与底部硬碰形成倒钩；针头斜面背对导管连接处，与导管成一直线。

非预期情境处置

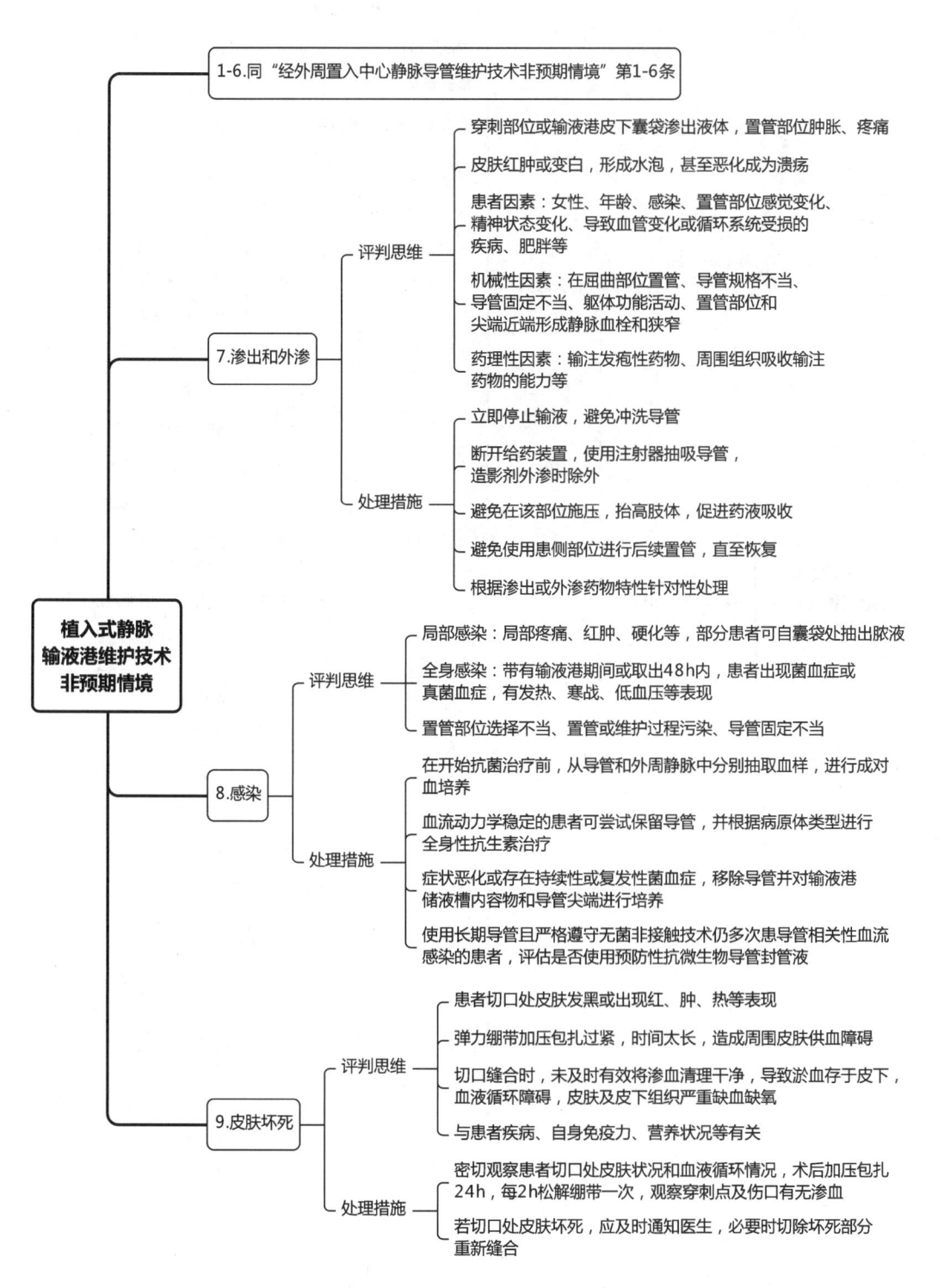

植入式静脉输液港维护技术非预期情境

1-6.同"经外周置入中心静脉导管维护技术非预期情境"第1-6条

7.渗出和外渗

评判思维
- 穿刺部位或输液港皮下囊袋渗出液体，置管部位肿胀、疼痛
- 皮肤红肿或变白，形成水泡，甚至恶化成为溃疡
- 患者因素：女性、年龄、感染、置管部位感觉变化、精神状态变化、导致血管变化或循环系统受损的疾病、肥胖等
- 机械性因素：在屈曲部位置管、导管规格不当、导管固定不当、躯体功能活动、置管部位和尖端近端形成静脉血栓和狭窄
- 药理性因素：输注发疱性药物、周围组织吸收输注药物的能力等

处理措施
- 立即停止输液，避免冲洗导管
- 断开给药装置，使用注射器抽吸导管，造影剂外渗时除外
- 避免在该部位施压，抬高肢体，促进药液吸收
- 避免使用患侧部位进行后续置管，直至恢复
- 根据渗出或外渗药物特性针对性处理

8.感染

评判思维
- 局部感染：局部疼痛、红肿、硬化等，部分患者可自囊袋处抽出脓液
- 全身感染：带有输液港期间或取出48h内，患者出现菌血症或真菌血症，有发热、寒战、低血压等表现
- 置管部位选择不当、置管或维护过程污染、导管固定不当

处理措施
- 在开始抗菌治疗前，从导管和外周静脉中分别抽取血样，进行成对血培养
- 血流动力学稳定的患者可尝试保留导管，并根据病原体类型进行全身性抗生素治疗
- 症状恶化或存在持续性或复发性菌血症，移除导管并对输液港储液槽内容物和导管尖端进行培养
- 使用长期导管且严格遵守无菌非接触技术仍多次患导管相关性血流感染的患者，评估是否使用预防性抗微生物导管封管液

9.皮肤坏死

评判思维
- 患者切口处皮肤发黑或出现红、肿、热等表现
- 弹力绷带加压包扎过紧，时间太长，造成周围皮肤供血障碍
- 切口缝合时，未及时有效将渗血清理干净，导致淤血存于皮下，血液循环障碍，皮肤及皮下组织严重缺血缺氧
- 与患者疾病、自身免疫力、营养状况等有关

处理措施
- 密切观察患者切口处皮肤状况和血液循环情况，术后加压包扎24h，每2h松解绷带一次，观察穿刺点及伤口有无渗血
- 若切口处皮肤坏死，应及时通知医生，必要时切除坏死部分重新缝合

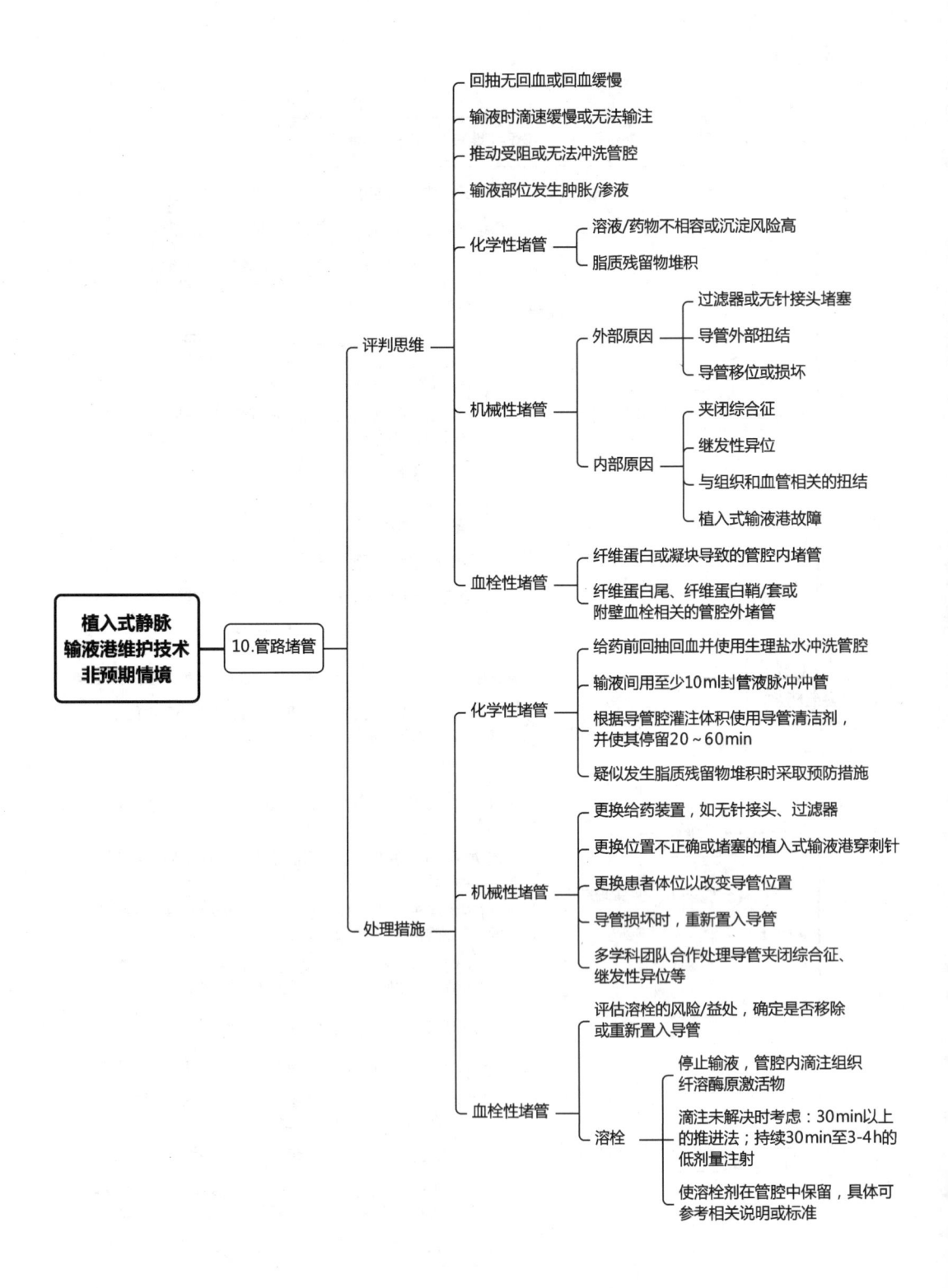

回抽无回血或回血缓慢

输液时滴速缓慢或无法输注

推动受阻或无法冲洗管腔

输液部位发生肿胀/渗液

化学性堵管 —— 溶液/药物不相容或沉淀风险高
              脂质残留物堆积

机械性堵管 —— 外部原因 —— 过滤器或无针接头堵塞
                          导管外部扭结
                          导管移位或损坏
            内部原因 —— 夹闭综合征
                        继发性异位
                        与组织和血管相关的扭结
                        植入式输液港故障

血栓性堵管 —— 纤维蛋白或凝块导致的管腔内堵管
            纤维蛋白尾、纤维蛋白鞘/套或附壁血栓相关的管腔外堵管

评判思维

植入式静脉输液港维护技术非预期情境 —— 10.管路堵管

化学性堵管 —— 给药前回抽回血并使用生理盐水冲洗管腔
            输液间用至少10ml封管液脉冲冲管
            根据导管腔灌注体积使用导管清洁剂，并使其停留20~60min
            疑似发生脂质残留物堆积时采取预防措施

机械性堵管 —— 更换给药装置，如无针接头、过滤器
            更换位置不正确或堵塞的植入式输液港穿刺针
            更换患者体位以改变导管位置
            导管损坏时，重新置入导管
            多学科团队合作处理导管夹闭综合征、继发性异位等

处理措施

血栓性堵管 —— 评估溶栓的风险/益处，确定是否移除或重新置入导管
            溶栓 —— 停止输液，管腔内滴注组织纤溶酶原激活物
                    滴注未解决时考虑：30min以上的推进法；持续30min至3-4h的低剂量注射
                    使溶栓剂在管腔中保留，具体可参考相关说明或标准

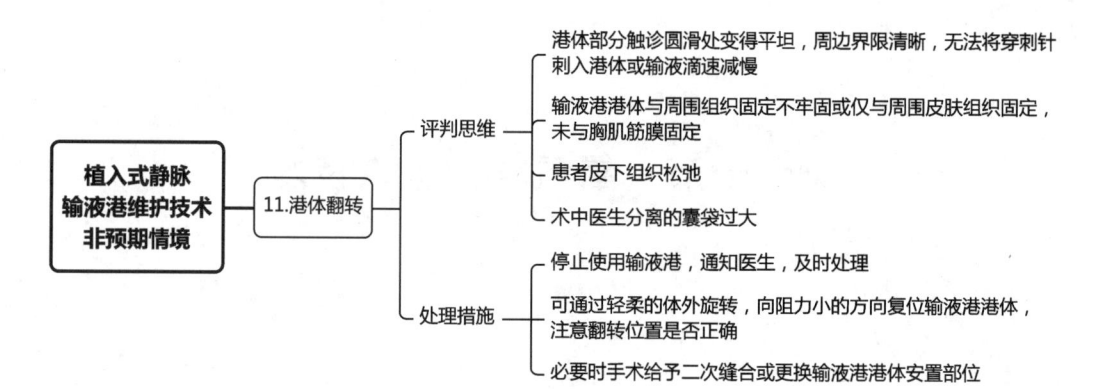

植入式静脉输液港维护技术非预期情境 — 11.港体翻转

评判思维
- 港体部分触诊圆滑处变得平坦，周边界限清晰，无法将穿刺针刺入港体或输液滴速减慢
- 输液港港体与周围组织固定不牢固或仅与周围皮肤组织固定，未与胸肌筋膜固定
- 患者皮下组织松弛
- 术中医生分离的囊袋过大

处理措施
- 停止使用输液港，通知医生，及时处理
- 可通过轻柔的体外旋转，向阻力小的方向复位输液港港体，注意翻转位置是否正确
- 必要时手术给予二次缝合或更换输液港港体安置部位

第十一节　氧气雾化吸入技术

周敏　张梦

背景知识

雾化吸入是应用雾化装置将水分或药液分散成细小的雾滴以气雾状喷出，经鼻或口腔吸入的方法，在临床主要用来缓解哮喘、控制气道炎症、促进痰液排出等。

1956 年，Riker Laboratories 药厂设计出第一台加压计量吸入器（Metered Dose Inhaler，MDI），标志着现代制药气雾时代的开始。1987年《蒙特利尔议定书》签署后，吸入器类型更加多样化，包括干粉吸入器和雾化器装置等，使更多气道疾病患者获益。

常见的雾化吸入技术有超声雾化吸入技术、氧气雾化吸入技术、手压式雾化器雾化吸入技术和压缩空气雾化吸入技术。临床中最常用的是氧气雾化吸入技术，其基本原理是借助高速气流通过毛细管并在管口产生负压，将药液由接邻的小管吸出，所吸出的药液又被毛细管口高速的气流撞击成细小的雾滴，呈气雾状喷出。吸入的药物除了对呼吸道局部产生效果，还可通过肺组织的吸收产生全身疗效。雾化可使得药物更快经肺组织吸收，吸收速度快于口服、直肠或皮下途径，同时还具有药物用量较小，不良反应较轻等优点。

操作流程

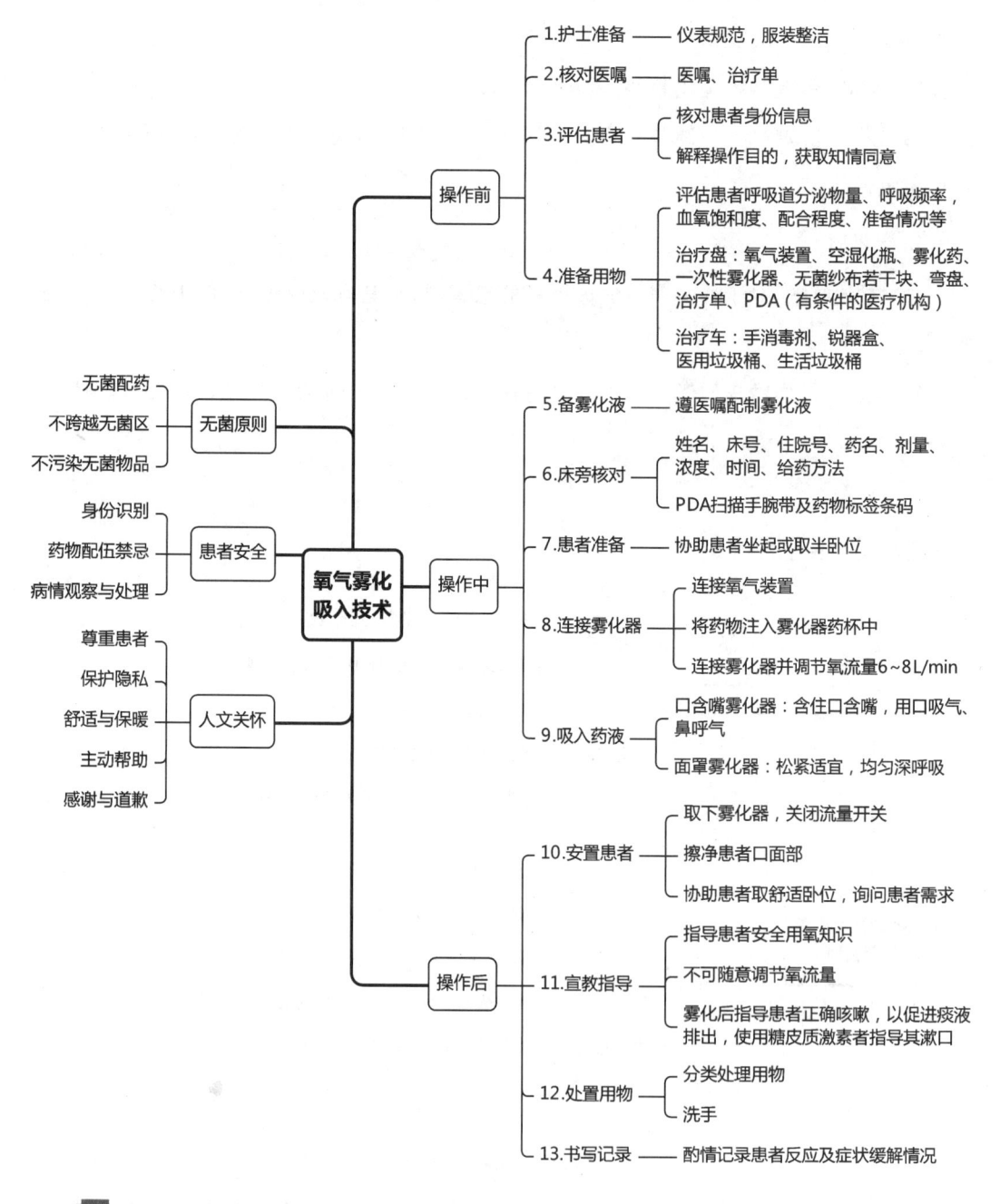

注意事项

1. 雾化前

评估口腔分泌物和清洁度,1 h 内不应进食,以防雾化过程中气流刺激引起呕吐。

2. 雾化时

(1) 雾化器选择:一般成人患者优先选择口含嘴雾化器,儿童或不配合的患者可使用口鼻面罩。

(2) 湿化:氧气装置湿化瓶勿添加湿化水,以免稀释药液。

(3) 雾化调节顺序:先调节氧流量,再进行雾化吸入,以免因氧流量过大冲击肺组织导致肺损伤。

3. 雾化后

(1) 有效咳嗽:对于稀释痰液促进排痰的患者,指导其有效咳嗽,以促进痰液排出,必要时可进行吸痰。

(2) 漱口:使用糖皮质激素的患者,应指导其漱口,必要时清洁鼻腔,以减少真菌感染等并发症。

非预期情境处置

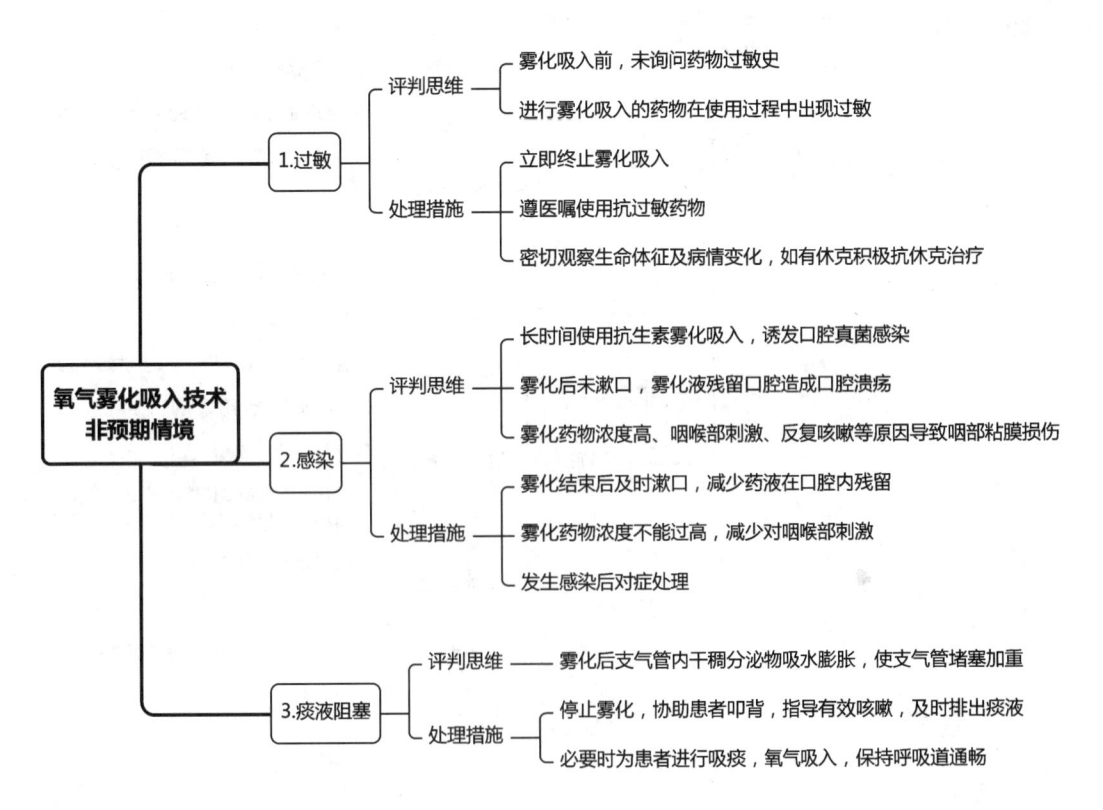

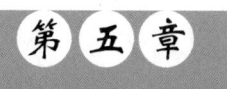

呼吸功能促进

Chapter 5

Respiratory Function Promotion

第一节　经鼻/口腔吸痰技术

商薇薇　肖琦

📖 背景知识

经鼻/口腔吸痰是指经口腔、鼻腔,将呼吸道的分泌物吸出,以保持呼吸道通畅,从而达到防控肺部感染,预防吸入性肺炎、肺不张、窒息等并发症的一项护理操作技术。正常情况下,人体的保护性呼吸反射动作可将痰液经口腔咳出,当咳嗽能力降低或咳嗽反射不敏感时,患者不能自主咳嗽有效清除气道内痰液,引起大量痰液在气管内潴留,此时就需要通过吸痰来清除痰液。因此经鼻/口腔吸痰目前主要应用于无力咳嗽或因咳嗽能力降低而不能有效排出气道内痰液和发生误吸的患者。

吸痰技术使用的最早相关文献报道出现在 1941 年,西方医生采用洗耳球帮助新生儿清理口鼻腔,用挤压球体产生的负压来吸出口鼻腔的液体。1960 年,我国最早的吸痰技术文献显示,将两通活塞气球、吸痰管、瓶子、有孔皮塞、T 形玻璃管、橡皮管、玻璃接管等连接好,使用时,一手把吸痰管由鼻或口腔插入喉或气管,另一手用力挤压气球,使瓶内形成负压吸出痰液。

经鼻/口腔吸痰技术是临床实践中一项重要的护理措施,在患有呼吸道疾病等患者中广泛应用。正确有效的吸痰操作能够显著降低患者的插管率并减少窒息的发生,对于患者的治疗与康复至关重要。

操作流程

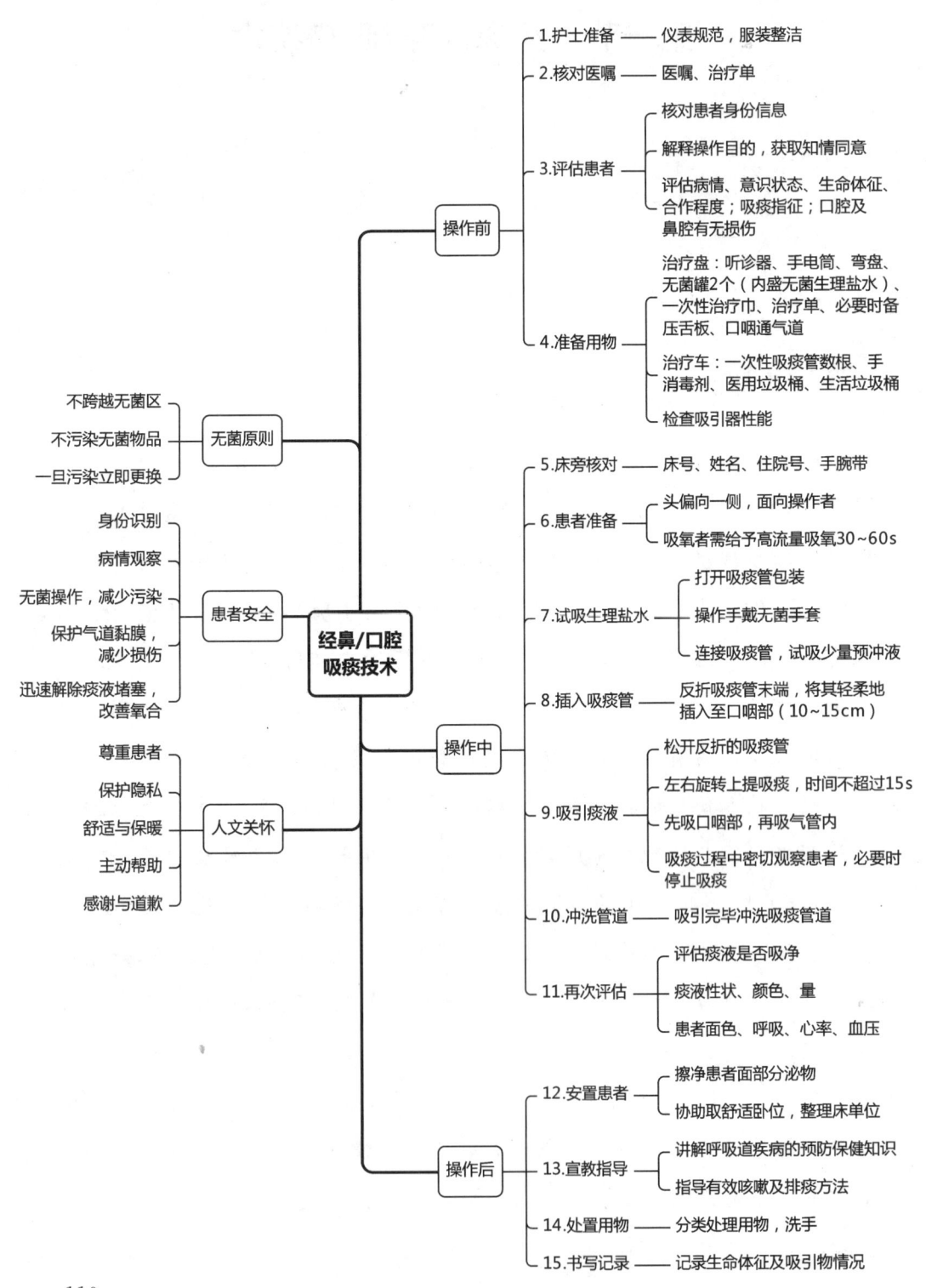

注意事项

1. 适应证

患者有明显痰鸣音,或口鼻腔内出现明显痰液;双肺听诊可闻及湿啰音;氧饱和度下降等其他缺氧症状;患者无法自行咳痰。

2. 吸痰前准备

(1) 吸引压力:过度的吸引压力会导致缺氧、肺不张和粘膜损伤。成人负压为 $300\sim$ 400 mmHg($0.04\sim0.053$ MPa),最新的研究证据:成人负压应 $-80\sim-120$ mmHg($-0.011\sim-0.016$ MPa)。痰液黏稠者可适当增加负压,以能吸净痰液的最小负压为宜。

(2) 防护准备:操作时应戴无菌手套,必要时应戴护目镜、穿隔离衣。

3. 吸痰要求

(1) 吸痰手法:吸痰管进入气道时应无负压,以免损伤气道黏膜,采用左右旋转并向上提管的手法吸引,边操作边观察患者痰液性状、颜色、量。

(2) 吸痰时间:应遵循按需吸痰的原则,每次吸痰时间应小于 15 s。进行连续吸痰时,应待患者血氧饱和度恢复至正常水平再进行下一次吸痰,应尽量避免长时间和反复吸引。

(3) 吸痰管的更换:更换吸引部位时,应更换吸痰管,一根吸痰管只能使用一次。

非预期情境处置

```
经鼻/口腔吸痰技术
非预期情境
├─ 1.低氧血症
│   ├─ 评判思维
│   │   ├─ 患者氧储备不足
│   │   ├─ 吸痰时间过长
│   │   └─ 吸痰管型号过大或吸引压力过高
│   └─ 处理措施
│       ├─ 吸痰前预防性给氧或提高吸氧浓度,增加耐受性
│       ├─ 吸痰过程密切观察患者反应,每次吸引时间不超过15s
│       ├─ 选择满足需求的最小型号吸痰管和吸引压力,减少肺塌陷
│       └─ 立即停止吸引,增加给氧浓度
└─ 2.黏膜损伤
    ├─ 评判思维
    │   ├─ 气道黏膜有炎症水肿及炎性渗出
    │   ├─ 吸痰管材质偏硬或型号过大
    │   └─ 吸痰次数过多、过频,吸引负压过大
    └─ 处理措施
        ├─ 积极治疗呼吸道疾病
        ├─ 选择质地柔软、型号适当的吸痰管并充分润滑
        ├─ 掌握吸痰的指征和时机,调节合适的吸引负压
        └─ 已发生损伤,根据情况采取止血、抗感染等措施
```

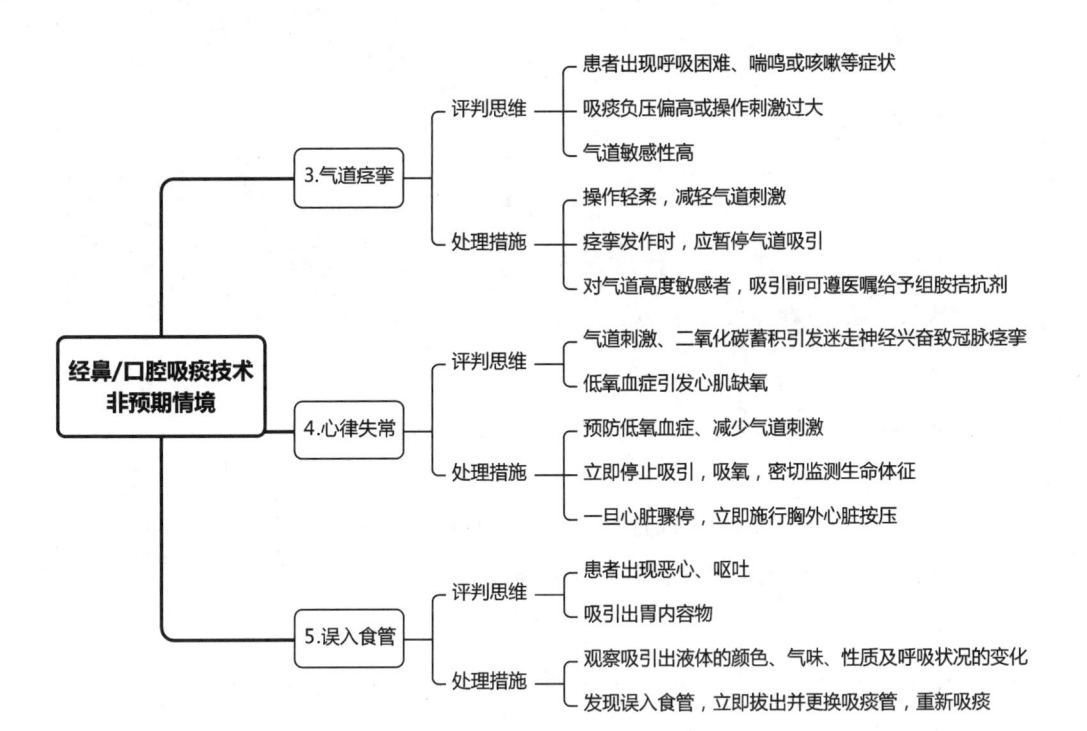

第二节 成人有创机械通气气道内开放式吸引技术

商薇薇 肖琦

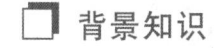 背景知识

成人有创机械通气气道内开放式吸引是指将患者的人工气道与呼吸机的连接断开后,吸痰管通过人工气道置入,将患者不能有效排出气道的痰液、血液、误吸的胃内容物及其他异物吸引排出,以保持气道通畅的护理操作技术。

人工气道、机械通气和大剂量镇静剂的使用能使患者上呼吸道原有功能减弱或丧失。因此,在咳嗽能力差,尤其是建立人工气道的患者中,吸引气道分泌物、维持有效通气、预防窒息是气道管理的重要内容。

近现代机械通气和人工气道的建立推动了经气管插管/气管切开吸痰技术的发展。2010年美国呼吸治疗协会出版了《人工气道机械通气患者气道内吸引指南》,对该项操作技术进行规范。我国中华医学会呼吸病学分会呼吸治疗学组于2014年拟定了《成人气道分泌物的吸引专家共识》,中华护理学会于2020年发布了《成人有创机械通气气道内吸引技术操作》团体标准,为成人有创机械通气气道内吸引的基本要求、吸引指征与方式、吸引管选择及操作要点提供了参考。

目前,该技术在临床机械通气患者的气道护理中广泛应用,对操作者的病情评估、操作技能和风险防范意识等进行了规范和统一。

☐ 操作流程

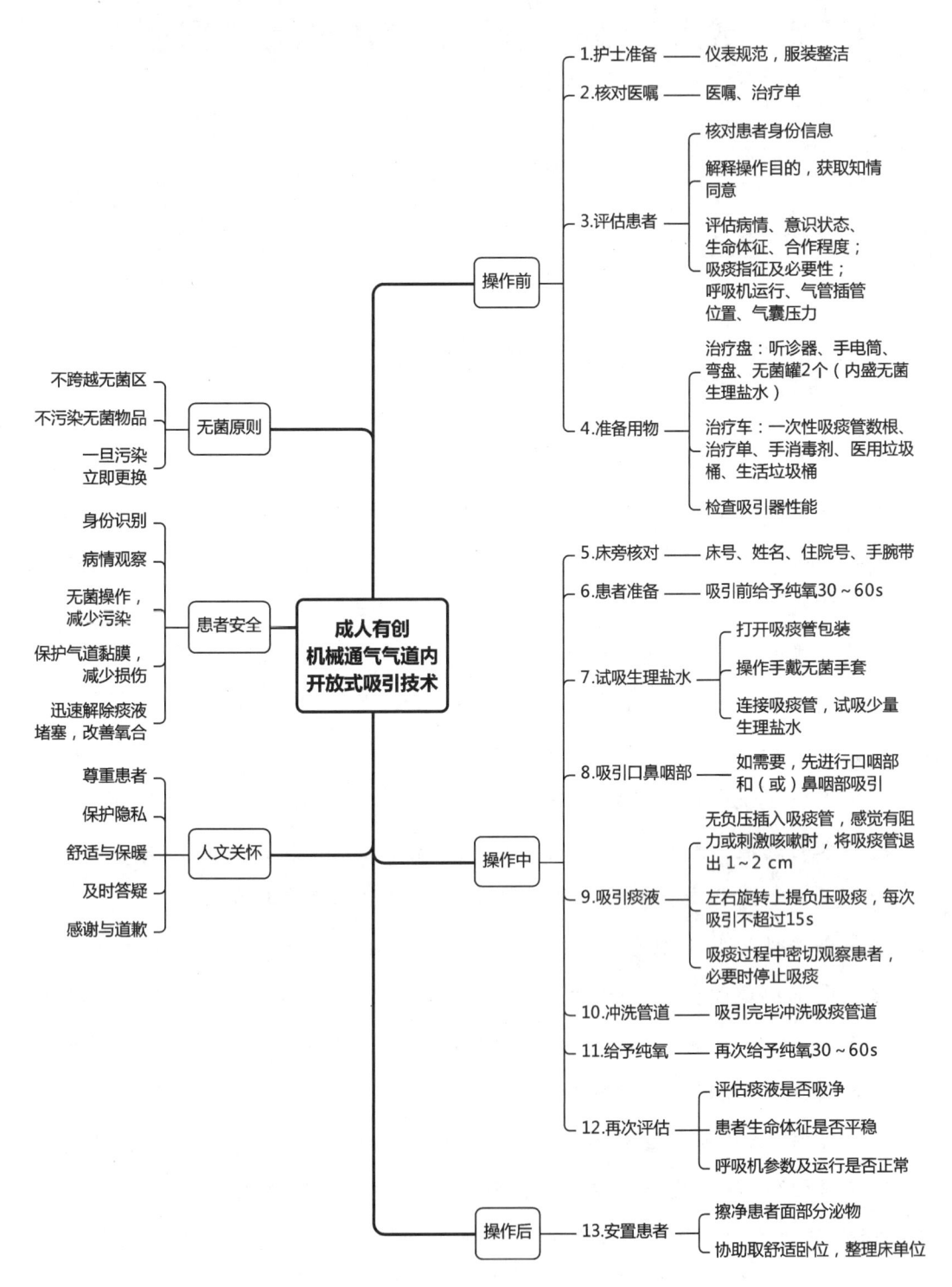

1. 护士准备 —— 仪表规范，服装整洁
2. 核对医嘱 —— 医嘱、治疗单

3. 评估患者
- 核对患者身份信息
- 解释操作目的，获取知情同意
- 评估病情、意识状态、生命体征、合作程度；吸痰指征及必要性；呼吸机运行、气管插管位置、气囊压力

4. 准备用物
- 治疗盘：听诊器、手电筒、弯盘、无菌罐2个（内盛无菌生理盐水）
- 治疗车：一次性吸痰管数根、治疗单、手消毒剂、医用垃圾桶、生活垃圾桶
- 检查吸引器性能

操作前

无菌原则
- 不跨越无菌区
- 不污染无菌物品
- 一旦污染立即更换

患者安全
- 身份识别
- 病情观察
- 无菌操作，减少污染
- 保护气道黏膜，减少损伤
- 迅速解除痰液堵塞，改善氧合

人文关怀
- 尊重患者
- 保护隐私
- 舒适与保暖
- 及时答疑
- 感谢与道歉

成人有创机械通气气道内开放式吸引技术

5. 床旁核对 —— 床号、姓名、住院号、手腕带
6. 患者准备 —— 吸引前给予纯氧30~60s

7. 试吸生理盐水
- 打开吸痰管包装
- 操作手戴无菌手套
- 连接吸痰管，试吸少量生理盐水

8. 吸引口鼻咽部 —— 如需要，先进行口咽部和（或）鼻咽部吸引

9. 吸引痰液
- 无负压插入吸痰管，感觉有阻力或刺激咳嗽时，将吸痰管退出1~2 cm
- 左右旋转上提负压吸痰，每次吸引不超过15s
- 吸痰过程中密切观察患者，必要时停止吸痰

10. 冲洗管道 —— 吸引完毕冲洗吸痰管道
11. 给予纯氧 —— 再次给予纯氧30~60s

12. 再次评估
- 评估痰液是否吸净
- 患者生命体征是否平稳
- 呼吸机参数及运行是否正常

操作中

操作后

13. 安置患者
- 擦净患者面部分泌物
- 协助取舒适卧位，整理床单位

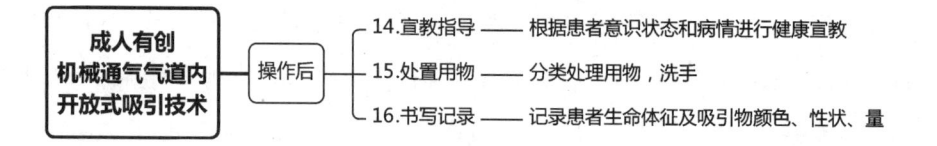

操作后

14.宣教指导 —— 根据患者意识状态和病情进行健康宣教

15.处置用物 —— 分类处理用物，洗手

16.书写记录 —— 记录患者生命体征及吸引物颜色、性状、量

注意事项

1. 适应证

吸引操作易导致患者气道黏膜机械性损伤和肺容积降低,因此应尽量避免对患者进行不必要的吸引操作。常见的吸引指征包括如下几点:

(1)气道内有可听见、可看到的分泌物时。

(2)听诊可闻及肺部粗湿啰音时。

(3)与气道分泌物相关的血氧饱和度下降和(或)血气分析指标恶化时。

(4)排除呼吸机管路抖动和积水后,呼吸机监测面板上流量和(或)压力波形仍呈锯齿样改变时。

(5)机械通气时压力控制模式下潮气量减小,或容积控制模式下吸气峰压增大,考虑与气道分泌物增多相关时。

(6)误吸入上呼吸道分泌物或胃内容物等状况时。

(7)留取痰标本时。

2. 吸痰前准备

(1)吸痰管规格:宜使用有侧孔的吸痰管,吸痰管管道外径应不超过人工气道内径的 50%。

(2)吸痰负压:成人吸引负压应控制在 $-80 \sim -150$ mmHg(约 $-0.011 \sim -0.020$ MPa),痰液黏稠者可适当增加负压。

(3)防护准备:同经鼻/口腔吸痰技术。

3. 吸痰要求

(1)吸痰管更换:更换吸引部位时,应更换吸痰管。

(2)吸引顺序:应先进行口咽部和(或)鼻咽部吸引,再进行气道内吸引。

(3)给予纯氧:吸引前后给予纯氧 $30 \sim 60$ s,不应使用手动通气来增加氧浓度,应采用调节呼吸机氧浓度或启用呼吸机上临时增氧程序。

（4）声门下吸引：有声门下吸引的导管应给予声门下吸引。对于气管插管时间超过48～72 h的患者来说，实行声门下吸引可有效降低呼吸机相关性肺炎（VAP）的发生率。

（5）病情观察：吸痰过程中密切监测患者面色、呼吸、血氧饱和度、心律/率、血压变化。

非预期情境处置

成人有创机械通气气道内开放式吸引技术非预期情境

1.低氧血症
- 评判思维
  - 患者氧储备不足
  - 吸痰时间过长
  - 吸痰管型号过大或吸引压力过高
- 处理措施
  - 吸痰前预防性给氧或提高吸氧浓度，增加耐受性
  - 吸痰过程密切观察患者反应，每次吸引时间不超过15 s
  - 选择满足需求的最小型号吸痰管和吸引压力，减少肺塌陷
  - 立即停止吸引，增加给氧浓度

2.黏膜损伤
- 评判思维
  - 气道黏膜有炎症水肿及炎性渗出
  - 吸痰管材质偏硬或型号过大
  - 吸痰次数过多、过频，吸引负压过大
- 处理措施
  - 积极治疗呼吸道疾病
  - 选择质地柔软、型号适当的吸痰管并充分润滑
  - 掌握吸痰的指征和时机，调节合适的吸引负压
  - 已发生损伤，根据情况采取止血、抗感染等措施

3.气道痉挛
- 评判思维
  - 患者出现呼吸困难、喘鸣或咳嗽等症状
  - 吸痰负压偏高或操作刺激过大
  - 气道敏感性高
- 处理措施
  - 操作轻柔，减轻气道刺激
  - 痉挛发作时，应暂停气道内吸引
  - 对气道高度敏感者，吸引前可遵医嘱给予组胺拮抗剂

4.心律失常
- 评判思维
  - 气道刺激、二氧化碳蓄积引发迷走神经兴奋致冠脉痉挛
  - 低氧血症引发心肌缺氧
- 处理措施
  - 预防低氧血症，减少气道刺激
  - 立即停止吸引，吸氧，密切监测生命体征
  - 一旦心脏骤停，立即施行胸外心脏按压

第三节　成人有创机械通气气道内密闭式吸引技术

郑丹莉　杨伟梅

背景知识

成人有创机械通气气道内密闭式吸引是将吸引装置与呼吸机结合，在呼吸机不断开的情况下，吸痰管通过人工气道置入，将患者不能有效排出气道的痰液、血液、误吸的胃内容物及其他异物吸引排出，以保持气道通畅的护理操作技术。

20世纪80年代，密闭式吸痰管研制成功并首先应用于重症监护病房。2003年非典型肺炎疫情后，密闭式吸痰在我国逐渐得到广泛应用。2010年美国呼吸护理协会发布了《人工气道机械通气患者气管内吸引指南》，中华医学会制定了《呼吸机相关性肺炎诊断、预防和治疗指南》(2013)，详细阐述了密闭式吸引的操作标准、技术要点等。

密闭式吸痰系统直接连接在患者气管插管与Y型管之间，吸痰管表面有数字刻度，其外有一层宽松、密闭的无菌薄膜包裹，尾端有一吸引控制阀，与负压系统相连形成密闭系统。该系统相对于开放式吸痰的显著优势在于吸痰时无需与呼吸机断开，通气与氧合可以得到维持，增加了吸痰时患者的耐受性，同时避免了交叉感染和污染环境，减少了操作者的职业暴露风险。

☐ 操作流程

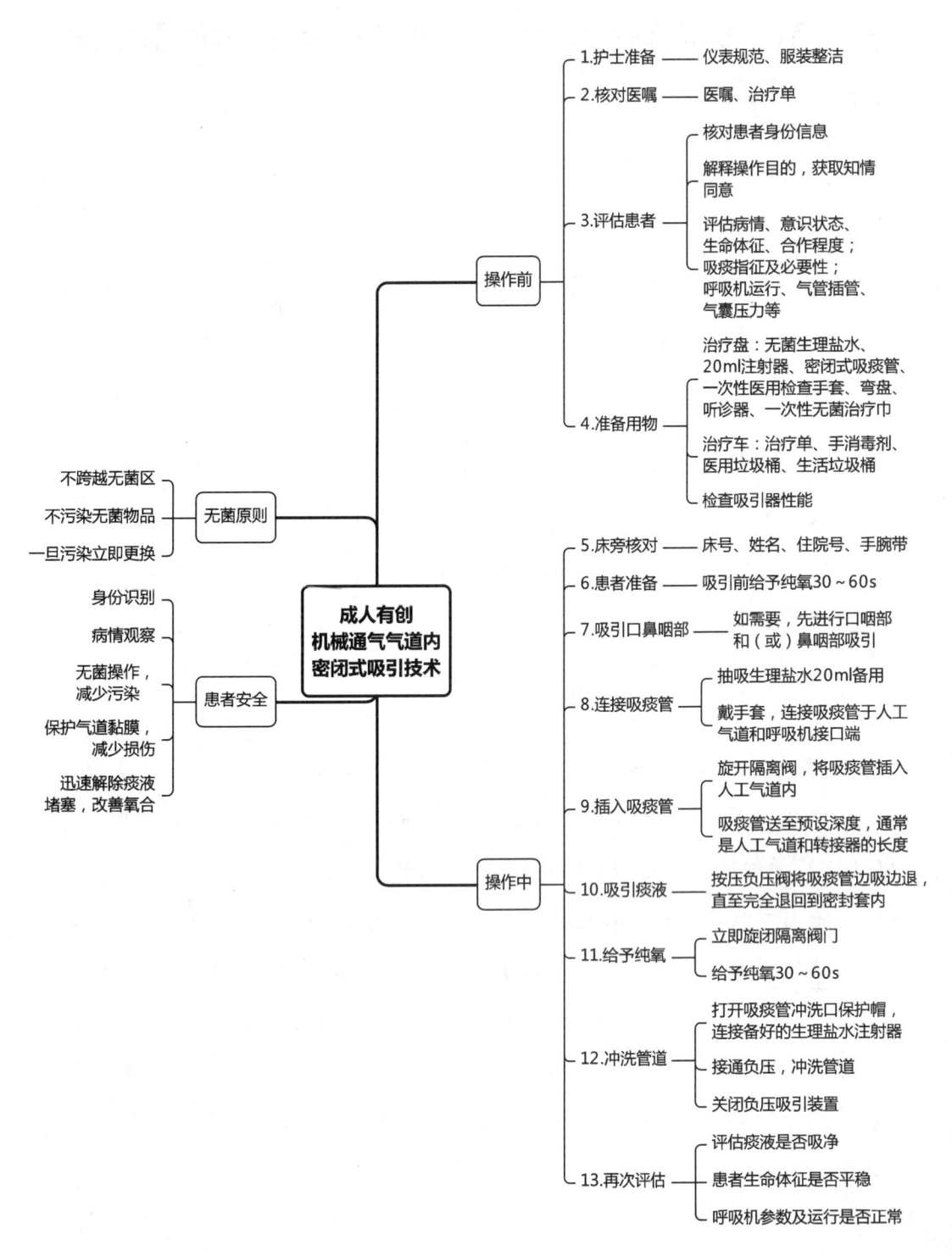

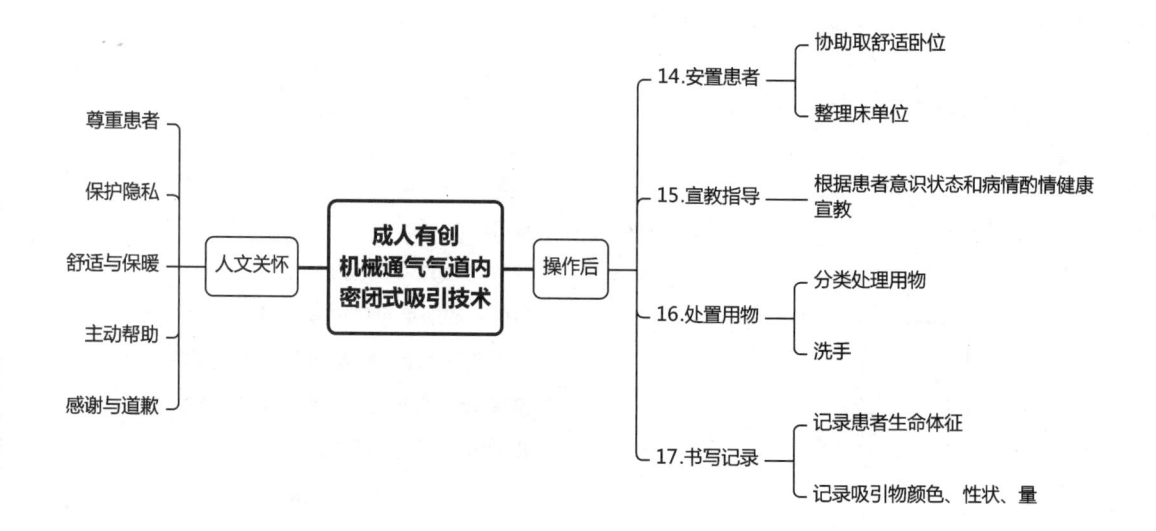

注意事项

1. 适应证

符合以下条件之一,宜选择密闭式气道内吸引:

(1) 呼气末正压≥10 cmH$_2$O。

(2) 平均气道压≥20 cmH$_2$O。

(3) 吸气时间≥1.5 s。

(4) 吸氧浓度≥60%。

(5)断开呼吸机将引起血流动力学不稳定。

(6)有呼吸道传染性疾病(如肺结核)。

(7)呼吸道多重耐药菌感染。

2. 吸痰要求

(1) 吸痰管更换:密闭式吸引(吸痰)管更换频率参照产品说明书,出现可见污染或套囊破损时应立即更换。

(2) 吸痰管冲洗:每次吸引结束后应及时、充分地冲洗管路。冲洗前务必旋闭密闭式吸痰管的隔离阀,以免冲洗液流入气道,引起患者呛咳或误吸。

(3) 其他同成人有创机械通气气道内开放式吸引技术要求。

非预期情境处置

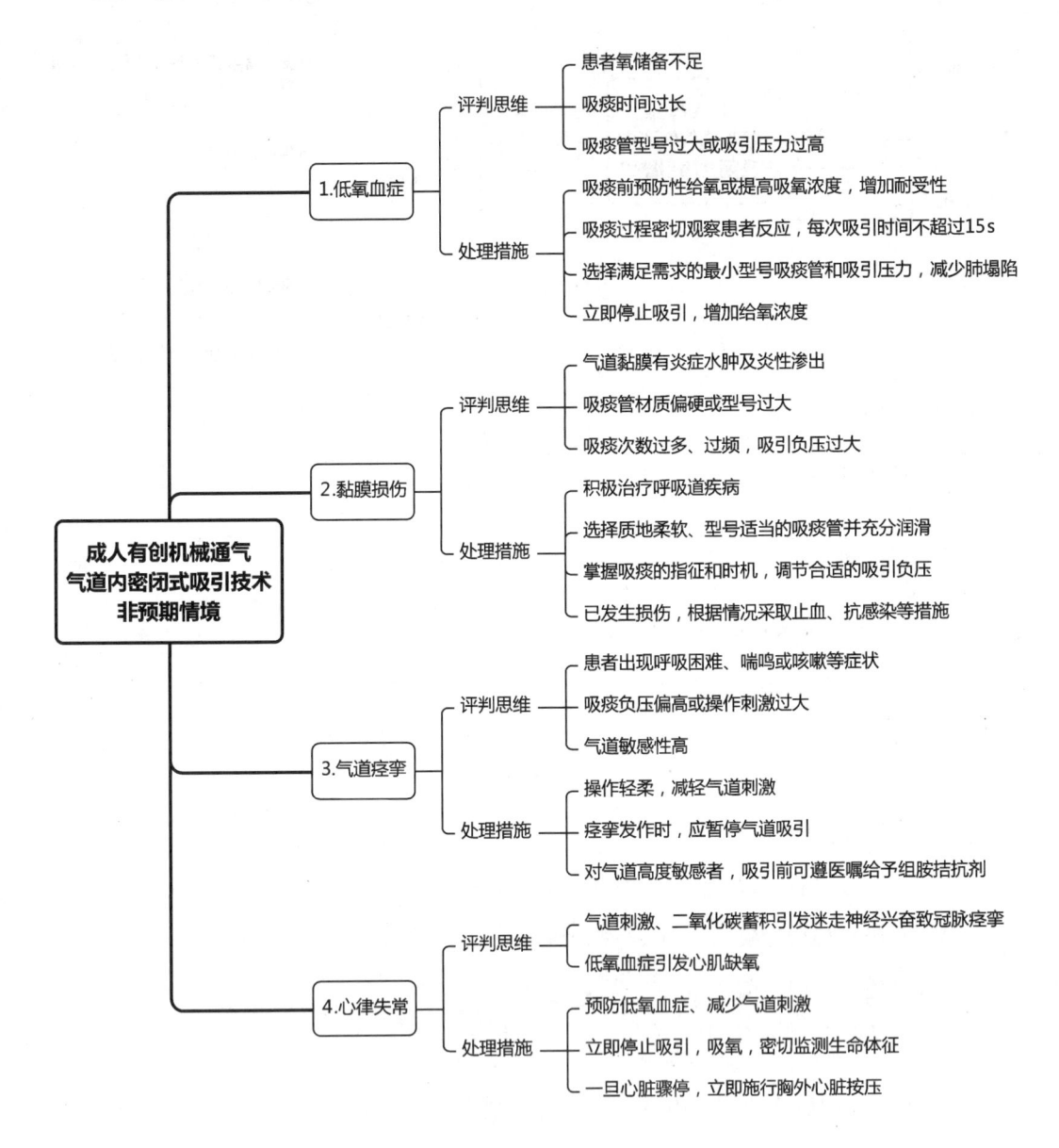

第四节　声门下吸引技术

徐素琴　周欣宇

背景知识

　　声门下吸引（Subglottic Secretion Drainage，SSD）又称气囊上滞留物引流，是指使用附加于气管套管内的引流管对气囊上滞留物进行负压引流的一项操作技术。其目的是减少声门下间隙分泌物潴留。声门下吸引包括持续声门下吸引和间歇声门下吸引，持续声门下吸引较间歇声门下吸引引流更充分，但易出现局部黏膜干燥、出血等并发症。

　　建立人工气道的患者，口咽部分泌物容易积聚于气管导管的气囊上方，由于声门下-气囊上的解剖部位特殊，常规的吸引技术难以清除该处分泌物。多项研究证明声门下间隙分泌物误吸与呼吸机相关性肺炎（Ventilator Associated Pneumonia，VAP）的发生有关。及时有效地清除声门下分泌物是降低VAP发生率的重要举措，也是人工气道管理中极为重要的一步。

　　中华医学会重症医学会在2013年发布的VAP的预防、诊断和治疗指南中明确提出，声门下分泌物引流可有效预防VAP。但目前尚缺少规范统一的声门下吸引标准操作流程。本节参考了现有文献，主要介绍间歇声门下吸引技术。

🔲 操作流程

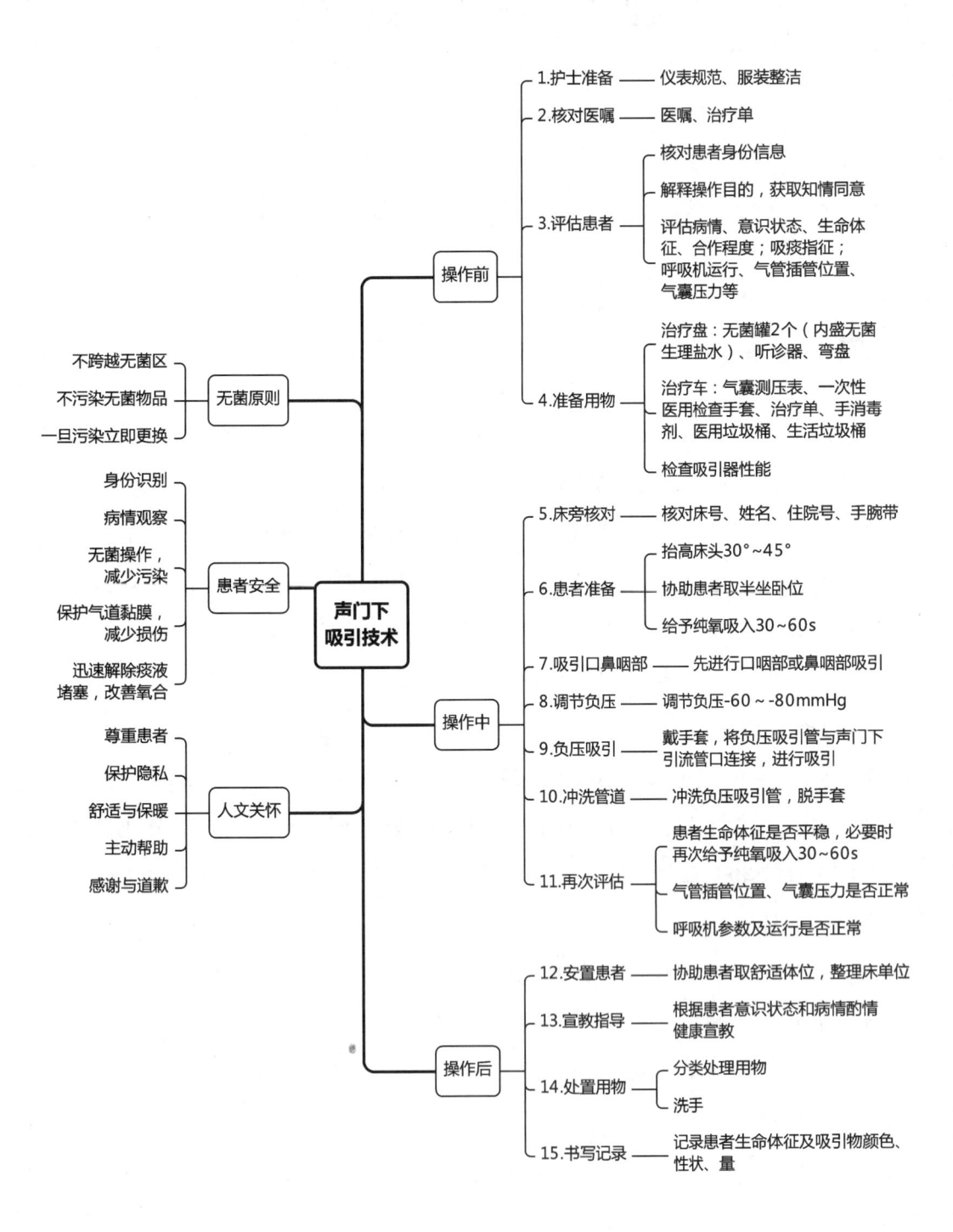

注意事项

1. 适应证

有创通气时间预计超过 48 h 或 72 h 的患者。

2. 吸引负压

国外指南推荐,间歇声门下吸引负压为 $-100 \sim -150$ mmHg($-0.013 \sim -0.020$ MPa),在国内无统一标准,以 $-60 \sim -80$ mmHg 居多,负压大小可根据分泌物黏稠度调节,确保正确的负压吸引压力,避免黏膜损伤。

3. 吸引频率

每 $1 \sim 2$ h 进行声门下一次吸引。

非预期情境处置

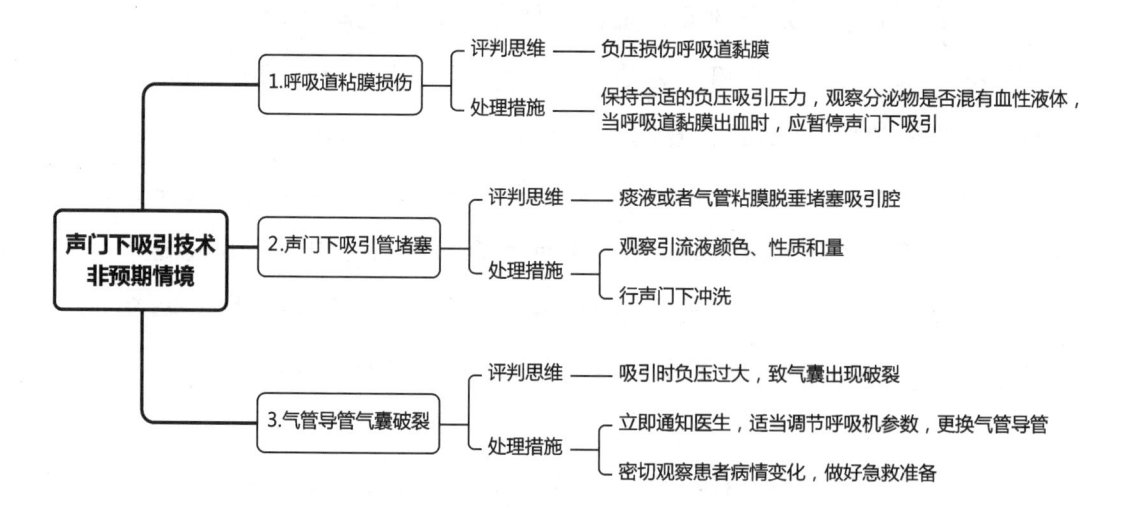

第五节　气管切开护理技术

黄姝　李畅妍

背景知识

　　气管切开是指开放气管前壁,插入气管套管以便建立人工气道,使患者呼吸通畅的一种手术方式,通常是暂时且可逆的治疗方法。

　　气管切开最初是一种紧急情况下建立人工气道的急救手术,只用于解除喉梗阻引起的呼吸困难。如今,气管切开术已广泛应用于肺部、头颈部等疾病的治疗,其适应证包括气道保护、延长机械通气时间、防止上呼吸道阻塞、清理支气管分泌物、为头颈部创伤或手术患者提供安全气道等。维持呼吸通畅的同时,气管切开的术后并发症也严重威胁着患者的生命安全。护理不当则易造成感染、肉芽肿、气管切开口二次出血、气道狭窄、气管软化、堵管、导管移位,甚至脱管等严重并发症,危及患者的生命安全。

　　常见气管切开套管根据材料的不同可分为塑料套管和金属套管。塑料套管硬度低,有一定弹性,可连接呼吸机。金属气管套管的内壁可以随时取出清洁、更换,不易堵塞,但不能连接有创呼吸机,一般用于病情稳定或恢复期的患者。中华护理学会于2019年发布了《气管切开非机械通气患者气道护理》团体标准,规定了气管造瘘口的维护、气管内套管清洗与消毒、气管套管更换的护理等内容,为临床护理工作提供了参考。

操作流程

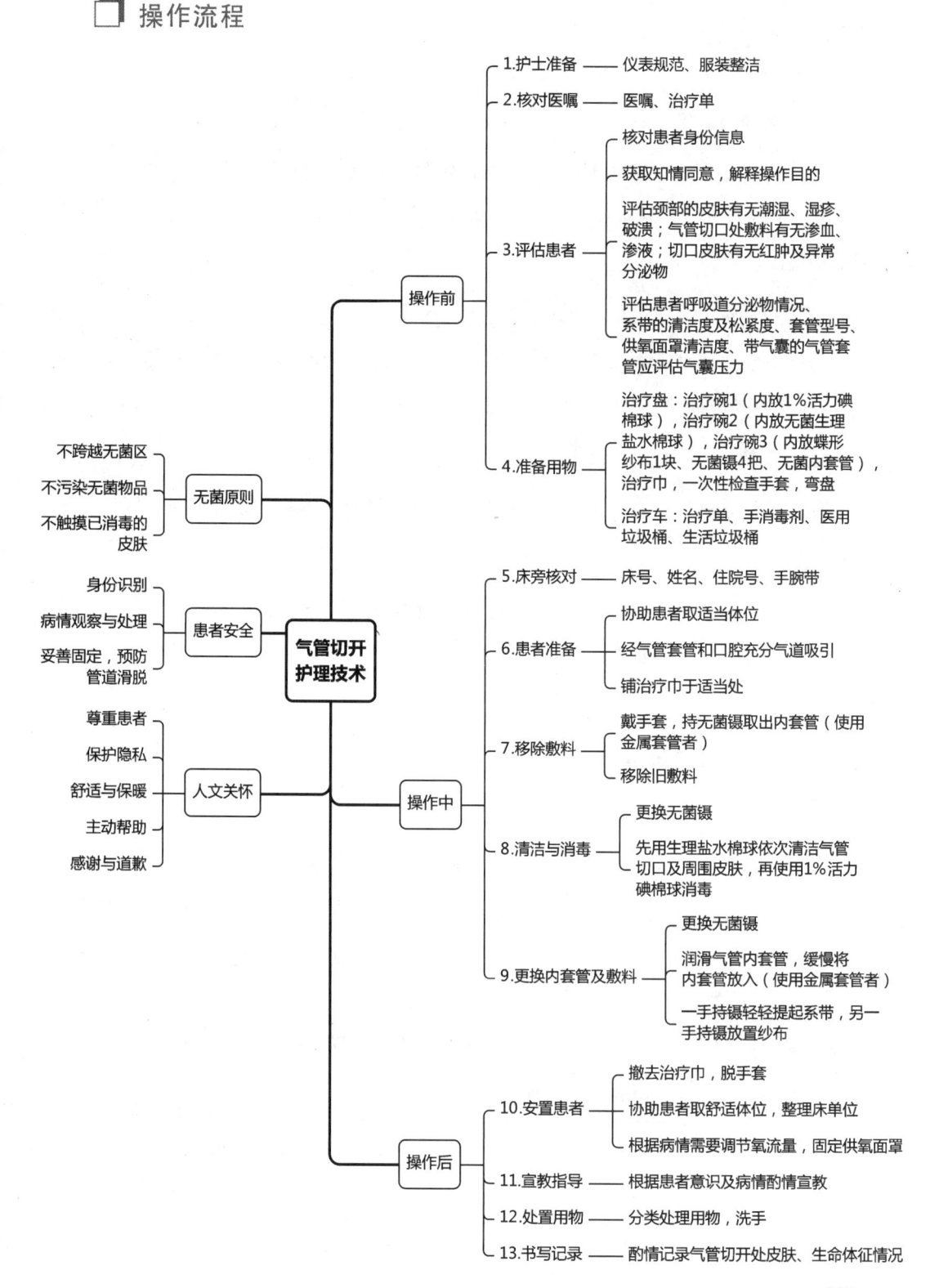

注意事项

1. 敷料选择与更换

（1）应使用无菌纱布或医用气管切开泡沫敷料作为气管套管垫。

（2）无菌纱布气管套管垫应每日更换，如有潮湿、污染应及时更换；泡沫敷料根据产品说明书使用。

2. 清洁与消毒

应每日用生理盐水清洁气管造瘘口，采用含碘类或乙醇类皮肤消毒剂消毒造瘘口皮肤，消毒剂过敏者应采用 0.9％氯化钠溶液。

3. 固定系带

系带的松紧应适宜。为防止脱管，可在新的系带系好后，再将旧系带剪断。

4. 病情观察

操作过程中注意患者的生命体征变化，尤其是血氧饱和度，并观察有无出血、皮下气肿、气胸、感染等并发症的发生。

非预期情境处置

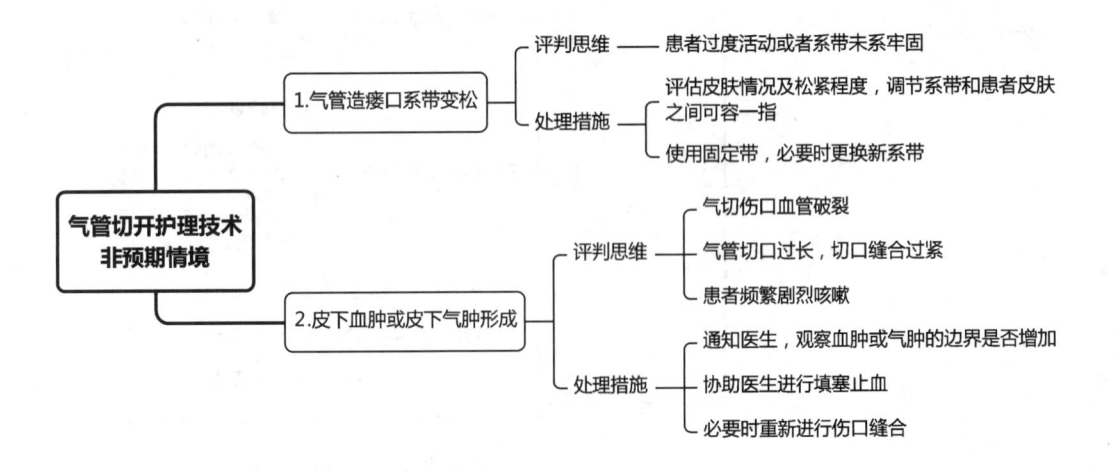

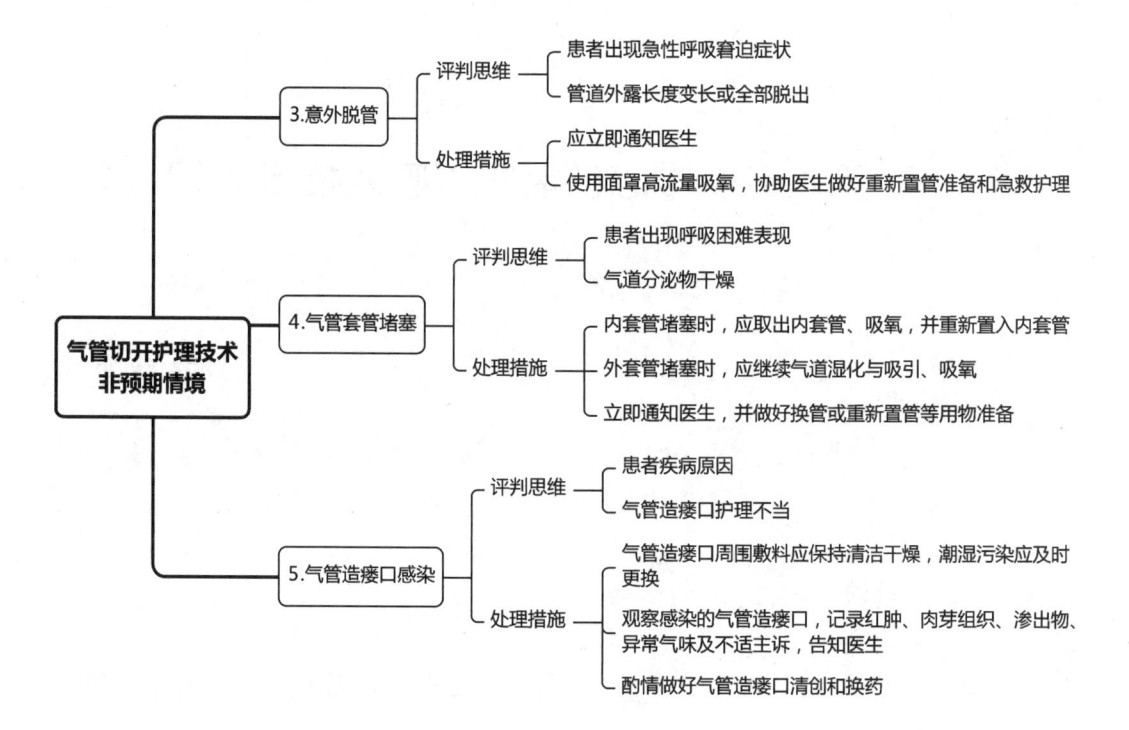

气管切开护理技术 非预期情境

3.意外脱管
- 评判思维
  - 患者出现急性呼吸窘迫症状
  - 管道外露长度变长或全部脱出
- 处理措施
  - 应立即通知医生
  - 使用面罩高流量吸氧，协助医生做好重新置管准备和急救护理

4.气管套管堵塞
- 评判思维
  - 患者出现呼吸困难表现
  - 气道分泌物干燥
- 处理措施
  - 内套管堵塞时，应取出内套管、吸氧，并重新置入内套管
  - 外套管堵塞时，应继续气道湿化与吸引、吸氧
  - 立即通知医生，并做好换管或重新置管等用物准备

5.气管造瘘口感染
- 评判思维
  - 患者疾病原因
  - 气管造瘘口护理不当
- 处理措施
  - 气管造瘘口周围敷料应保持清洁干燥，潮湿污染应及时更换
  - 观察感染的气管造瘘口，记录红肿、肉芽组织、渗出物、异常气味及不适主诉，告知医生
  - 酌情做好气管造瘘口清创和换药

第六节　中心供氧氧气吸入技术

周敏　张梦

背景知识

氧气吸入是指通过给患者吸入高于空气中氧浓度的氧气,提高动脉血氧分压和氧饱和度水平,纠正各种原因造成的缺氧状态,促进组织新陈代谢,是维持机体生命活动的一种治疗方法。氧气吸入常用于慢性阻塞性肺疾病、先天性心脏病、贫血、一氧化碳中毒、休克、心衰、氰化物中毒等疾病所引起的缺氧情况。

1771 年,欧洲药剂师 Carl Wilhelm Scheele 最早发现了氧气,他通过加热氧化汞、碳酸银、硝酸镁和其他硝酸盐生成了所谓的"火空气"。发现氧气后,人们很快认识到氧气在呼吸系统疾病患者中的潜在价值,并用于治疗哮喘、充血性心力衰竭和其他疾病。

中心供氧是利用集中供氧系统将氧气气源的高压氧气经减压后,通过管道输送到各个用气终端,在用气终端连接呼吸机、氧气管等,以此满足患者用氧需求。20 世纪 80 年代末,上海交通大学顾安忠教授主攻"医院液氧集中供氧新技术"重点科研项目,并在上海华山医院等单位实施。随着现代技术的渗入,医用气体集中供应系统日臻完善。中华护理学会于 2019 年发布了《成人氧气吸入疗法护理》团体标准,为临床成人氧气用氧提供了参考。

操作流程

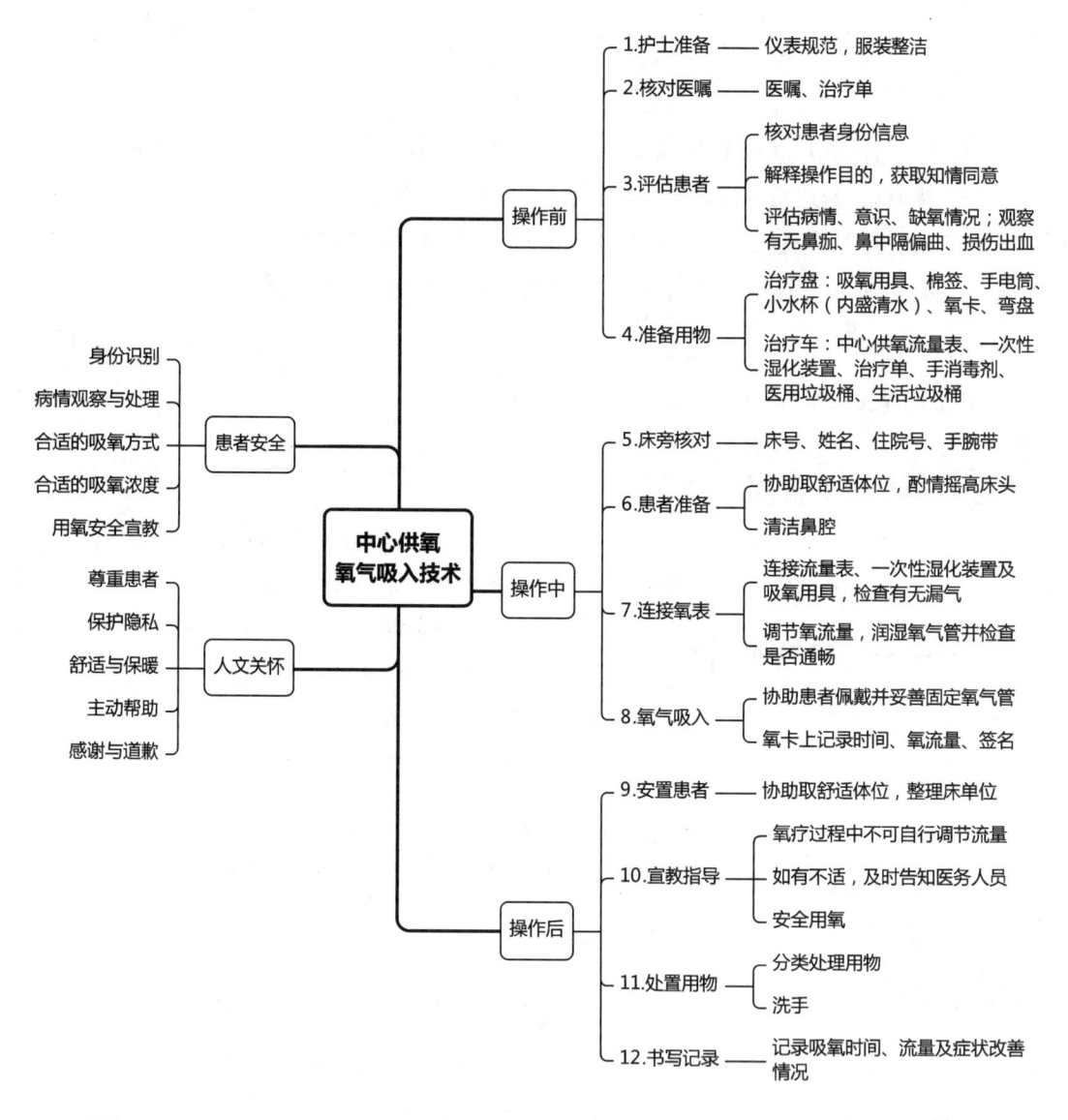

注意事项

1. 氧气湿化

氧气需要充分湿化,以促进痰液排除,同时防止鼻黏膜因湿化不足而出血。

2. 调节顺序

调节氧流量和停氧时先分离氧气管,再调节氧气流量开关,以免因大量氧气进入呼吸道而损伤肺部组织。

3. 氧流量

低流量:1～2 L/min;中流量:2～4 L/min;高流量:4～6 L/min;慢性阻塞性肺部疾病患者应低流量吸氧;肺水肿患者应 6～8 L/min 吸氧;术后患者根据血氧饱和度给氧。

4. 工具选择

(1) 鼻导管:适宜氧流量 1～5 L/min,无高碳酸血症风险。

(2) 普通面罩:适宜氧流量 5～10 L/min,且不存在高碳酸血症风险。

(3) 储氧面罩:适宜氧流量 6～15 L/min,且不存在高碳酸血症风险。

(4) 文丘里面罩:适宜氧流量 2～15 L/min,且存在高碳酸血症风险。

5. 安全用氧

指导患者及家属"四防",即防火、防油、防震、防热。

📋 非预期情境处置

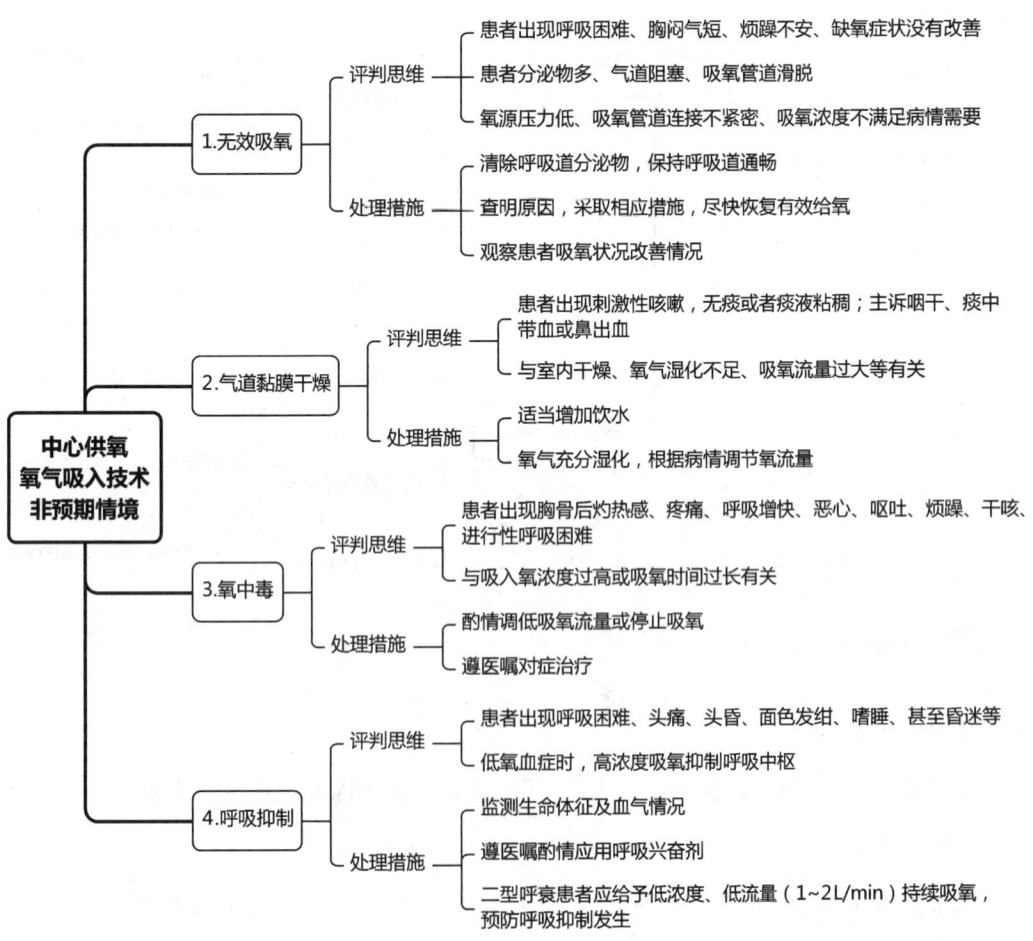

中心供氧氧气吸入技术非预期情境

1. 无效吸氧

评判思维
- 患者出现呼吸困难、胸闷气短、烦躁不安、缺氧症状没有改善
- 患者分泌物多、气道阻塞、吸氧管道滑脱
- 氧源压力低、吸氧管道连接不紧密、吸氧浓度不满足病情需要

处理措施
- 清除呼吸道分泌物,保持呼吸道通畅
- 查明原因,采取相应措施,尽快恢复有效给氧
- 观察患者吸氧状况改善情况

2. 气道黏膜干燥

评判思维
- 患者出现刺激性咳嗽,无痰或者痰液粘稠;主诉咽干、痰中带血或鼻出血
- 与室内干燥、氧气湿化不足、吸氧流量过大等有关

处理措施
- 适当增加饮水
- 氧气充分湿化,根据病情调节氧流量

3. 氧中毒

评判思维
- 患者出现胸骨后灼热感、疼痛、呼吸增快、恶心、呕吐、烦躁、干咳、进行性呼吸困难
- 与吸入氧浓度过高或吸氧时间过长有关

处理措施
- 酌情调低吸氧流量或停止吸氧
- 遵医嘱对症治疗

4. 呼吸抑制

评判思维
- 患者出现呼吸困难、头痛、头昏、面色发绀、嗜睡、甚至昏迷等
- 低氧血症时,高浓度吸氧抑制呼吸中枢

处理措施
- 监测生命体征及血气情况
- 遵医嘱酌情应用呼吸兴奋剂
- 二型呼衰患者应给予低浓度、低流量(1~2L/min)持续吸氧,预防呼吸抑制发生

第七节 氧气筒供氧氧气吸入技术

周敏 张梦

背景知识

氧气筒供氧是医院最传统的供氧方式,即将充满压缩氧气的钢瓶直接推至患者床边,通过在钢瓶上连接减压阀和增湿计量装置,使氧气按照设定的流量输出,为患者提供氧疗的方式。

曾经氧气筒内灌装的一直是工业氧气,由于其中常混有其他杂质气体,并且钢瓶内壁锈蚀,导致氧气中带有难闻的气味。患者使用时会因为气道刺激引发咳嗽,甚至引起呼吸系统病状加重。因此,我国在1988年4月颁布了 GB 8982—1988《医用氧气》标准、GB/T 8986—1988《医用及航空呼吸用氧气的检验方法》标准,对氧气的纯度、气态酸碱含量、氧气筒压力要求及储藏运输条件等进行了规定,明确要求氧气筒内氧气应无气味,极大地提高了患者氧疗的安全与质量。目前医用氧气瓶主要有4升、10升、15升和40升等规格。

虽然目前中心供氧已成为医院供氧的主要方式,但氧气筒仍然是医院、急救站、疗养院、家庭护理、战地救护、个人保健及各种缺氧环境补充用氧较理想的供氧设备,氧气筒供氧也是中心供氧系统突发故障时的应急方案,是临床护士须掌握的操作技能。

◻ 操作流程

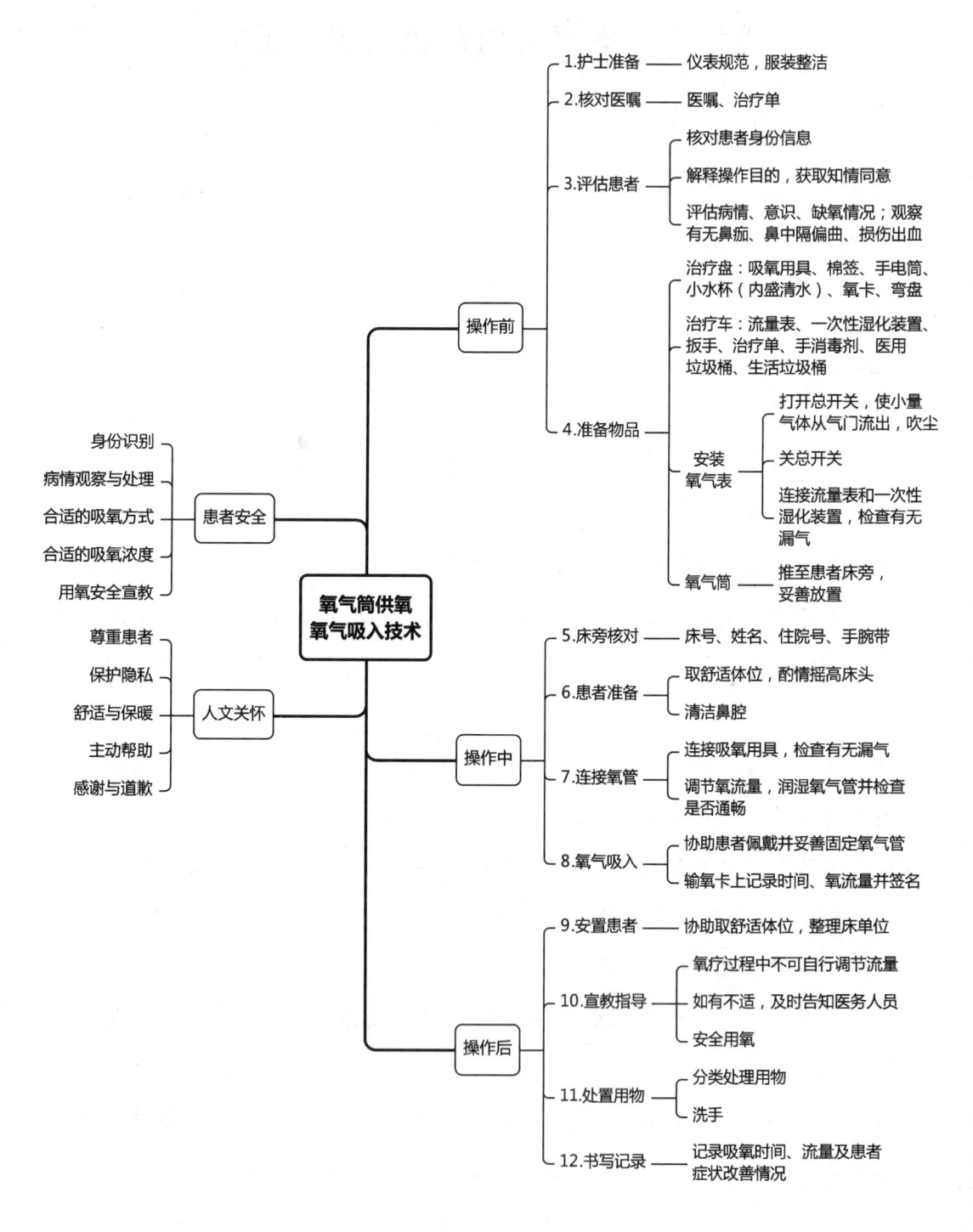

氧气筒供氧 氧气吸入技术

患者安全
- 身份识别
- 病情观察与处理
- 合适的吸氧方式
- 合适的吸氧浓度
- 用氧安全宣教

人文关怀
- 尊重患者
- 保护隐私
- 舒适与保暖
- 主动帮助
- 感谢与道歉

操作前
- 1.护士准备 —— 仪表规范，服装整洁
- 2.核对医嘱 —— 医嘱、治疗单
- 3.评估患者
  - 核对患者身份信息
  - 解释操作目的，获取知情同意
  - 评估病情、意识、缺氧情况；观察有无鼻痂、鼻中隔偏曲、损伤出血
- 4.准备物品
  - 治疗盘：吸氧用具、棉签、手电筒、小水杯（内盛清水）、氧卡、弯盘
  - 治疗车：流量表、一次性湿化装置、扳手、治疗单、手消毒剂、医用垃圾桶、生活垃圾桶
  - 安装氧气表
    - 打开总开关，使小量气体从气门流出，吹尘
    - 关总开关
    - 连接流量表和一次性湿化装置，检查有无漏气
  - 氧气筒 —— 推至患者床旁，妥善放置

操作中
- 5.床旁核对 —— 床号、姓名、住院号、手腕带
- 6.患者准备
  - 取舒适体位，酌情摇高床头
  - 清洁鼻腔
- 7.连接氧管
  - 连接吸氧用具，检查有无漏气
  - 调节氧流量，润湿氧气管并检查是否通畅
- 8.氧气吸入
  - 协助患者佩戴并妥善固定氧气管
  - 输氧卡上记录时间、氧流量并签名

操作后
- 9.安置患者 —— 协助取舒适体位，整理床单位
- 10.宣教指导
  - 氧疗过程中不可自行调节流量
  - 如有不适，及时告知医务人员
  - 安全用氧
- 11.处置用物
  - 分类处理用物
  - 洗手
- 12.书写记录 —— 记录吸氧时间、流量及患者症状改善情况

注意事项

1. 氧气筒评估

氧气筒的支架牢固，"满"和"四防"标识清晰，氧气筒内气体压力≥0.2 MPa，且处于备用状态。

2. 停止吸氧

停用氧气筒时，先关闭总开关，释放余氧后，再关闭流量表开关。

3. 其他

同"中心供氧氧气吸入技术"。

非预期情境处置

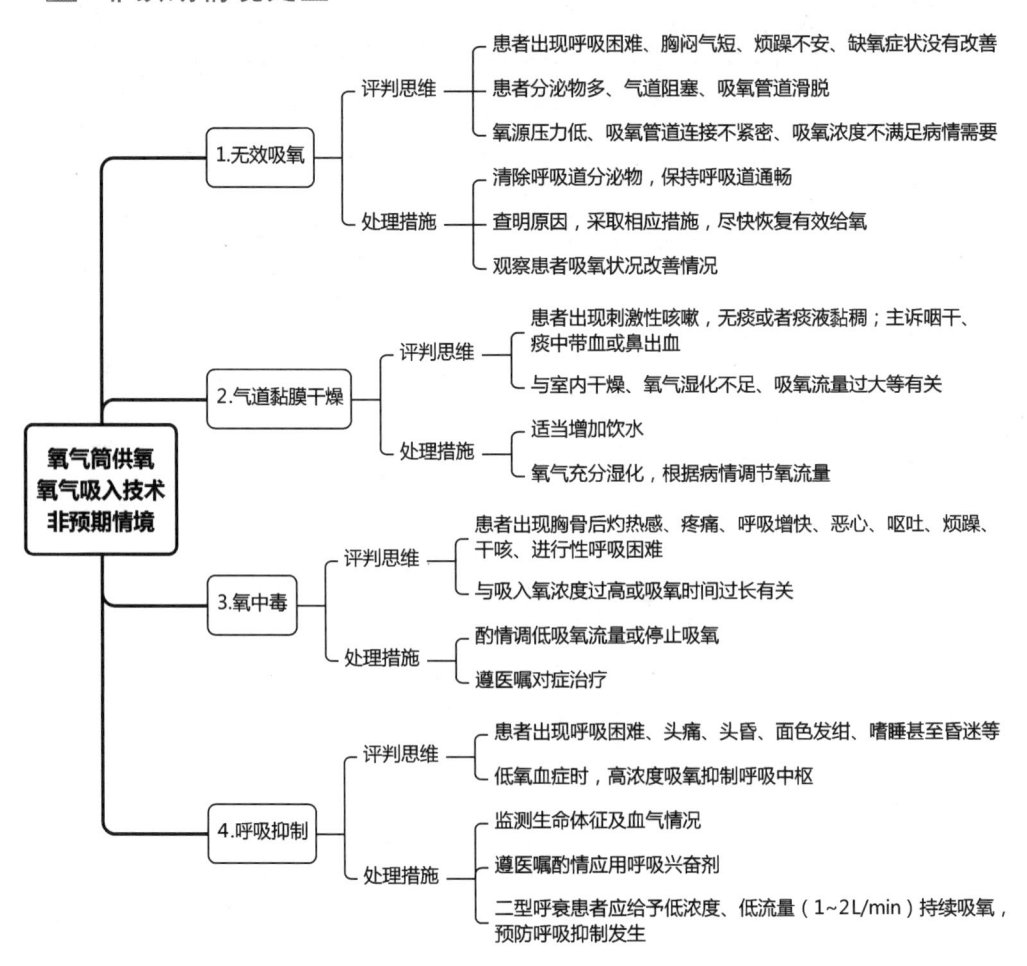

进食与排泄

Chapter 6

Diet and Elimination

第一节 胃肠减压技术

朱丽 王萧萧 ◀

背景知识

胃肠减压(Gastrointestinal Decompression)是将胃管从口腔或鼻腔插入,连接一次性胃肠减压器,在负压和虹吸原理的作用下吸出胃肠道的内容物和气体,以减轻胃肠的压力,同时改善胃肠管壁的血液循环,促进胃肠功能恢复的一种方法。

1790年,奥地利外科医生Hunter率先对腹部手术患者使用胃肠减压技术,而后一直延用至今,用于解除或缓解肠梗阻、胃肠道手术术前准备、观察胃肠减压吸出物以协助诊断、术后吸出胃肠内气体和内容物以促进伤口愈合及消化功能恢复等。但近年来,在加速康复外科的理念下,部分胃肠道手术主张术前无需常规留置胃管。

胃肠减压是临床实践中一项重要的治疗措施,常用于急性胃扩张、肠梗阻、胃肠穿孔修补或部分切除术,以及胆道或胰腺手术后,也有将导管置于盲肠进行胃肠减压和治疗大便失禁或便秘。此外一些胃空肠造口术管道具有两个端口,可同时用于空肠喂养和胃肠减压。在临床护理中,胃管置入位置的判断尤为重要,熟练掌握胃肠减压技术,可有效减轻患者的痛苦,减少各种胃肠道并发症的发生。

☐ 操作流程

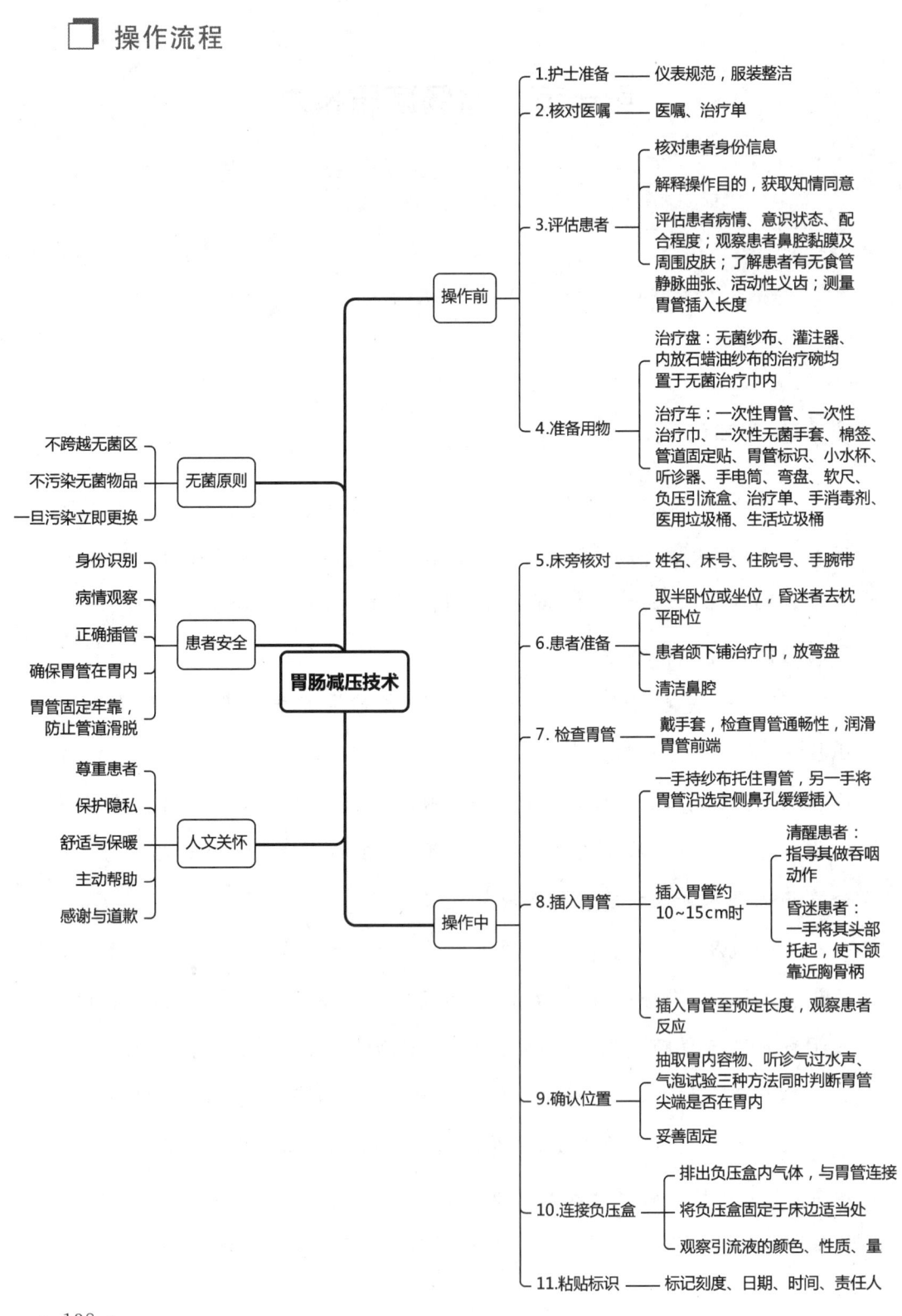

不跨越无菌区 ── 无菌原则

不污染无菌物品

一旦污染立即更换

身份识别

病情观察

正确插管 ── 患者安全

确保胃管在胃内

胃管固定牢靠，
防止管道滑脱

胃肠减压技术

尊重患者

保护隐私

舒适与保暖 ── 人文关怀

主动帮助

感谢与道歉

操作前

1.护士准备 ── 仪表规范，服装整洁

2.核对医嘱 ── 医嘱、治疗单

3.评估患者 ── 核对患者身份信息

解释操作目的，获取知情同意

评估患者病情、意识状态、配合程度；观察患者鼻腔黏膜及周围皮肤；了解患者有无食管静脉曲张、活动性义齿；测量胃管插入长度

4.准备用物 ── 治疗盘：无菌纱布、灌注器、内放石蜡油纱布的治疗碗均置于无菌治疗巾内

治疗车：一次性胃管、一次性治疗巾、一次性无菌手套、棉签、管道固定贴、胃管标识、小水杯、听诊器、手电筒、弯盘、软尺、负压引流盒、治疗单、手消毒剂、医用垃圾桶、生活垃圾桶

5.床旁核对 ── 姓名、床号、住院号、手腕带

6.患者准备 ── 取半卧位或坐位，昏迷者去枕平卧位

患者颌下铺治疗巾，放弯盘

清洁鼻腔

7. 检查胃管 ── 戴手套，检查胃管通畅性，润滑胃管前端

8.插入胃管 ── 一手持纱布托住胃管，另一手将胃管沿选定侧鼻孔缓缓插入

插入胃管约10~15cm时 ── 清醒患者：指导其做吞咽动作

昏迷患者：一手将其头部托起，使下颌靠近胸骨柄

插入胃管至预定长度，观察患者反应

9.确认位置 ── 抽取胃内容物、听诊过气水声、气泡试验三种方法同时判断胃管尖端是否在胃内

妥善固定

10.连接负压盒 ── 排出负压盒内气体，与胃管连接

将负压盒固定于床边适当处

观察引流液的颜色、性质、量

11.粘贴标识 ── 标记刻度、日期、时间、责任人

操作中

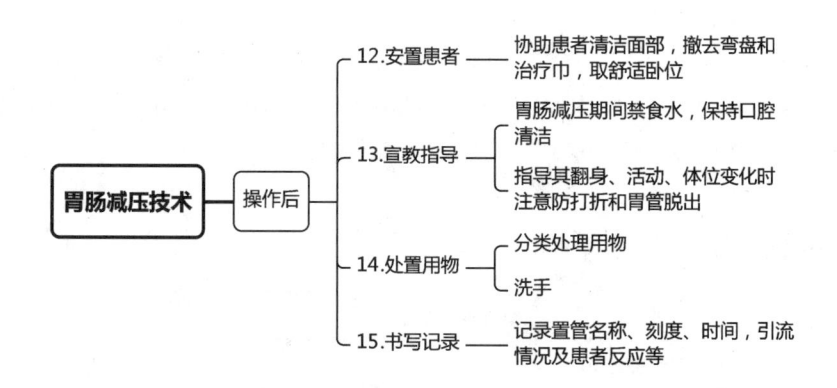

注意事项

1. 插入长度

插入胃管长度为前额发际至胸骨剑突处的距离或从鼻尖经耳垂至胸骨剑突处的长度,一般成人为 45～55 cm。

2. 患者体位

坐位或半卧位可减轻患者吞咽反射,利于胃管插入。无法坐起者取右侧卧位。

3. 观察反应

(1) 若患者出现剧烈恶心、呕吐,应暂停插管,嘱其做深呼吸或张口呼吸。

(2) 胃管插入不畅时,嘱患者张口,检查胃管是否盘曲在口咽部或将胃管抽出少许,再小心插入。

(3) 若发生呛咳、呼吸困难、紫绀,提示误入气管,应立即拔出胃管,休息片刻后重新插管。

4. 判断胃管位置

(1) 判断方法:三种判断胃管位置的方法应结合使用。

① 抽吸胃液:是判断胃管尖端位置最常用的方法。用灌注器抽吸胃液,当抽吸胃液阻力较大时,应旋转胃管调整位置。

② 听气过水声:将听诊器置于患者胃部,快速经胃管向胃内注入 10 ml 空气,听到气过水声,注意与肠鸣音鉴别,听诊时周围环境保持安静,排除干扰因素。

③气泡试验:将胃管末端置于盛水的治疗容器中,观察有无气泡逸出,一般情况下无气泡逸出。对于胃内积气排出的气泡,观察气泡排出与呼吸频率的关联,判断是否误入气道。

(2) 若以上三种方法不能确定胃管位置,应结合其他方法。①X 线:确定胃管位置最准确的方法。②pH 值测试法:若抽吸出少量液体,不能判断是否为胃液时,建议使用 pH 试纸进行检测,正常值一般 1.0～5.5。③CO_2 测定法:适用于机械通气的患者,方法是用

CO_2分析仪或比色式CO_2监测仪在胃管头端测定CO_2浓度以排除胃管误入呼吸道。④弹簧压力测量仪:适用于非机械通气的患者,通过测量呼吸时鼻胃管末端压力变化判断胃管位置是否误入气道。⑤超声波检查。⑥电磁探查和内镜检查。

非预期情境处置

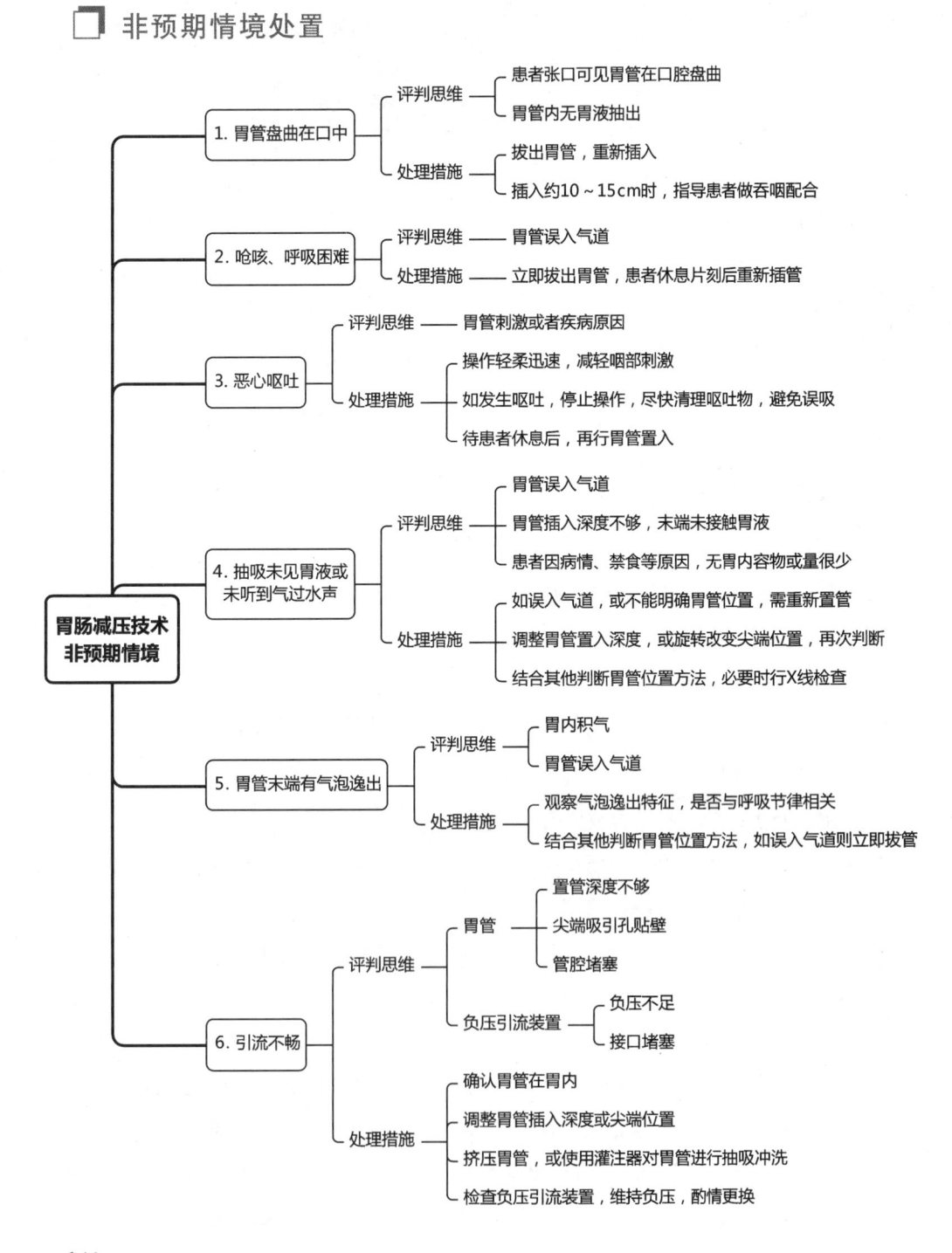

第二节　鼻饲技术

刘伟权　廖菁

背景知识

鼻饲法是指将导管经鼻腔插入胃内，从管内灌注流质食物、水分和药物的方法，是最常用的肠内营养管饲途径。

在希腊-罗马时期，鼻胃管首次被用于人工喂养或强迫进食。1617年意大利修道士Aquapen-dente使用了一种银制导管充当鼻胃管。1644年比利时化学家Helmont将其制成了可弯曲的皮导管。18世纪英国外科医生John Hunter为2名患者成功地进行了管饲喂养。1921年列文管（Levin Tube）问世并普遍用作鼻胃管，同时也是一种胃肠减压管。19世纪50年代，聚乙烯导管得到飞速发展。现代鼻胃管主要由聚氨酯或硅胶材料制成。聚氨酯胃管是由无毒医用高分子材料制成，表面光滑，无异味，易顺利插入，不易损伤食管及胃黏膜，置管时间可达15天。硅胶胃管由硅胶制成，质量轻，弹性好，无异味，与组织相容性好，管壁柔软，刺激性小，置管时间可达30天。

鼻饲主要适用于昏迷、吞咽障碍、中期痴呆患者、营养不良/有营养不良风险的老年患者等，是临床上为改善危重患者预后采取的一项重要辅助治疗措施，可以维持胃肠道黏膜的完整性，减少并发症，缩短住院时间，改善预后。护理人员是鼻饲的直接执行者，对安全有效的鼻饲营养支持具有关键作用。

操作流程

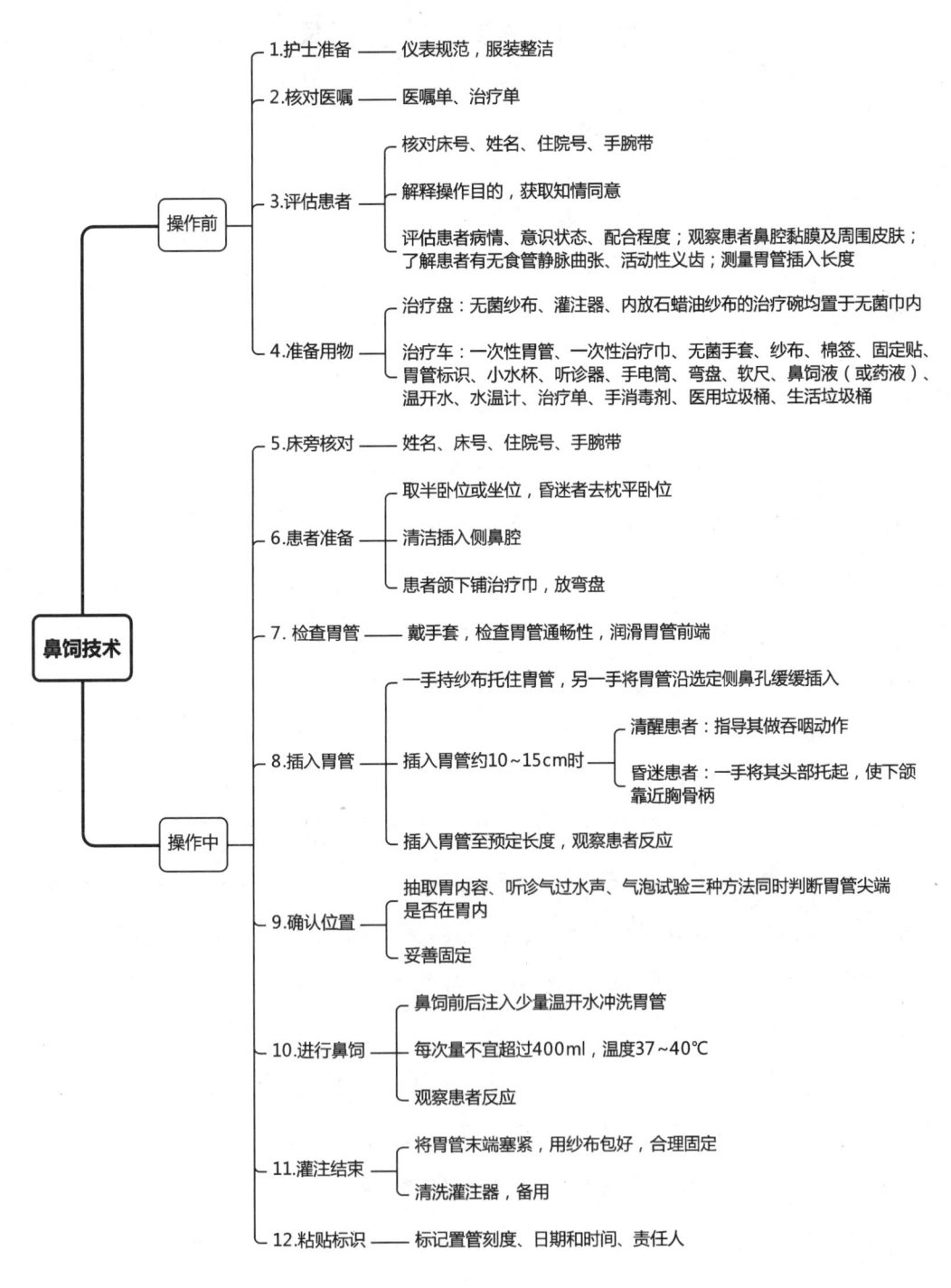

鼻饲技术

操作前

- 1.护士准备 —— 仪表规范，服装整洁
- 2.核对医嘱 —— 医嘱单、治疗单
- 3.评估患者
  - 核对床号、姓名、住院号、手腕带
  - 解释操作目的，获取知情同意
  - 评估患者病情、意识状态、配合程度；观察患者鼻腔黏膜及周围皮肤；了解患者有无食管静脉曲张、活动性义齿；测量胃管插入长度
- 4.准备用物
  - 治疗盘：无菌纱布、灌注器、内放石蜡油纱布的治疗碗均置于无菌巾内
  - 治疗车：一次性胃管、一次性治疗巾、无菌手套、纱布、棉签、固定贴、胃管标识、小水杯、听诊器、手电筒、弯盘、软尺、鼻饲液（或药液）、温开水、水温计、治疗单、手消毒剂、医用垃圾桶、生活垃圾桶

操作中

- 5.床旁核对 —— 姓名、床号、住院号、手腕带
- 6.患者准备
  - 取半卧位或坐位，昏迷者去枕平卧位
  - 清洁插入侧鼻腔
  - 患者颌下铺治疗巾，放弯盘
- 7.检查胃管 —— 戴手套，检查胃管通畅性，润滑胃管前端
- 8.插入胃管
  - 一手持纱布托住胃管，另一手将胃管沿选定侧鼻孔缓缓插入
  - 插入胃管约10~15cm时
    - 清醒患者：指导其做吞咽动作
    - 昏迷患者：一手将其头部托起，使下颌靠近胸骨柄
  - 插入胃管至预定长度，观察患者反应
- 9.确认位置
  - 抽取胃内容、听诊气过水声、气泡试验三种方法同时判断胃管尖端是否在胃内
  - 妥善固定
- 10.进行鼻饲
  - 鼻饲前后注入少量温开水冲洗胃管
  - 每次量不宜超过400ml，温度37~40℃
  - 观察患者反应
- 11.灌注结束
  - 将胃管末端塞紧，用纱布包好，合理固定
  - 清洗灌注器，备用
- 12.粘贴标识 —— 标记置管刻度、日期和时间、责任人

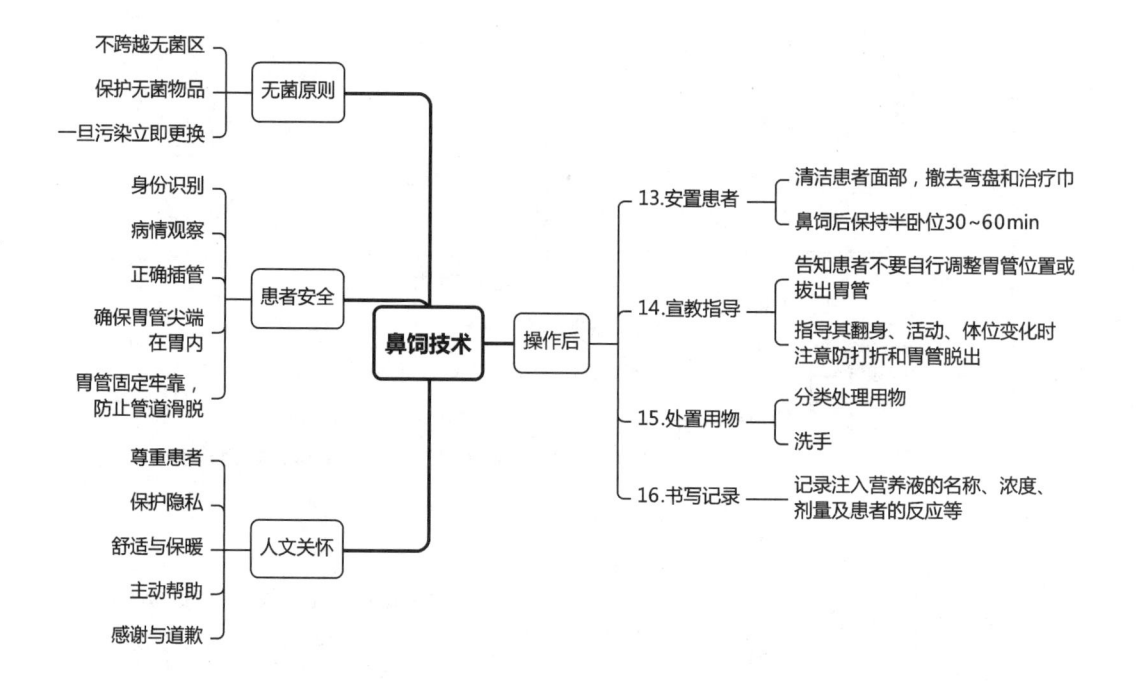

注意事项

1. 判断胃管位置

同"胃肠减压技术"。

2. 鼻饲液

（1）鼻饲给药时应先研碎溶解后注入；

（2）新鲜果汁与奶液应分别注入，防止产生凝块；

（3）鼻饲前后均应用 20～30 ml 温开水冲洗导管，防止管道堵塞。

3. 胃管更换

定期更换胃管（参考胃管使用说明书），从另一侧鼻腔插入。更换胃管时应于晚间拔管，次晨再重新置管，注意置管部位的更换。

4. 口腔清洁

保持口腔清洁，口腔护理 2 次/天。

5. 体位

鼻饲后应使患者保持半卧位 30～60 min，以利于消化，避免发生胃反流误吸。

☐ 非预期情境处置

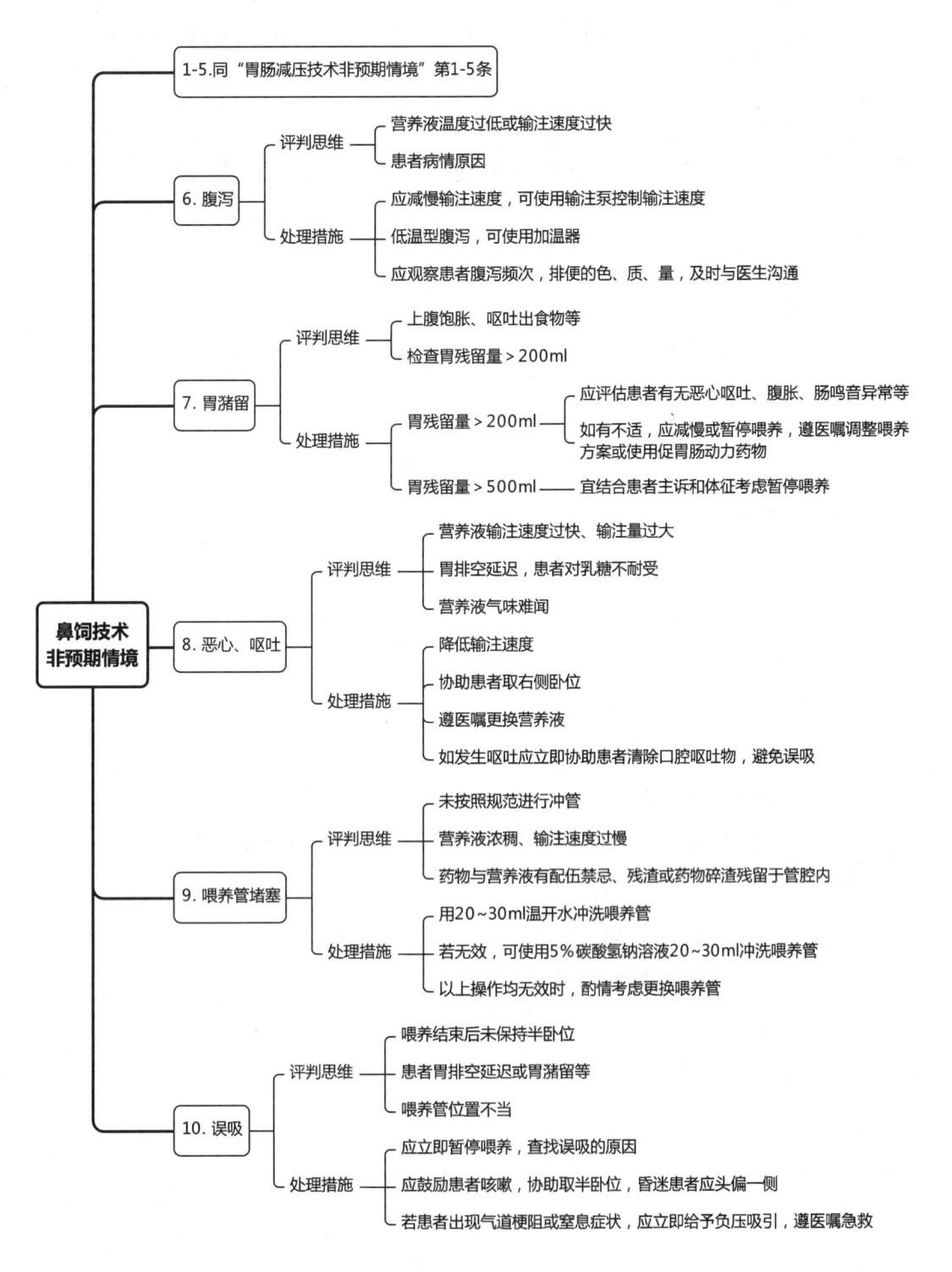

鼻饲技术非预期情境

- 1-5.同"胃肠减压技术非预期情境"第1-5条

- 6. 腹泻
  - 评判思维
    - 营养液温度过低或输注速度过快
    - 患者病情原因
  - 处理措施
    - 应减慢输注速度，可使用输注泵控制输注速度
    - 低温型腹泻，可使用加温器
    - 应观察患者腹泻频次，排便的色、质、量，及时与医生沟通

- 7. 胃潴留
  - 评判思维
    - 上腹饱胀、呕吐出食物等
    - 检查胃残留量 > 200ml
  - 处理措施
    - 胃残留量 > 200ml
      - 应评估患者有无恶心呕吐、腹胀、肠鸣音异常等
      - 如有不适，应减慢或暂停喂养，遵医嘱调整喂养方案或使用促胃肠动力药物
    - 胃残留量 > 500ml —— 宜结合患者主诉和体征考虑暂停喂养

- 8. 恶心、呕吐
  - 评判思维
    - 营养液输注速度过快、输注量过大
    - 胃排空延迟，患者对乳糖不耐受
    - 营养液气味难闻
  - 处理措施
    - 降低输注速度
    - 协助患者取右侧卧位
    - 遵医嘱更换营养液
    - 如发生呕吐应立即协助患者清除口腔呕吐物，避免误吸

- 9. 喂养管堵塞
  - 评判思维
    - 未按照规范进行冲管
    - 营养液浓稠、输注速度过慢
    - 药物与营养液有配伍禁忌、残渣或药物碎渣残留于管腔内
  - 处理措施
    - 用20~30ml温开水冲洗喂养管
    - 若无效，可使用5%碳酸氢钠溶液20~30ml冲洗喂养管
    - 以上操作均无效时，酌情考虑更换喂养管

- 10. 误吸
  - 评判思维
    - 喂养结束后未保持半卧位
    - 患者胃排空延迟或胃潴留等
    - 喂养管位置不当
  - 处理措施
    - 应立即暂停喂养，查找误吸的原因
    - 应鼓励患者咳嗽，协助取半卧位，昏迷患者应头偏一侧
    - 若患者出现气道梗阻或窒息症状，应立即给予负压吸引，遵医嘱急救

第三节 鼻肠管置入技术

朱丽 王萧萧

背景知识

鼻肠管是一种由鼻腔插入，经咽部、食管、胃，置入十二指肠（鼻十二指肠管）或空肠（鼻空肠管），用于肠内营养输注的管道。常使用的鼻肠管有螺旋型鼻肠管、三腔喂养管、液囊空肠导管。盲插法鼻肠管置入指不借助任何辅助工具，操作者直接将鼻肠管头端通过幽门送入十二指肠或空肠上段置入鼻肠管的方法。

1921 年，列文管问世并普遍用于鼻胃管喂养。19 世纪 50 年代，德国学者 Wagner 等人提倡以聚乙烯作为喂养管的材料，随后发展并完善了聚乙烯鼻胃管和鼻肠管。1959 年，美国营养学家 Pareira 首次对 200 例患者成功地经鼻肠管实施营养支持，并对管饲的适应证、肠内营养组成及喂养方法作了详细介绍，这标志着现代管饲技术的建立。

使用鼻肠管给予肠内营养支持，不仅能有效保障患者营养状态，也能避免胃排空障碍导致的呛咳、返流、误吸和严重的肺部感染等并发症，适合胃肠动力差、急性胰腺炎、机械通气等患者。临床上鼻肠管的置管方式有盲插法、内镜下置管、B超引导下置管等。与其他置管方法比，盲插法具有侵袭性小、经济、无需其他设备协助等优点，在临床应用较为广泛。中华护理学会于 2021 年发布了《成人鼻肠管的留置与维护》团体标准，规定了成人鼻肠管置管与维护的基本要求、置管、维护、拔管、并发症预防及处置，为临床护理工作提供了参考。本章节主要介绍螺旋型鼻肠管置管。

操作流程

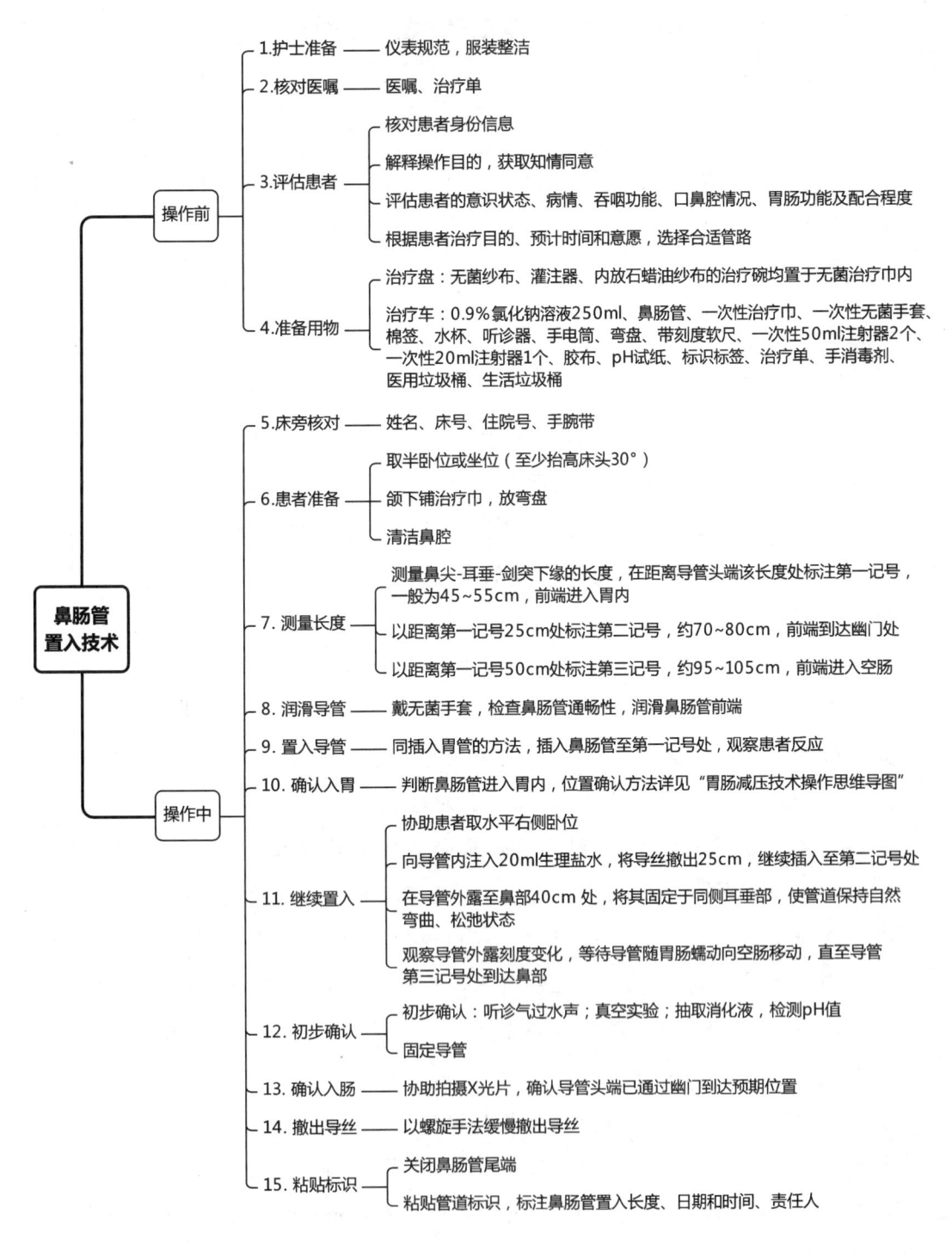

鼻肠管置入技术

操作前

- 1.护士准备 —— 仪表规范，服装整洁
- 2.核对医嘱 —— 医嘱、治疗单
- 3.评估患者
  - 核对患者身份信息
  - 解释操作目的，获取知情同意
  - 评估患者的意识状态、病情、吞咽功能、口鼻腔情况、胃肠功能及配合程度
  - 根据患者治疗目的、预计时间和意愿，选择合适管路
- 4.准备用物
  - 治疗盘：无菌纱布、灌注器、内放石蜡油纱布的治疗碗均置于无菌治疗巾内
  - 治疗车：0.9%氯化钠溶液250ml、鼻肠管、一次性治疗巾、一次性无菌手套、棉签、水杯、听诊器、手电筒、弯盘、带刻度软尺、一次性50ml注射器2个、一次性20ml注射器1个、胶布、pH试纸、标识标签、治疗单、手消毒剂、医用垃圾桶、生活垃圾桶

操作中

- 5.床旁核对 —— 姓名、床号、住院号、手腕带
- 6.患者准备
  - 取半卧位或坐位（至少抬高床头30°）
  - 颌下铺治疗巾，放弯盘
  - 清洁鼻腔
- 7.测量长度
  - 测量鼻尖-耳垂-剑突下缘的长度，在距离导管头端该长度处标注第一记号，一般为45~55cm，前端进入胃内
  - 以距离第一记号25cm处标注第二记号，约70~80cm，前端到达幽门处
  - 以距离第一记号50cm处标注第三记号，约95~105cm，前端进入空肠
- 8.润滑导管 —— 戴无菌手套，检查鼻肠管通畅性，润滑鼻肠管前端
- 9.置入导管 —— 同插入胃管的方法，插入鼻肠管至第一记号处，观察患者反应
- 10.确认入胃 —— 判断鼻肠管进入胃内，位置确认方法详见"胃肠减压技术操作思维导图"
- 11.继续置入
  - 协助患者取水平右侧卧位
  - 向导管内注入20ml生理盐水，将导丝撤出25cm，继续插入至第二记号处
  - 在导管外露至鼻部40cm处，将其固定于同侧耳垂部，使管道保持自然弯曲、松弛状态
  - 观察导管外露刻度变化，等待导管随胃肠蠕动向空肠移动，直至导管第三记号处到达鼻部
- 12.初步确认
  - 初步确认：听诊气过水声；真空实验；抽取消化液，检测pH值
  - 固定导管
- 13.确认入肠 —— 协助拍摄X光片，确认导管头端已通过幽门到达预期位置
- 14.撤出导丝 —— 以螺旋手法缓慢撤出导丝
- 15.粘贴标识
  - 关闭鼻肠管尾端
  - 粘贴管道标识，标注鼻肠管置入长度、日期和时间、责任人

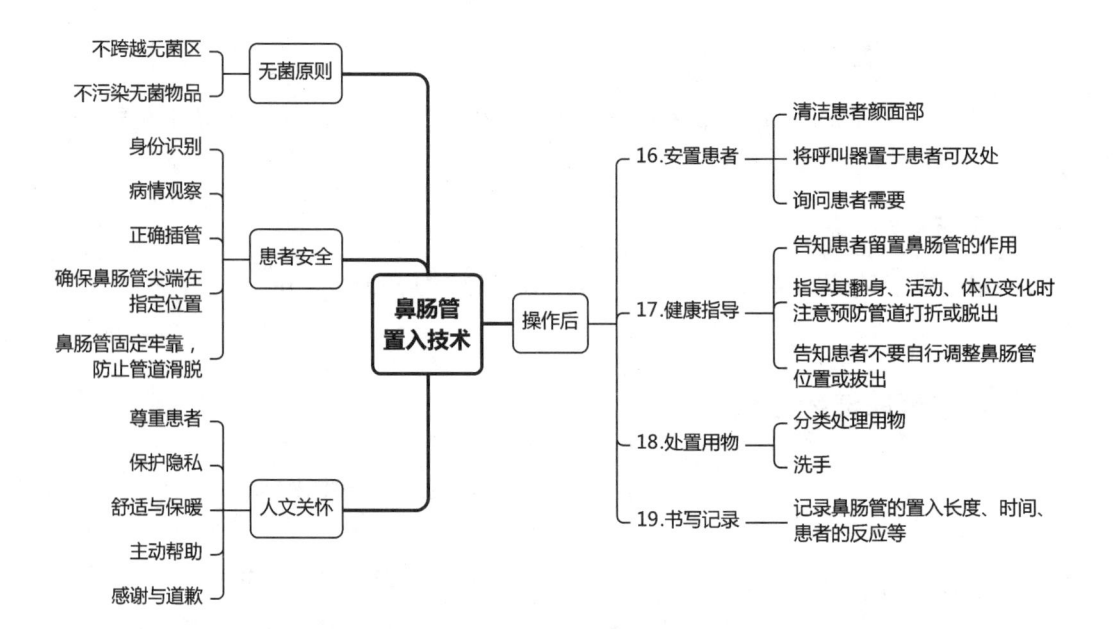

注意事项

1. 鼻肠管置入

（1）置管过程中动作轻柔,若遇阻力,可退出 5 cm 左右,调整方向后再行置管。如遇阻力明显增加,不应盲目用力进管。

（2）盲插置管失败或置管困难患者,建议在内镜引导下放置;对无法耐受内镜引导置管的患者,可选择超声、X 线引导或电磁引导下放置鼻肠管。

2. 鼻肠管位置确认

（1）听诊气过水声:快速注入 20 ml 空气进入鼻肠管,如左上腹听到气过水声则提示导管在胃内,如右上腹听到气过水声则提示导管进入十二指肠降段;如左肋腹听到气过水声,则提示管端在十二指肠远端或空肠上段。

（2）真空实验:回抽空气,感觉有明显负压。

（3）抽取肠液:抽出金黄色液体,测试 pH 值≥7.0 为碱性(若肠液不易抽出,可先推注 20 ml 盐水或温开水再行抽吸)。

（4）X 光片:经过以上方法初步判断导管通过幽门后,拍摄 X 光片,最终确认位置。

3. 鼻肠管维护

给药前后、喂养前后、持续经泵输注每 4 h、导管夹闭时间超过 24 h 时宜使用 20～30 ml 生理盐水、灭菌注射用水或温开水脉冲式冲管。

4. 鼻肠管留置期间

应观察患者病情、管道固定与通畅情况、有无导管移位、脱出及其他并发症，做好记录。

5. 鼻肠管更换

一般情况下，应依据鼻肠管使用说明书建议的导管使用期限更换。

非预期情境处置

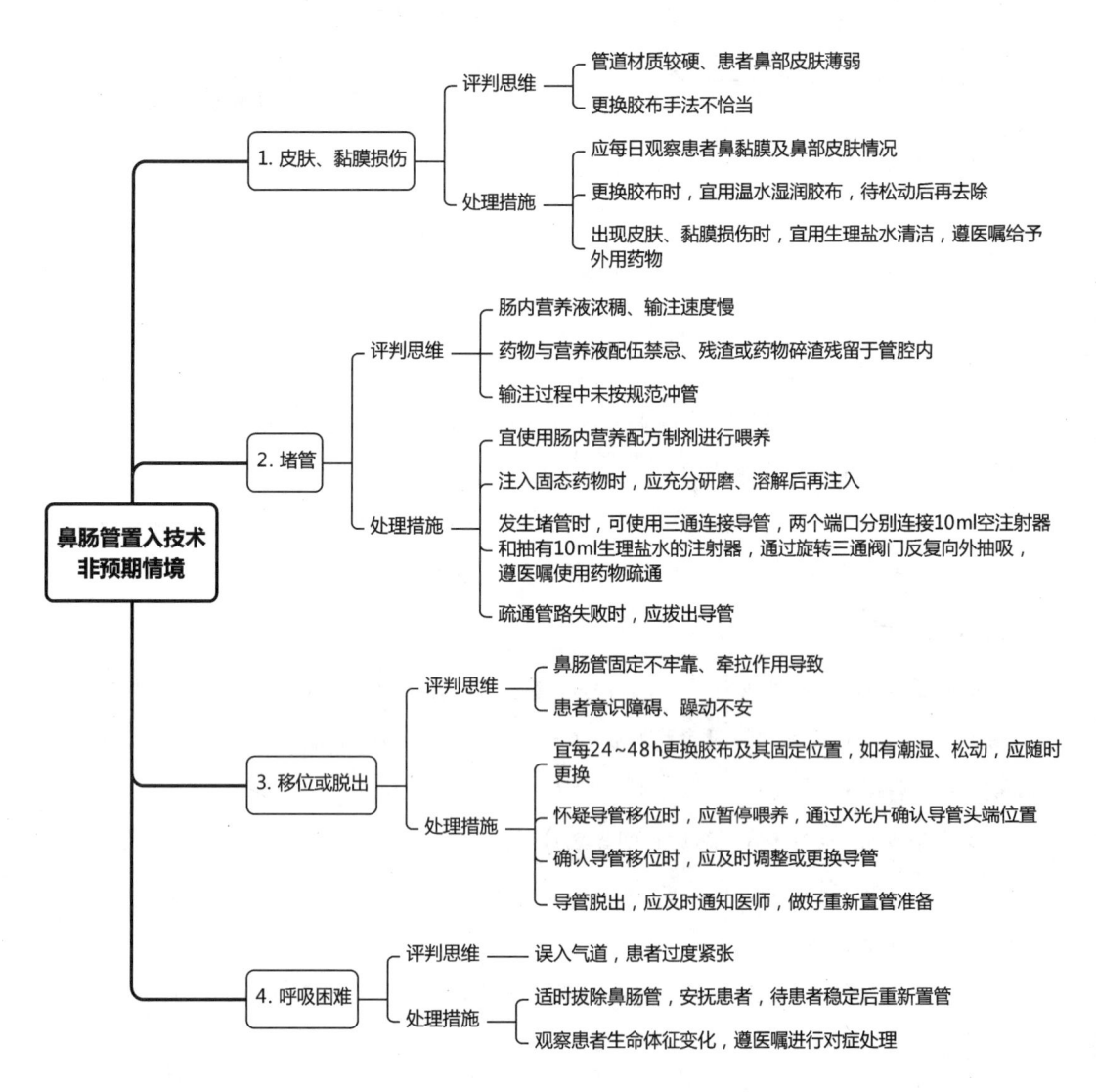

第四节　肠内营养泵输注技术

朱丽　王萧萧

背景知识

　　肠内营养(Enteral Nutrition，EN)是指通过口服或管饲为营养摄入不足、进食障碍的患者经胃肠道提供代谢需要的营养物质的营养支持方式。

　　肠内营养的历史最早可以追溯至第二次世界大战时期，但肠内营养在20世纪50年代以前，因缺乏有效的营养途径及制剂而难以实施。1957年，美国科学家Greenstein、Winitz等为开发宇航员的肠内营养而研制出一种化学成分明确的EN制剂，这种制剂可以维持大鼠正常的生长、生殖和哺乳。1965年，该制剂被应用于人体。随着20世纪80年代对肠功能的再认识，EN越来越受重视，其应用、研究随之崛起。

　　肠内营养的输注方式通常有一次性输注、间歇性重力滴注和持续性经泵输注。临床上多推荐采用肠内营养泵持续输注肠内营养液。肠内营养泵可保持恒定速度，便于监控管理，可以避免血糖大幅度波动，有效减少胃和食管不适发生。该方法尤其适用于病情危重、胃肠道功能和耐受性较差、经十二指肠或空肠造瘘管管饲、对肠内营养液输注速度较为敏感等患者。肠内营养泵输注技术的发展也经历了由单纯机械泵到机械电脑泵，直至目前人工智能输液泵的演进过程，其功能也由单纯的控制输液速度到附加多种故障自动识别报警功能，还可设置计划输入的液体量，显示输液速度、已输入的量，获得近期输入液体记录等。科学、合理、安全的肠内营养输注有助于减少并发症，降低感染率和死亡率，促进患者早期康复。

操作流程

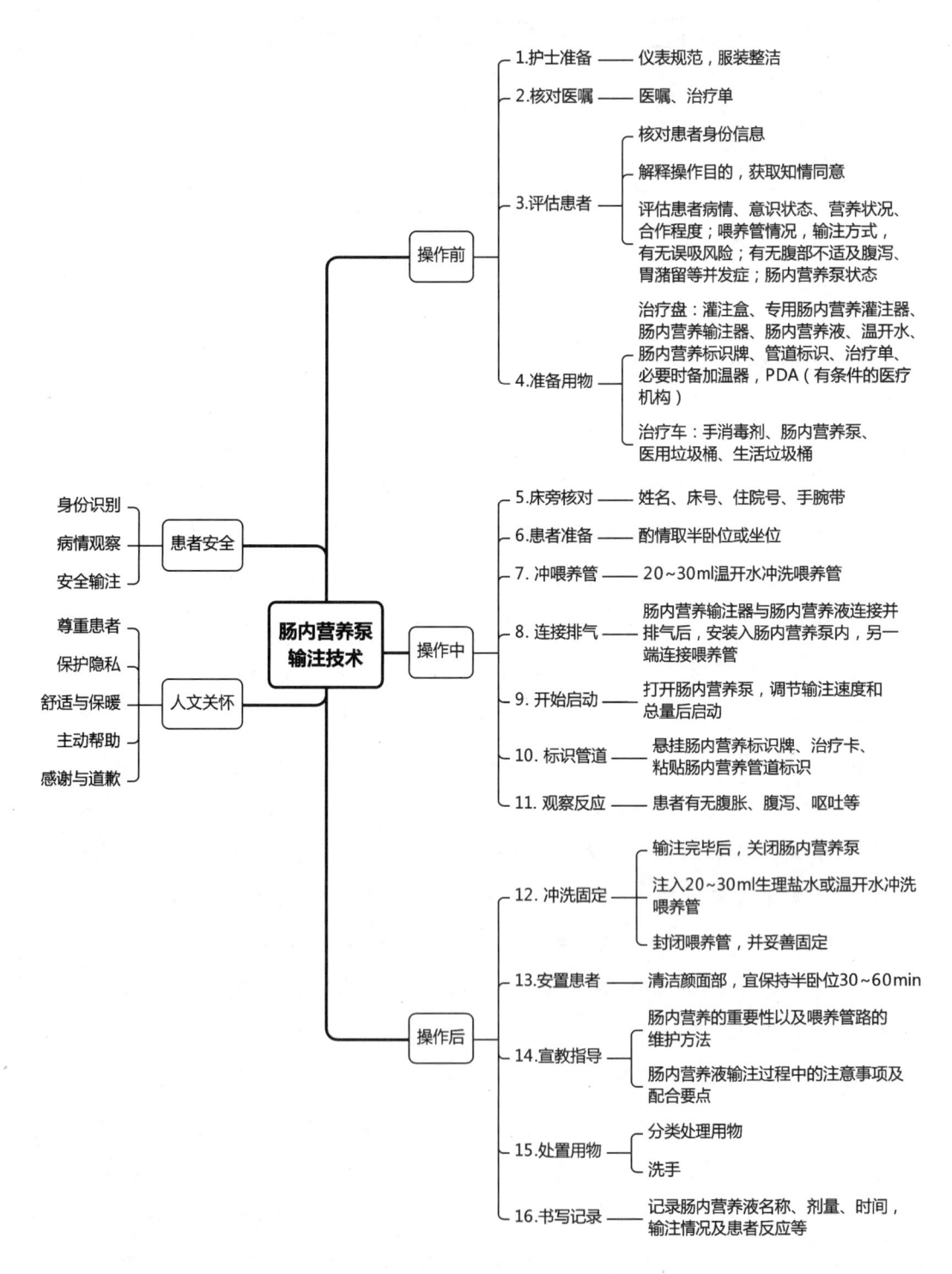

肠内营养泵输注技术

患者安全
- 身份识别
- 病情观察
- 安全输注

人文关怀
- 尊重患者
- 保护隐私
- 舒适与保暖
- 主动帮助
- 感谢与道歉

操作前

1. 护士准备 —— 仪表规范，服装整洁

2. 核对医嘱 —— 医嘱、治疗单

3. 评估患者
- 核对患者身份信息
- 解释操作目的，获取知情同意
- 评估患者病情、意识状态、营养状况、合作程度；喂养管情况，输注方式，有无误吸风险；有无腹部不适及腹泻、胃潴留等并发症；肠内营养泵状态

4. 准备用物
- 治疗盘：灌注盒、专用肠内营养灌注器、肠内营养输注器、肠内营养液、温开水、肠内营养标识牌、管道标识、治疗单、必要时备加温器，PDA（有条件的医疗机构）
- 治疗车：手消毒剂、肠内营养泵、医用垃圾桶、生活垃圾桶

操作中

5. 床旁核对 —— 姓名、床号、住院号、手腕带

6. 患者准备 —— 酌情取半卧位或坐位

7. 冲喂养管 —— 20~30ml温开水冲洗喂养管

8. 连接排气 —— 肠内营养输注器与肠内营养液连接并排气后，安装入肠内营养泵内，另一端连接喂养管

9. 开始启动 —— 打开肠内营养泵，调节输注速度和总量后启动

10. 标识管道 —— 悬挂肠内营养标识牌、治疗卡、粘贴肠内营养管道标识

11. 观察反应 —— 患者有无腹胀、腹泻、呕吐等

操作后

12. 冲洗固定
- 输注完毕后，关闭肠内营养泵
- 注入20~30ml生理盐水或温开水冲洗喂养管
- 封闭喂养管，并妥善固定

13. 安置患者 —— 清洁颜面部，宜保持半卧位30~60min

14. 宣教指导
- 肠内营养的重要性以及喂养管路的维护方法
- 肠内营养液输注过程中的注意事项及配合要点

15. 处置用物
- 分类处理用物
- 洗手

16. 书写记录 —— 记录肠内营养液名称、剂量、时间、输注情况及患者反应等

📖 注意事项

1. 使用"三标识、四专用"

(1) 三标识:标识应清晰、醒目。

① 肠内营养标识;

② 治疗卡袋;

③ 肠内营养管道标识。

(2) 四专用:

① 专用输注架;

② 专用肠内营养输注器;

③ 专用肠内营养泵;

④ 专用肠内营养灌注器。

2. 遵循"六度"原则

(1) 角度:卧床患者抬高床头 30°～45°,喂养结束后保持半卧位 30～60 min,每 4～6 h 测量胃内残留量。

(2) 速度:以 20～50 ml/h 速度开始,根据患者的耐受性调整。

(3) 温度:保持在 37～40 ℃,当持续输注营养液时,可使用肠内营养输注器专用加温器。

(4) 清洁度:营养液现配现用,避免污染、变质,24 h 内输注完毕。调配和盛放营养液的容器应保持清洁。

(5) 浓度:从低浓度开始,逐渐增加浓度。

(6) 适应度:密切观察患者的耐受性,有无呛咳、误吸,恶心、呕吐,腹胀、腹泻等并发症。

3. 做好"三环节、三冲洗"

(1) 三环节:给药前后、鼻饲前后、持续经泵输注每 4 h 后。

(2) 三冲洗:每个环节均使用温开水 20～30 ml 脉冲式冲管。

非预期情境处置

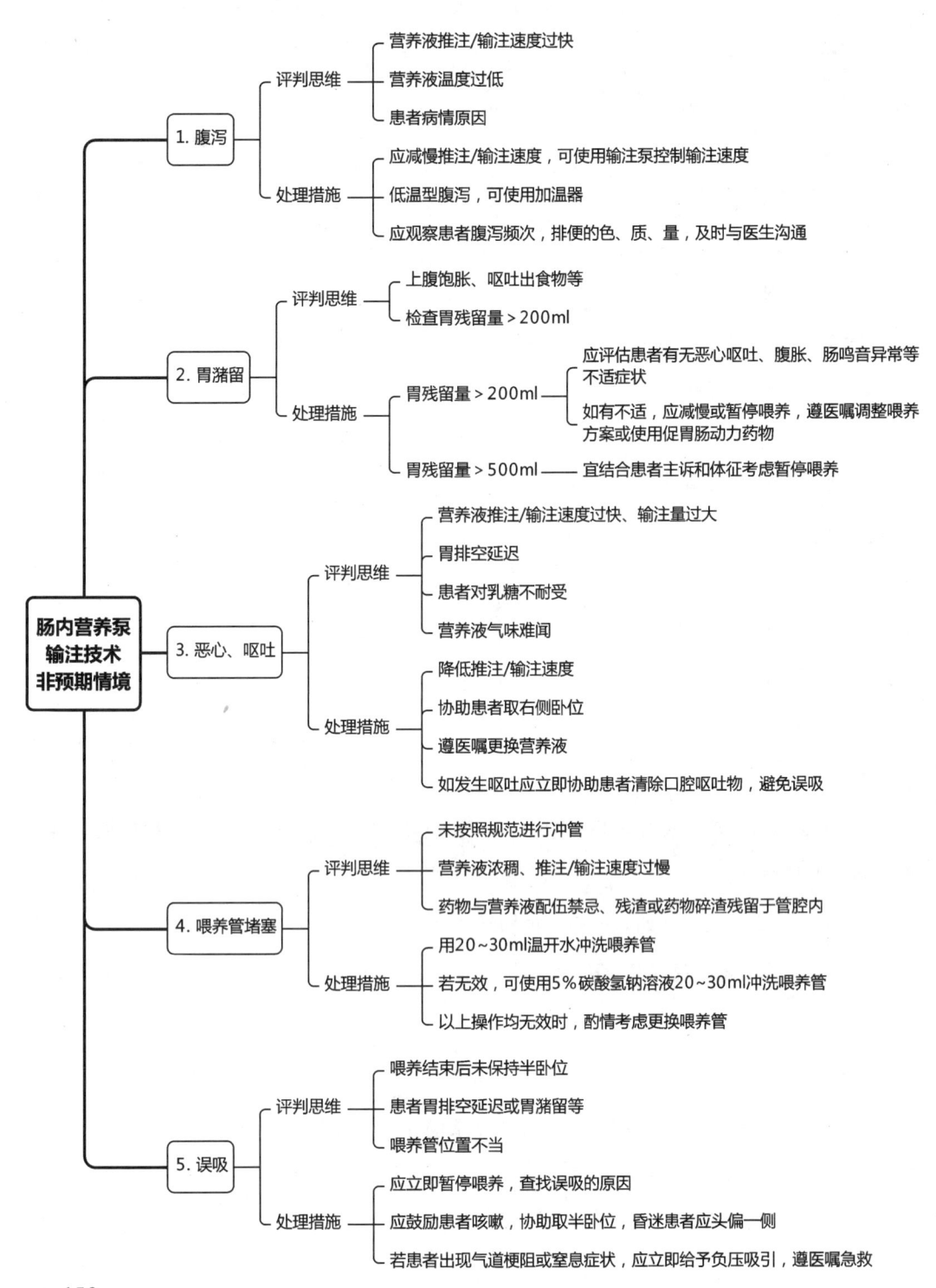

肠内营养泵输注技术非预期情境

1. 腹泻

评判思维
- 营养液推注/输注速度过快
- 营养液温度过低
- 患者病情原因

处理措施
- 应减慢推注/输注速度，可使用输注泵控制输注速度
- 低温型腹泻，可使用加温器
- 应观察患者腹泻频次，排便的色、质、量，及时与医生沟通

2. 胃潴留

评判思维
- 上腹饱胀、呕吐出食物等
- 检查胃残留量>200ml

处理措施
- 胃残留量>200ml
  - 应评估患者有无恶心呕吐、腹胀、肠鸣音异常等不适症状
  - 如有不适，应减慢或暂停喂养，遵医嘱调整喂养方案或使用促胃肠动力药物
- 胃残留量>500ml —— 宜结合患者主诉和体征考虑暂停喂养

3. 恶心、呕吐

评判思维
- 营养液推注/输注速度过快、输注量过大
- 胃排空延迟
- 患者对乳糖不耐受
- 营养液气味难闻

处理措施
- 降低推注/输注速度
- 协助患者取右侧卧位
- 遵医嘱更换营养液
- 如发生呕吐应立即协助患者清除口腔呕吐物，避免误吸

4. 喂养管堵塞

评判思维
- 未按照规范进行冲管
- 营养液浓稠、推注/输注速度过慢
- 药物与营养液配伍禁忌、残渣或药物碎渣残留于管腔内

处理措施
- 用20~30ml温开水冲洗喂养管
- 若无效，可使用5%碳酸氢钠溶液20~30ml冲洗喂养管
- 以上操作均无效时，酌情考虑更换喂养管

5. 误吸

评判思维
- 喂养结束后未保持半卧位
- 患者胃排空延迟或胃潴留等
- 喂养管位置不当

处理措施
- 应立即暂停喂养，查找误吸的原因
- 应鼓励患者咳嗽，协助取半卧位，昏迷患者应头偏一侧
- 若患者出现气道梗阻或窒息症状，应立即给予负压吸引，遵医嘱急救

第五节　留置导尿技术

金微　瞿佳

背景知识

留置导尿是指在严格执行无菌操作情况下,将导尿管经尿道插入膀胱并保留在膀胱内引流尿液的方法,是临床上常见的操作技术。

留置导尿在缓解患者痛苦、帮助了解病情、辅助诊断和治疗等方面起到了重要的作用。公元前 3000 年左右,埃及人便用柔性较好的金子为材料做成引导尿液的工具,以缓解尿潴留患者的痛苦。古籍《备急千金要方》中记载了药王孙思邈将葱管作为导尿管,为尿潴留患者导尿的故事,其描述了导尿术的适应证、导尿工具、导尿管插入尿道的深度和具体操作方法,是早期文献中记录最为详细的导尿方法。到了 20 世纪,尤其是第一次世界大战结束后,脊髓损伤导致膀胱功能失调的患者迅速增加,留置导尿的需求日益增长。1935 年,带有气囊的乳胶导尿管(Foley 导尿管)首次在美国泌尿学会年会上展示,其最初应用于减少经尿道前列腺切除术中的出血,后期逐渐在留置导尿中发挥了重要作用。

随着科技的发展,临床常用的导尿管有橡胶、乳胶及硅胶三种类型。不同类型的导尿管,留置时间也不相同,具体更换频率可参考产品说明书。

☐ 操作流程

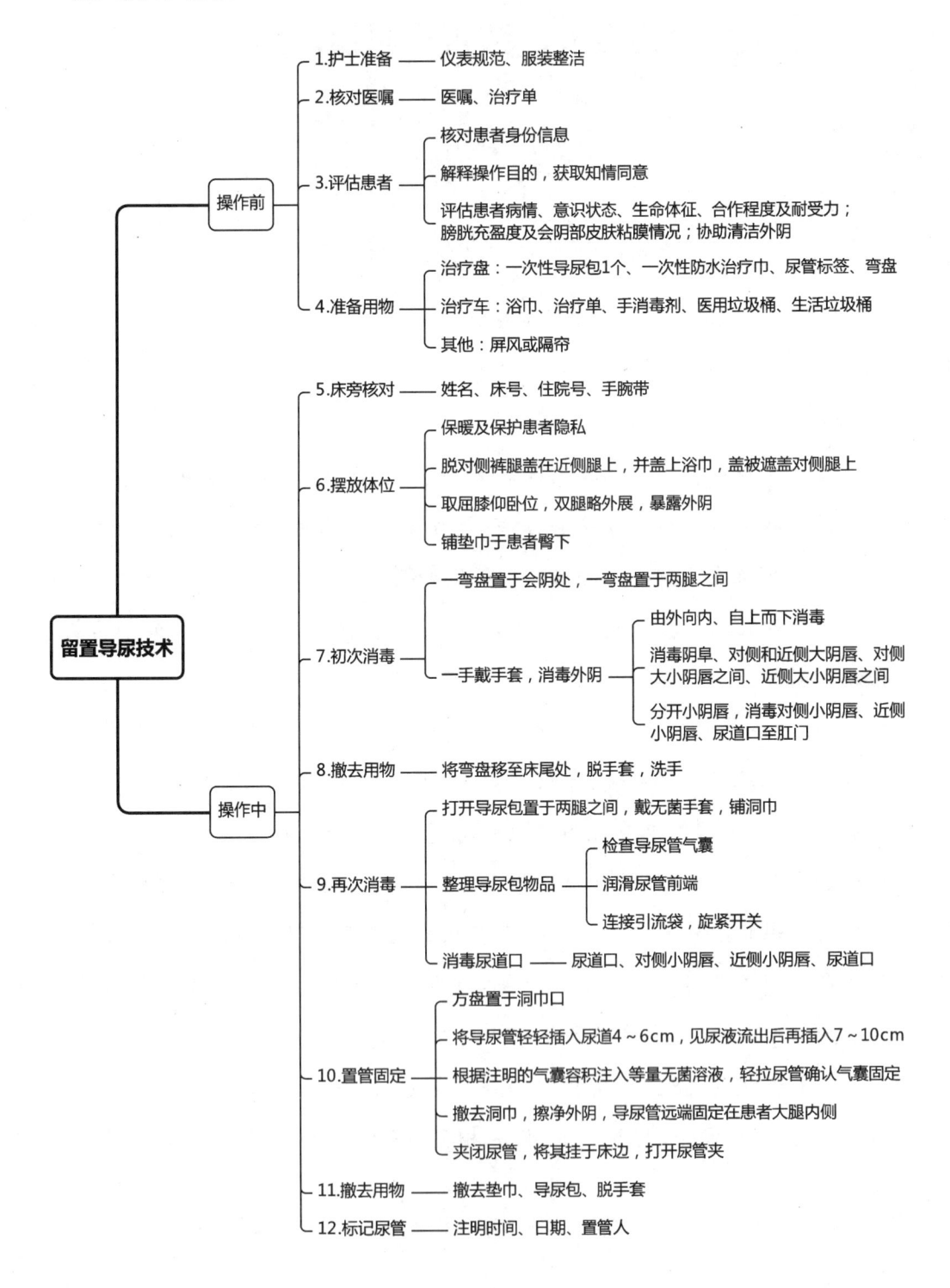

留置导尿技术

操作前
- 1.护士准备 —— 仪表规范、服装整洁
- 2.核对医嘱 —— 医嘱、治疗单
- 3.评估患者
  - 核对患者身份信息
  - 解释操作目的，获取知情同意
  - 评估患者病情、意识状态、生命体征、合作程度及耐受力；膀胱充盈度及会阴部皮肤粘膜情况；协助清洁外阴
- 4.准备用物
  - 治疗盘：一次性导尿包1个、一次性防水治疗巾、尿管标签、弯盘
  - 治疗车：浴巾、治疗单、手消毒剂、医用垃圾桶、生活垃圾桶
  - 其他：屏风或隔帘

操作中
- 5.床旁核对 —— 姓名、床号、住院号、手腕带
- 6.摆放体位
  - 保暖及保护患者隐私
  - 脱对侧裤腿盖在近侧腿上，并盖上浴巾，盖被遮盖对侧腿上
  - 取屈膝仰卧位，双腿略外展，暴露外阴
  - 铺垫巾于患者臀下
- 7.初次消毒
  - 一弯盘置于会阴处，一弯盘置于两腿之间
  - 一手戴手套，消毒外阴
    - 由外向内、自上而下消毒
    - 消毒阴阜、对侧和近侧大阴唇、对侧大小阴唇之间、近侧大小阴唇之间
    - 分开小阴唇，消毒对侧小阴唇、近侧小阴唇、尿道口至肛门
- 8.撤去用物 —— 将弯盘移至床尾处，脱手套，洗手
- 9.再次消毒
  - 打开导尿包置于两腿之间，戴无菌手套，铺洞巾
  - 整理导尿包物品
    - 检查导尿管气囊
    - 润滑尿管前端
    - 连接引流袋，旋紧开关
  - 消毒尿道口 —— 尿道口、对侧小阴唇、近侧小阴唇、尿道口
- 10.置管固定
  - 方盘置于洞巾口
  - 将导尿管轻轻插入尿道4～6cm，见尿液流出后再插入7～10cm
  - 根据注明的气囊容积注入等量无菌溶液，轻拉尿管确认气囊固定
  - 撤去洞巾，擦净外阴，导尿管远端固定在患者大腿内侧
  - 夹闭尿管，将其挂在床边，打开尿管夹
- 11.撤去用物 —— 撤去垫巾、导尿包、脱手套
- 12.标记尿管 —— 注明时间、日期、置管人

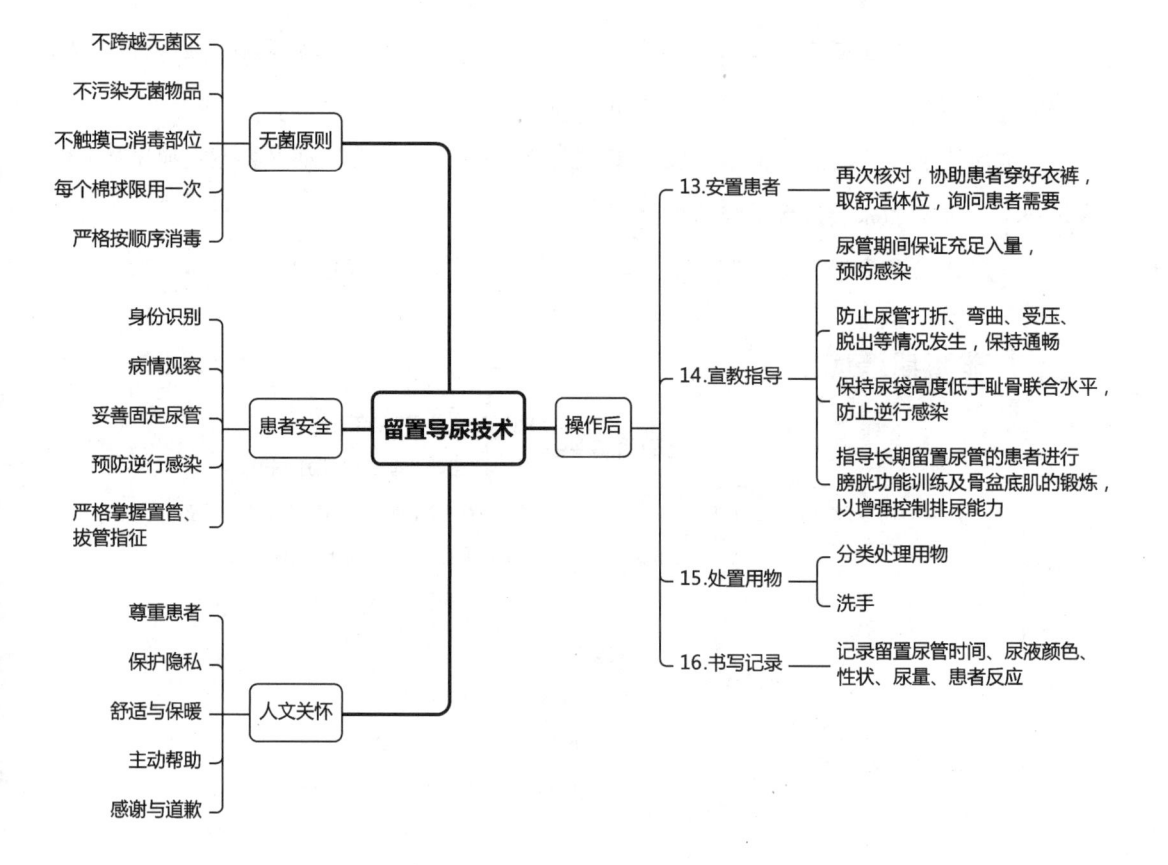

注意事项

1. 置入尿管

选择适宜管径的尿管且动作轻柔,以尽量减少尿道损伤、不适和感染。

2. 固定尿管

妥善固定,避免导管牵拉、打折、受压,女性固定在大腿内侧,并从患者大腿上方行走,以防导尿管脱出。

3. 尿道口日常清洁

不需要常规使用消毒剂,只需每天洗澡或使用清水/生理盐水/肥皂水清洗。

4. 预防导尿管相关尿路感染

(1)严格遵循无菌操作原则,注重手卫生。

(2)预防逆行感染:置管前清洁尿道口;每日行尿道口日常清洁;尿袋置于膀胱水平以

下,不与地面接触;集尿袋尿液超过其容量的 3/4 时及时排空尿袋;转运患者前应排空集尿袋;倒尿时避免尿袋排尿口接触非无菌的尿壶。

（3）保持尿管系统密闭性:留置导尿管应与无菌密闭尿袋连接;非必要不更换尿袋,尽量减少分离尿管和尿袋连接系统的机会。

（4）保持尿管系统通畅:保持充足的饮水量;防止尿管打折或扭曲。

非预期情境处置

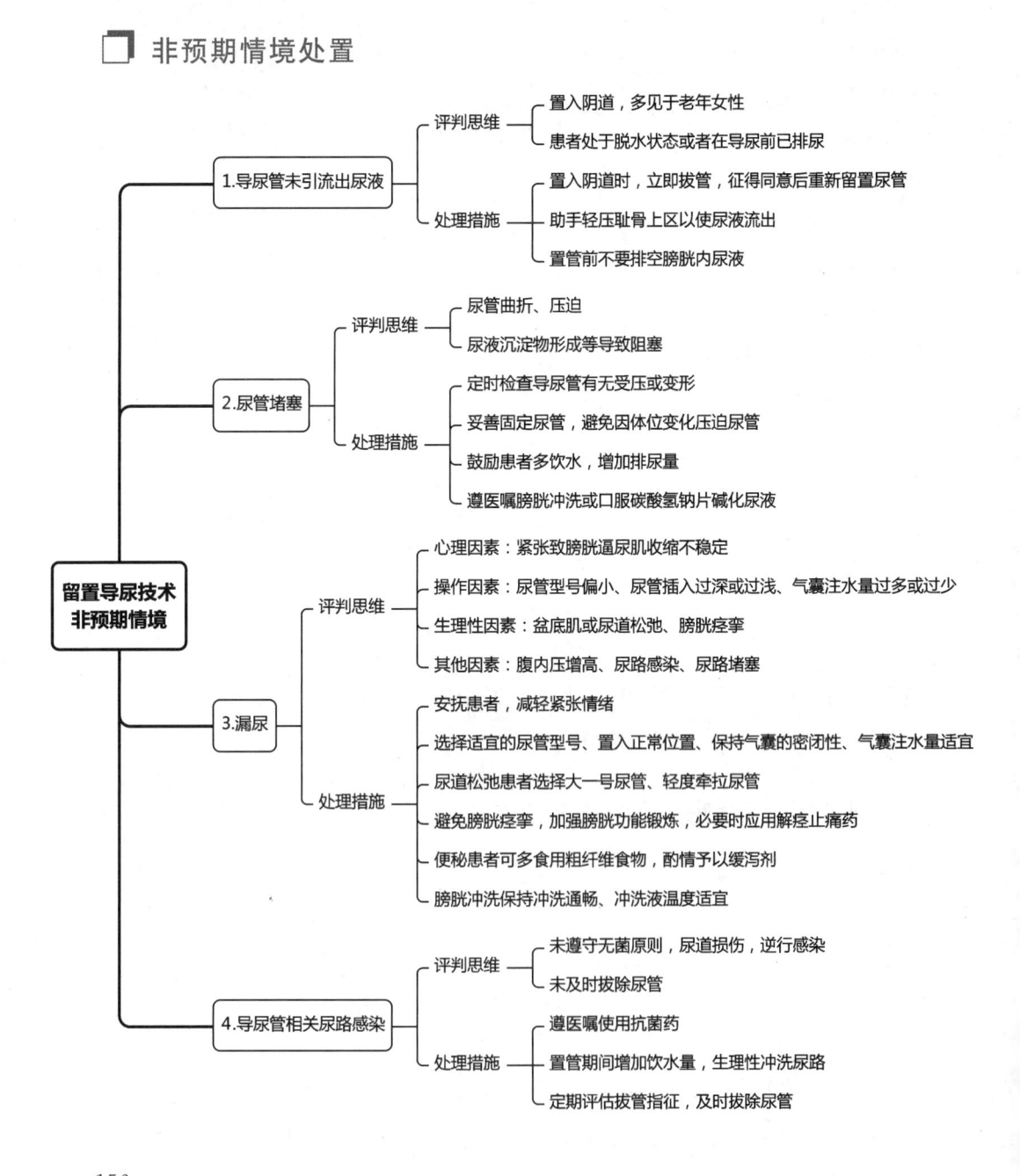

安全与舒适

Chapter 7

Safety and Comfort

第一节　身体约束技术

黄姝　李畅妍 ◀

📖 背景知识

约束包括化学（药物）约束、物理（身体）约束、环境约束，其目的是预防或阻止患者因虚弱、意识不清或其他原因而伤害自身或他人的行为，确保患者安全，保证治疗、护理顺利进行。物理（身体）约束是指使用相关用具或设备附加在或邻近于患者的身体，限制其身体或身体某部位自由活动或触及自己身体的某部位。

身体约束起源于20世纪70年代，我国最早见于1999年香港理工大学Suen关于护理人员对身体约束知识、态度及行为的研究。2016年"住院患者身体约束率"被国家卫生计生委医院管理研究所护理中心纳入《护理敏感质量指标实用手册》，作为衡量医院护理服务重点指标之一。2019年11月中华护理学会发布了《住院患者身体约束护理》团体标准，规定了住院患者身体约束的基本要求、约束评估、约束实施和约束解除等。

当前常见的约束用具为手腕约束带、脚踝约束带、胸部约束带、约束背心、约束衣、约束手套。虽然约束用具可以作为处理患者的不安全行为和预防意外发生的便利措施，但会对患者生理、心理和社会等方面产生不良后果，甚至还会引起死亡。已有许多国家制定了身体约束实践指南来规范约束的应用，指出应该尽量减少身体约束的使用频率。因此，临床工作中应慎重、合理地使用约束,尽可能找到有效的替代措施,减少身体约束率。若必须实施约束,则应严格按照约束标准进行,在保障住院患者安全的同时,努力提升人文护理质量。

操作流程

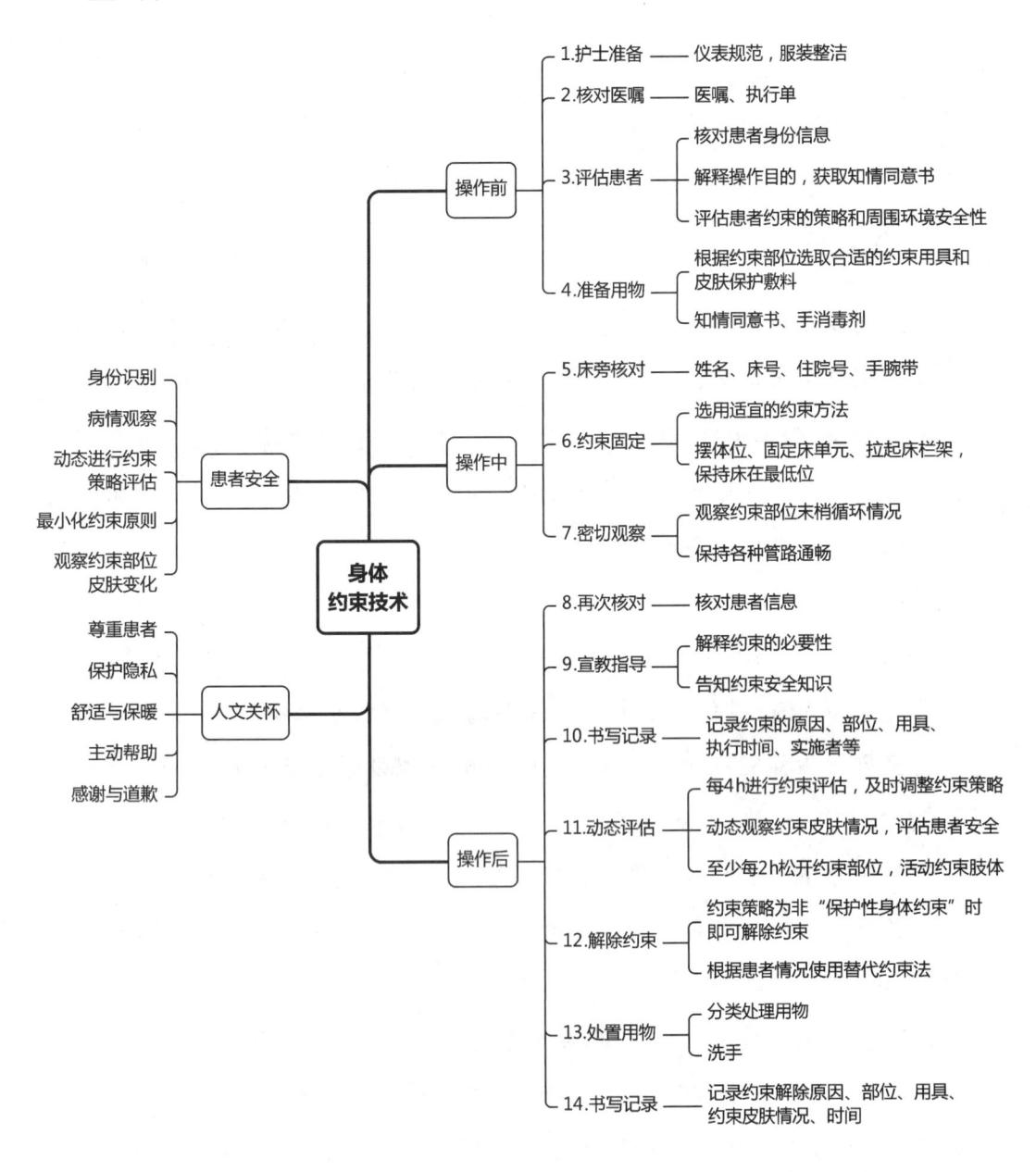

注意事项

1. 约束评估

（1）进行约束前必须充分评估必要性，当约束替代措施无效时方可实施约束，并保护患者隐私及安全。

（2）约束过程中应动态评估，医护患三方应及时沟通，调整约束决策。

（3）应根据评估结果和医嘱，选择约束方式和用具。上肢约束用于患者有抓伤、自行拔管等行为；四肢约束用于患者躁动，有攻击性行为；患者使用生命支持治疗/设备，且有躁动和攻击性行为，可同时行四肢约束和躯体约束，但禁止约束头部和颈部。

2. 约束实施

（1）保持约束肢体的功能位及一定活动度，约束用具松紧度以能容纳1~2横指为宜，约束部位应给予皮肤保护。

（2）约束用具应固定在患者不可及处，不应固定于可移动物体上。

（3）使用约束用具时尽量避开输液部位、手术伤口及皮损处。

3. 患者观察

应观察受约束部位的血液循环。不当约束会影响血液循环，造成患者神经血管损伤，甚至会出现生命体征变化、意识障碍程度加重等情况。

非预期情境处置

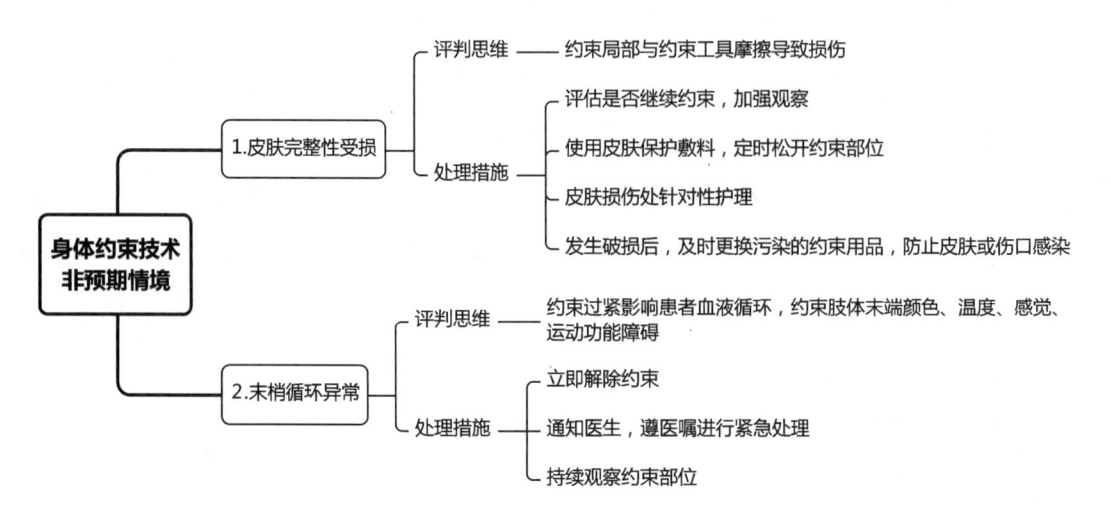

第二节　轴线翻身技术

肖欢　王成爽

背景知识

　　轴线翻身是指将患者头、颈、胸、腰骶椎、腿保持在一条直线上,同时同向翻动的卧位更换方法。

　　由于颅脑、脊髓损伤等需行牵引治疗的患者,在治疗过程中会长时间处于被动体位,血液循环和代谢功能下降,极易发生压力性损伤。翻身是预防和治疗压力性损伤有效且简单的方法之一。但一般的翻身方法,不能保证患者头、颈、躯干保持在同一水平,容易使患者头部转动过度,或患者身体屈曲,引起损伤部位错位、牵引无效等问题。轴线翻身则可以最大限度保证患者身体呈直线状态,减少意外发生。

　　轴线翻身技术包括二人协助法和三人协助法,前者适用于脊髓受损及脊椎手术后患者,后者适用于颈椎损伤患者。

　　需要注意的是,护士在进行轴线翻身过程中,不当的用力姿势、腰部频繁超负荷负重及弯腰会引起护士职业性腰背损伤。掌握轴线翻身技术,做好操作前准备,借助翻身设备及应用力学技巧则可以有效减少护士职业性损伤的发生。

◻ 操作流程

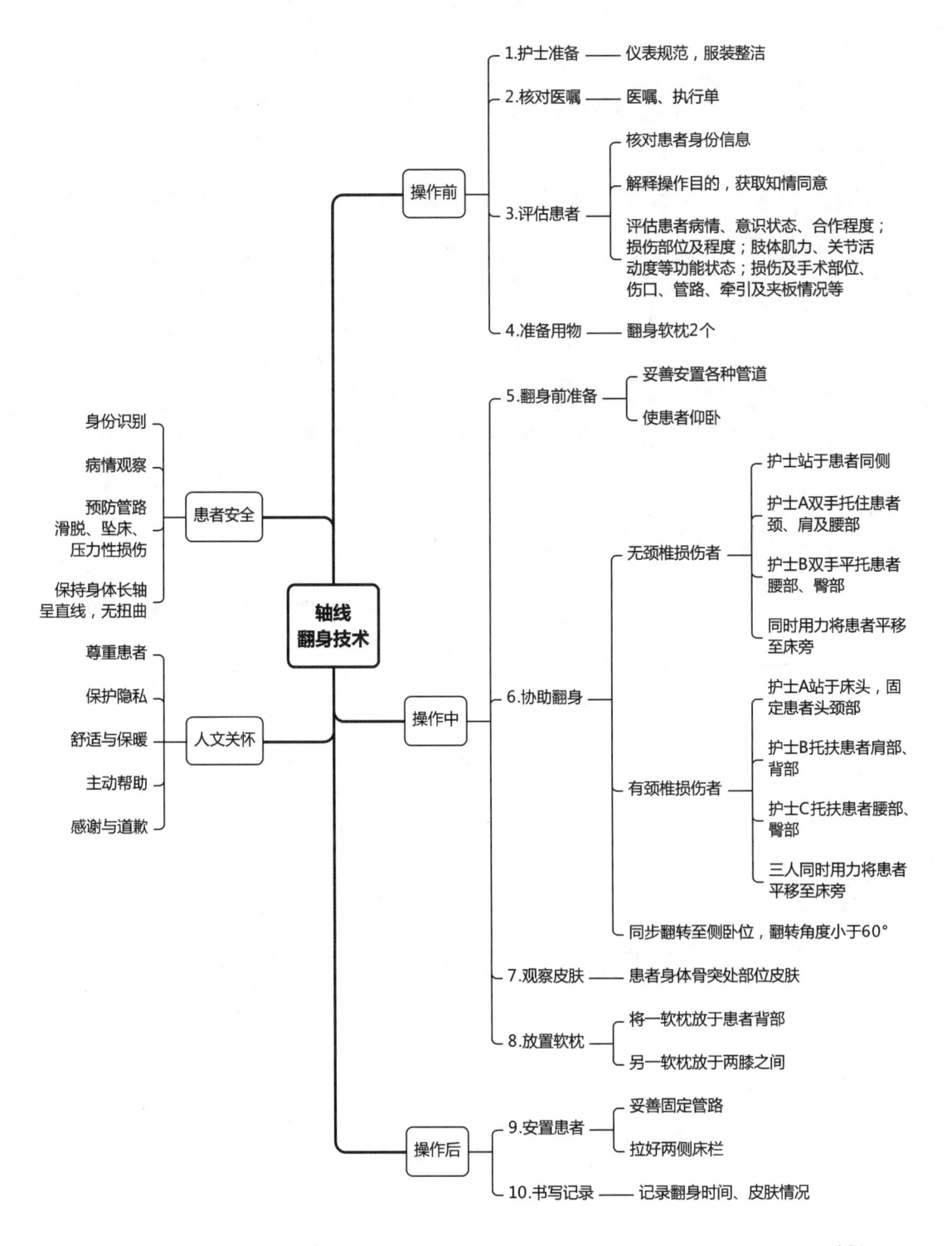

注意事项

1. 移动患者

（1）患者有颈椎损伤时，勿扭曲或旋转患者的头部，以免加重神经损伤引起呼吸肌麻痹。

（2）护士要注意节力原则，预防职业性腰背痛。对于过度肥胖患者，应由 4~5 人共同完成轴线翻身技术。

2. 翻身

（1）颈椎和颅骨牵引的患者，翻身时不放松牵引。

（2）翻转时保持患者的头、颈、肩、腰、髋在同一水平线。

（3）翻身角度不宜超过 60°，避免由于脊柱负重增大而引发二次伤害。

非预期情境处置

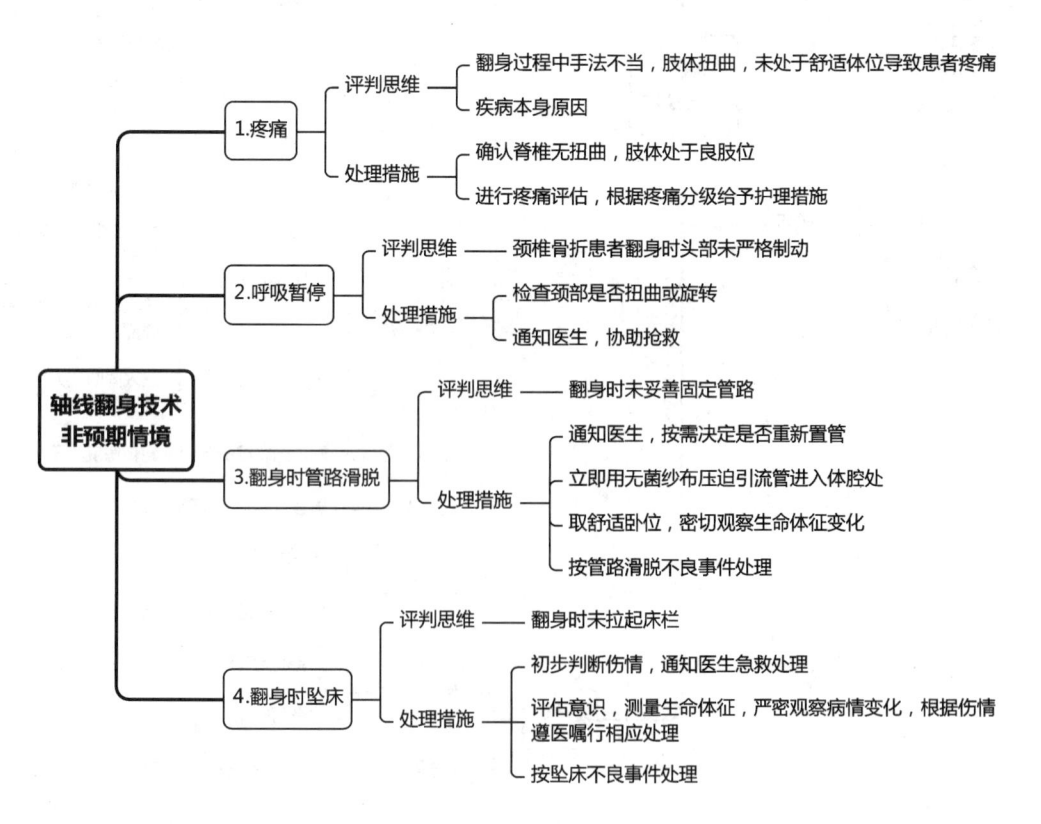

第三节 温水/乙醇拭浴技术

吴德芳 瞿茜 ◀

📖 背景知识

冷疗法是临床上常用的物理降温方法,利用低于人体温度的物质作用于体表皮肤,通过神经传导引起皮肤和内脏器官的收缩,从而改变机体各系统体液循环和新陈代谢,达到局部或全身降温的一种治疗方法,适用于高热、中暑等患者。其中温水/乙醇拭浴方法是利用蒸发散热原理为高热患者降温。在为高热患者进行拭浴时,温水/乙醇在皮肤上迅速蒸发,可吸收和带走机体大量的热量,从而达到降温的效果。

冷疗最早出现在公元前 3500 年古老的医学文献 Edwin Smith Papyrus 中。著名的古希腊解剖学家、外科医生 Claudius Galen 用冷灌注治疗细菌热。著名古代中医华佗让发热的患者脱去衣物后浸泡在花园石槽中,帮助患者降温。

冷疗法作为临床常用的护理技术,根据应用的面积及方式,冷疗法可分为局部冷疗法和全身冷疗法。局部冷疗法包括冰袋、冰囊、冰帽、化学制冷袋的使用和冷湿敷法;全身冷疗法包括温水擦浴、乙醇拭浴等。温水拭浴因其操作简单、成本低、高效无毒、患者依从性好及不良反应少等优点而被广泛应用。本节将重点介绍冷疗法中的温水/乙醇拭浴法。

操作流程

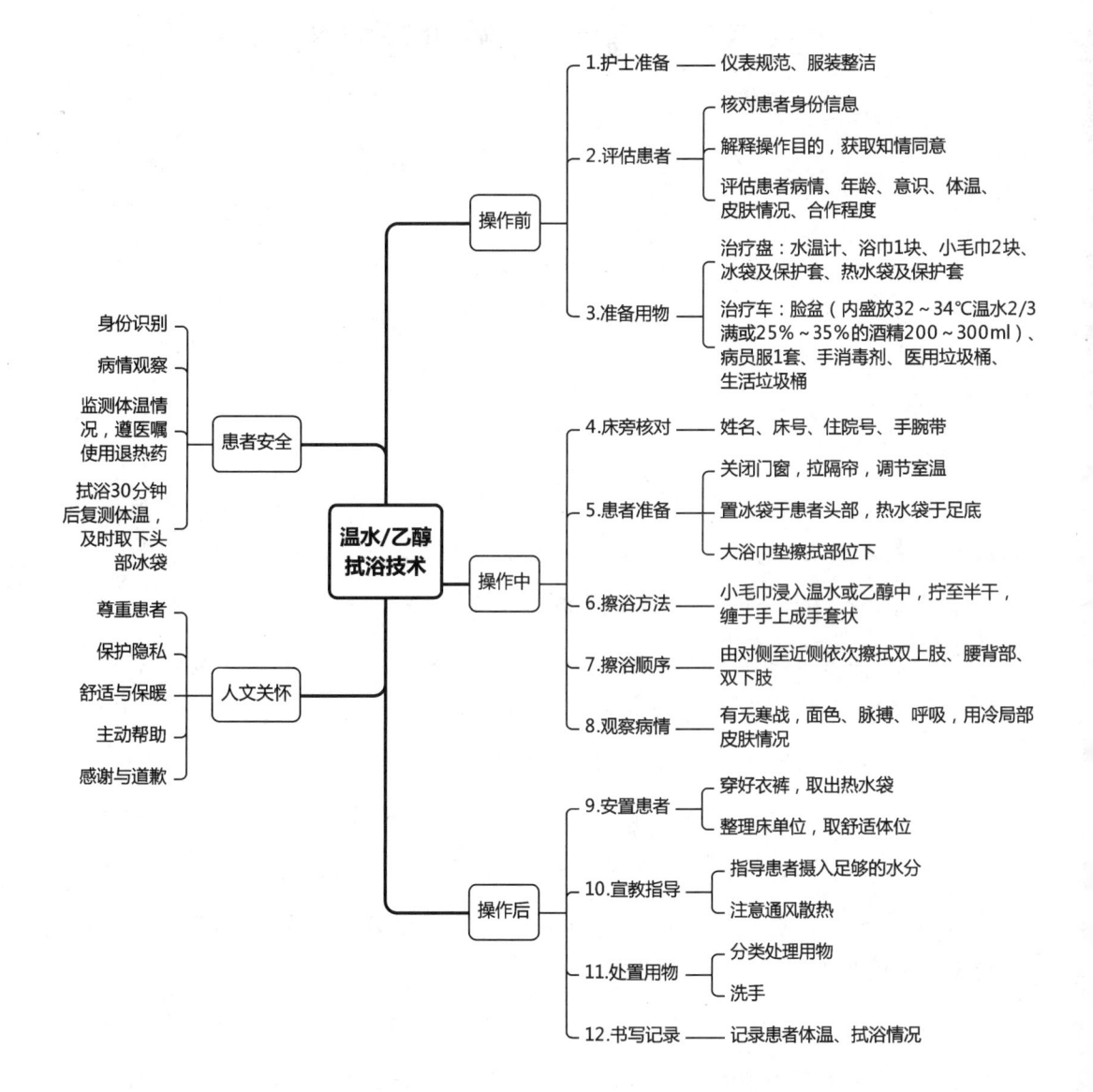

注意事项

1. 禁忌证

（1）对冷敏感的患者不宜用物理降温，因为冷刺激会导致寒战，横纹肌产热增加，影响降温效果。

（2）酒精过敏患者、婴幼儿（易造成中毒，甚至昏迷和死亡）、血液病高热患者（易导致或加重出血)禁用酒精擦拭。

2. 擦浴方法

(1) 注意保暖及隐私保护,每次只暴露正在擦洗部位。避开患者心前区、腹部、后颈及足底部位。

(2) 每次擦拭时间 20 min 内为宜,每侧肢体和背腰部擦拭 3 min 为宜,反复物理降温需间隔 1 h,避免继发效应产生与冷疗相反的作用。

(3) 拭浴时,以轻拍方式进行,避免因摩擦易生热。

非预期情境处置

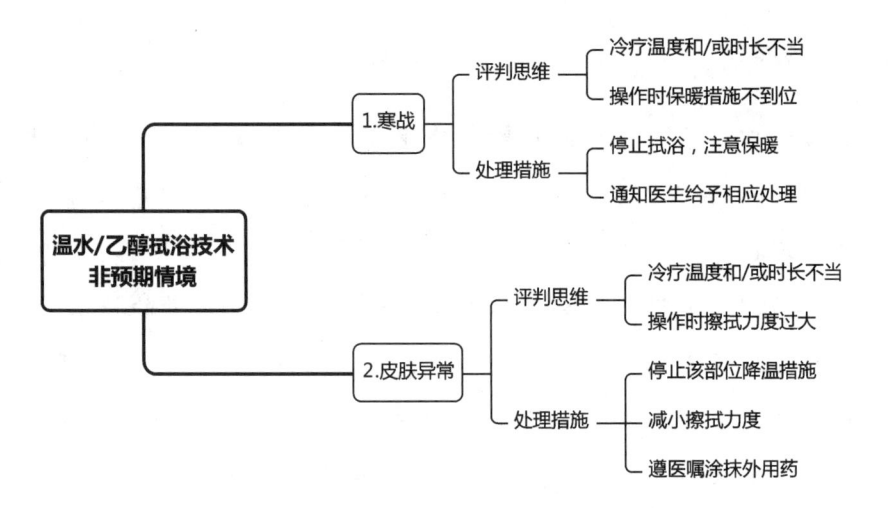

第四节　口腔护理技术

刘伟权　江韵

背景知识

口腔护理是应用专门的口腔护理用品与合适的口腔护理液为患者进行口腔清洁，以清洁滋润口腔、消除菌斑、预防或缓解口腔异味、防止口腔感染的护理技术。随着护理学的发展，口腔护理已从单纯的预防口腔疾病，发展为保持、促进口腔和身体健康，提高患者生活质量的技术。

口腔健康历史悠久，根据美国牙科协会记录，公元前2600年埃及就有牙科。公元前400年古希腊医生希波克拉底和公元前300年哲学家亚里士多德分别编撰了关于蛀牙、牙周病和拔牙的著作。公元700年左右，中国的医学文献记载了使用银浆作为汞合金来维持口腔健康的做法。我国现代口腔护理学是在护理学和口腔医学的交叉中发展起来，70年代后期发展相对快速，1990年我国成立中华护理学会口腔专业委员会。

含漱、口腔冲洗、口腔擦洗是目前口腔护理的常用方法，生理盐水、中药是目前常用的口腔护理液，其中中药口腔护理液有刺激性小、不易耐药、能促进唾液分泌、增进食欲的优点，具有较好的临床推广价值。传统的口腔护理多使用棉球进行口腔擦拭，清洁力度较弱，牙刷刷洗更易清除牙菌斑。目前常用的口腔刷洗工具包括电动牙刷、可吸引牙刷等。保持口腔卫生十分重要，尤其对昏迷、高热、禁食、血液病、口腔咽喉部疾病的患者，可起到预防感染的作用。

操作流程

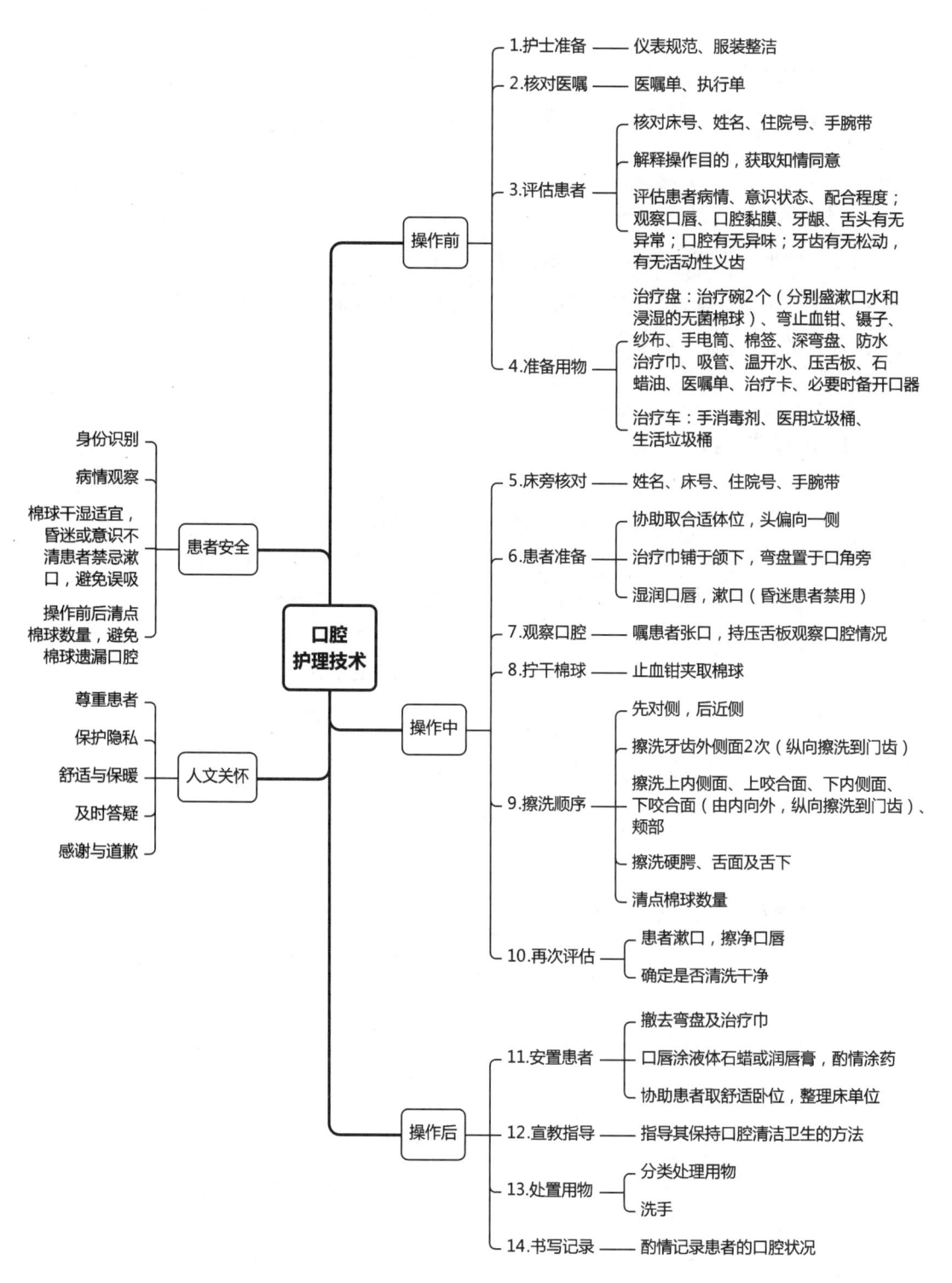

口腔护理技术

患者安全
- 身份识别
- 病情观察
- 棉球干湿适宜，昏迷或意识不清患者禁忌漱口，避免误吸
- 操作前后清点棉球数量，避免棉球遗漏口腔

人文关怀
- 尊重患者
- 保护隐私
- 舒适与保暖
- 及时答疑
- 感谢与道歉

操作前
- 1.护士准备 —— 仪表规范、服装整洁
- 2.核对医嘱 —— 医嘱单、执行单
- 3.评估患者
  - 核对床号、姓名、住院号、手腕带
  - 解释操作目的，获取知情同意
  - 评估患者病情、意识状态、配合程度；观察口唇、口腔黏膜、牙龈、舌头有无异常；口腔有无异味；牙齿有无松动，有无活动性义齿
- 4.准备用物
  - 治疗盘：治疗碗2个（分别盛漱口水和浸湿的无菌棉球）、弯止血钳、镊子、纱布、手电筒、棉签、深弯盘、防水治疗巾、吸管、温开水、压舌板、石蜡油、医嘱单、治疗卡、必要时备开口器
  - 治疗车：手消毒剂、医用垃圾桶、生活垃圾桶

操作中
- 5.床旁核对 —— 姓名、床号、住院号、手腕带
- 6.患者准备
  - 协助取合适体位，头偏向一侧
  - 治疗巾铺于颌下，弯盘置于口角旁
  - 湿润口唇，漱口（昏迷患者禁用）
- 7.观察口腔 —— 嘱患者张口，持压舌板观察口腔情况
- 8.拧干棉球 —— 止血钳夹取棉球
- 9.擦洗顺序
  - 先对侧，后近侧
  - 擦洗牙齿外侧面2次（纵向擦洗到门齿）
  - 擦洗上内侧面、上咬合面、下内侧面、下咬合面（由内向外，纵向擦洗到门齿）、颊部
  - 擦洗硬腭、舌面及舌下
  - 清点棉球数量
- 10.再次评估
  - 患者漱口，擦净口唇
  - 确定是否清洗干净

操作后
- 11.安置患者
  - 撤去弯盘及治疗巾
  - 口唇涂液体石蜡或润唇膏，酌情涂药
  - 协助患者取舒适卧位，整理床单位
- 12.宣教指导 —— 指导其保持口腔清洁卫生的方法
- 13.处置用物
  - 分类处理用物
  - 洗手
- 14.书写记录 —— 酌情记录患者的口腔状况

注意事项

1. 特殊情况

（1）昏迷患者禁止漱口；使用开口器时，应从臼齿处放入。

（2）佩戴义齿者，取下用冷水刷洗。

2. 操作要点

（1）棉球不可重复使用，一个棉球仅擦洗一个部位。

（2）血管钳夹取棉球时应将尖端包裹在棉球内，擦洗时动作轻柔，避免血管钳尖端损伤牙龈或粘膜，对凝血功能差的患者应当特别注意。

非预期情境处置

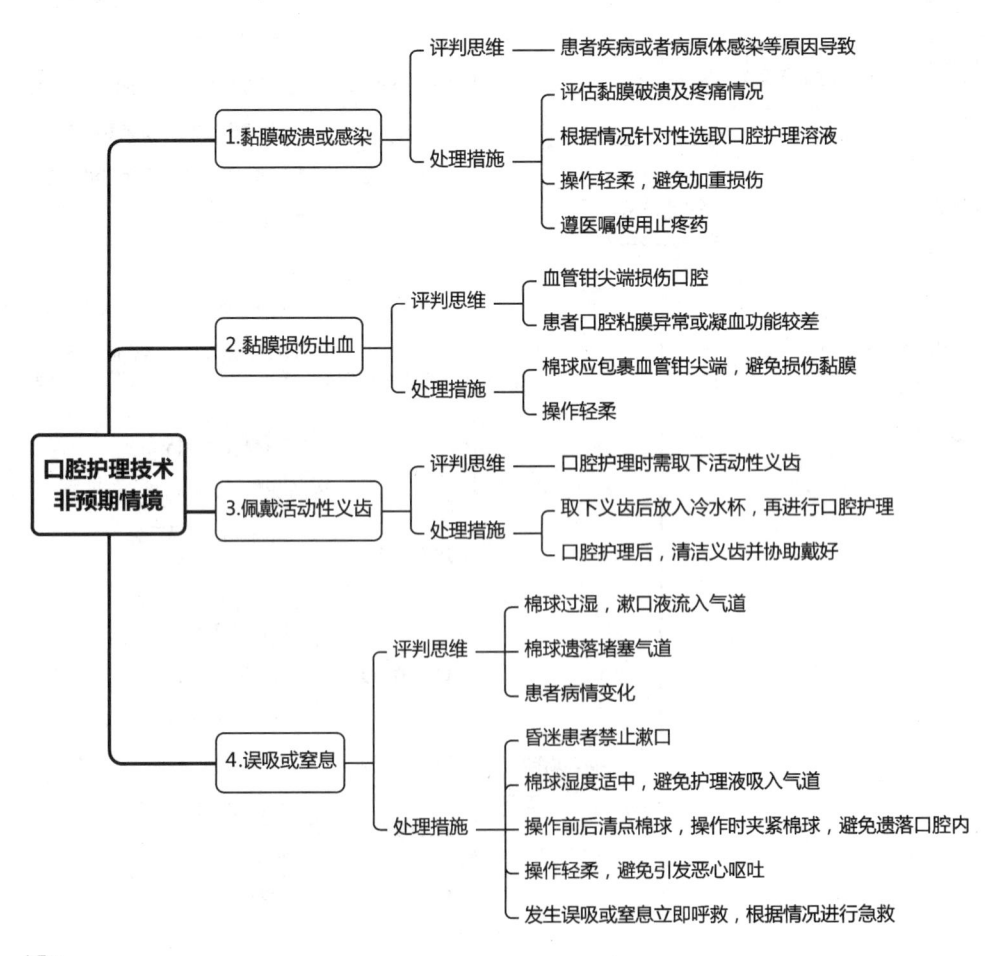

第五节　成人经口气管插管机械通气患者口腔护理技术

徐素琴　瞿茜

背景知识

成人经口气管插管术是将气管导管通过口腔经声门置入气管，为气道通畅、通气供氧等提供最佳条件的一种技术，是危重患者常用的抢救和治疗措施。

患者气管插管和牙垫的使用增加了其口腔护理的难度，使得口腔内分泌物无法彻底清除。同时患者口腔长期处于开放状态，不能经口进食和吞咽，口腔粘膜干燥，口腔的自净作用减弱。另外，经口气管插管机械通气患者通常病情危重，机体免疫力低下，容易发生口腔感染，进而导致呼吸机相关性肺炎（Ventilator-Associated Pneumonia，VAP）等。高质量的口腔护理是减少口腔感染、预防 VAP 的重要举措。

目前口腔护理溶液的选择多种多样，主要包括生理盐水、氯己定、双氧水、碳酸氢钠等。其中，0.12%氯己定含漱液被较多推荐用于经口气管插管患者的口腔护理。经口气管插管机械通气患者的口腔护理操作时间较长，操作难度和风险系数也较高。2021 年，中华护理学会发布《成人经口气管插管机械通气患者口腔护理》团体标准，为临床护理工作提供了操作规范。

🔲 **操作流程**

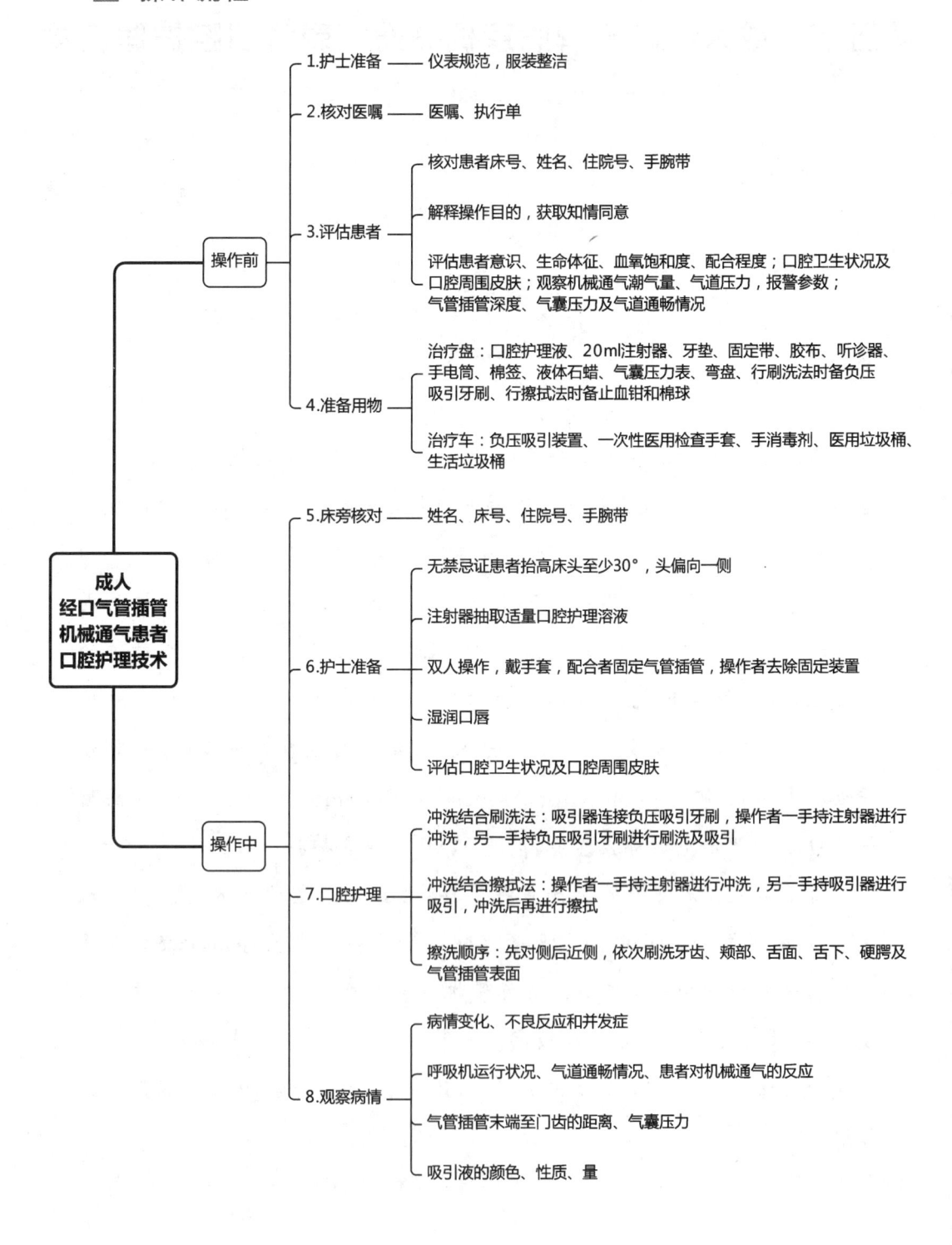

成人
经口气管插管
机械通气患者
口腔护理技术

操作前

- 1.护士准备 —— 仪表规范，服装整洁
- 2.核对医嘱 —— 医嘱、执行单
- 3.评估患者
  - 核对患者床号、姓名、住院号、手腕带
  - 解释操作目的，获取知情同意
  - 评估患者意识、生命体征、血氧饱和度、配合程度；口腔卫生状况及口腔周围皮肤；观察机械通气潮气量、气道压力，报警参数；气管插管深度、气囊压力及气道通畅情况
- 4.准备用物
  - 治疗盘：口腔护理液、20ml注射器、牙垫、固定带、胶布、听诊器、手电筒、棉签、液体石蜡、气囊压力表、弯盘、行刷洗法时备负压吸引牙刷、行擦拭法时备止血钳和棉球
  - 治疗车：负压吸引装置、一次性医用检查手套、手消毒剂、医用垃圾桶、生活垃圾桶

操作中

- 5.床旁核对 —— 姓名、床号、住院号、手腕带
- 6.护士准备
  - 无禁忌证患者抬高床头至少30°，头偏向一侧
  - 注射器抽取适量口腔护理溶液
  - 双人操作，戴手套，配合者固定气管插管，操作者去除固定装置
  - 湿润口唇
  - 评估口腔卫生状况及口腔周围皮肤
- 7.口腔护理
  - 冲洗结合刷洗法：吸引器连接负压吸引牙刷，操作者一手持注射器进行冲洗，另一手持负压吸引牙刷进行刷洗及吸引
  - 冲洗结合擦拭法：操作者一手持注射器进行冲洗，另一手持吸引器进行吸引，冲洗后再进行擦拭
  - 擦洗顺序：先对侧后近侧，依次刷洗牙齿、颊部、舌面、舌下、硬腭及气管插管表面
- 8.观察病情
  - 病情变化、不良反应和并发症
  - 呼吸机运行状况、气道通畅情况、患者对机械通气的反应
  - 气管插管末端至门齿的距离、气囊压力
  - 吸引液的颜色、性质、量

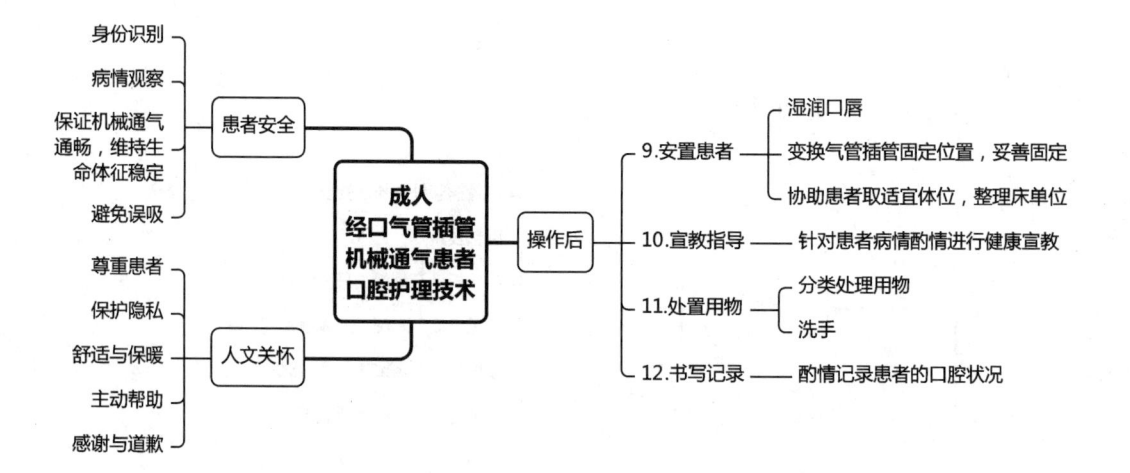

注意事项

1. 评估

（1）气管插管导管尖端位置：气管中部（位于声门下 4～5 cm）。一般插入深度距离门齿：男性 23～25 cm,女性 20～22 cm,视患者身高稍微调整。

（2）测量气囊压力：气囊充气后压力维持在 25～30 cmH_2O。

（3）评估患者口腔状况：采用 WHO 口腔黏膜炎分级标准。

2. 操作频次

每 6～8 h 进行 1 次口腔护理。

3. 操作要点

（1）应双人操作,保证气管插管末端至门齿的距离不变,操作者双手以下颌为支点,以拇指和食指固定气管插管。

（2）方法首选冲洗结合刷洗法,对于 Ⅱ 级及以上口腔黏膜炎、有出血或出血倾向的患者,宜选择冲洗结合擦拭法。

（3）清洁一侧口腔时,应将气管插管移向对侧白齿处。

（4）应动作轻柔,避免触及咽喉部,同时防止气管插管及固定装置压迫舌或口唇。

（5）负压吸引值应控制在 -80～-120 mmHg,按需进行口鼻、气道、声门下吸引。

（6）冲洗时注液速度不宜过快,擦拭时棉球以不滴水为宜。

（7）对于呼吸道传染性疾病患者,应按要求进行隔离和做好个人防护。

非预期情境处置

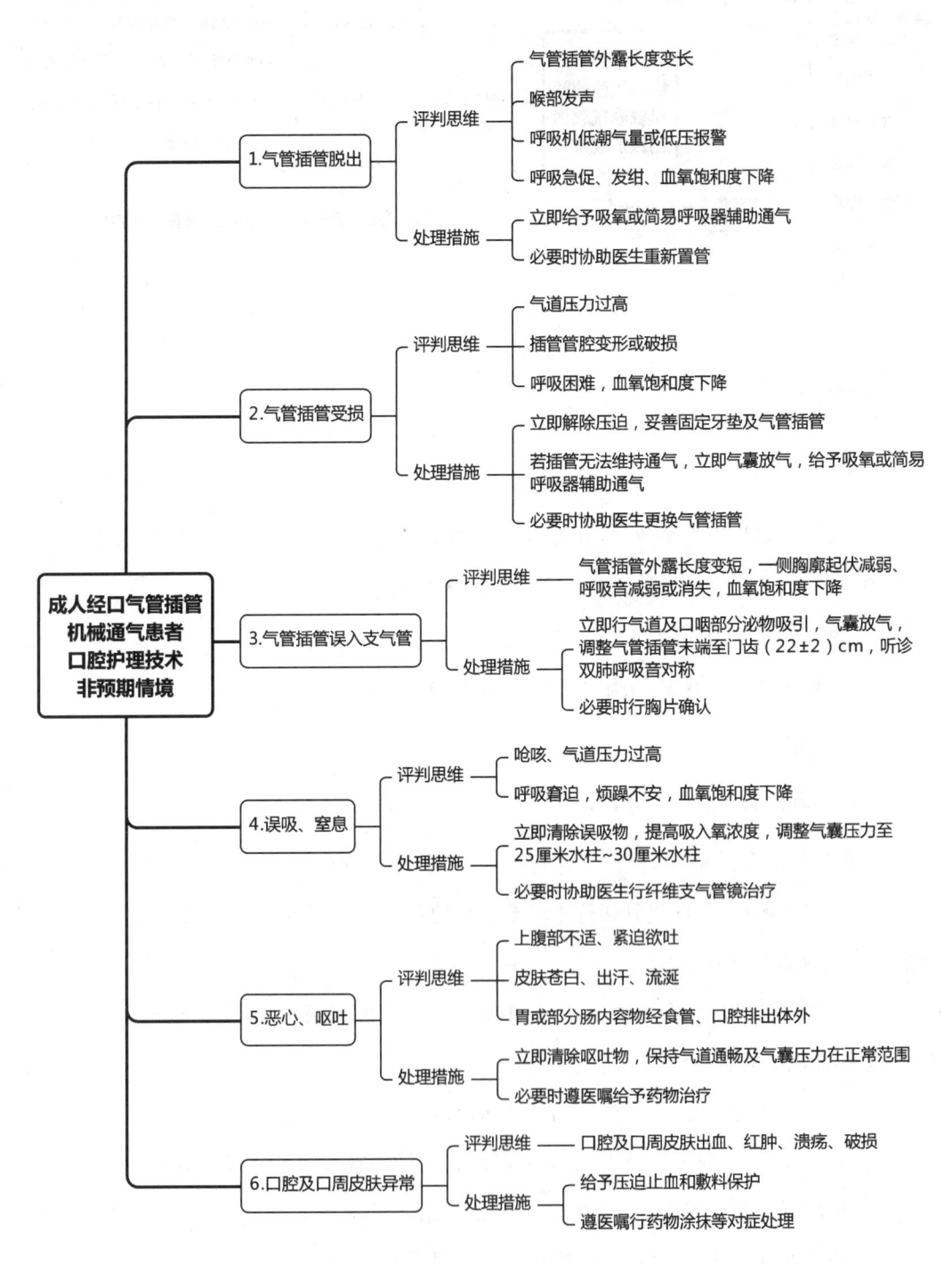

标本采集

Chapter 8

Specimen Collection

第一节　静脉血标本采集技术

曹鑫彦　柯键

▢ 背景知识

静脉血标本采集(Intravenous Blood Sampling)是运用采血器具如真空负压装置、采血针、注射器等，将人体静脉血液转移至标本盛装容器，主要用于血常规检查、生化检查、微生物培养、交叉配血等。

静脉血标本是临床检验分析标本的重要组成部分，其检验结果的准确性对疾病的诊断和治疗起到至关重要的作用，同时也关系到患者对医疗服务的评价。目前真空采血技术在临床上广泛应用，具有安全可靠、准确高效、操作方便、自动定量等优点，能节省采血时间，减少医患双方感染概率，提高检验质量。

但静脉血标本采集器具极易给医护人员带来"针刺伤"风险。安全型器具的推广和使用成为临床静脉血标本采集技术的必由之路。静脉血标本的采集通常采用真空采血法，真空采血管在 1937 年被发明，1943 年美国 BD 公司率先推出商业化的真空采血系统。目前临床上应用的真空采血器具主要为分体式采血针，即一次性静脉采血针，往往和一次性真空采血管配合使用，其弊端是当采血完毕后，针尖裸露在外，缺乏防针刺保护装置，容易造成针刺伤。美国疾病预防控制中心于 2000 年提出安全器具的设计可以避免 62%～88% 的针刺伤，基本原理是在撤针时钢针自动收纳于装置内，钢针被包裹，有效降低针刺伤的风险。目前临床上还有按压回弹式采血针、蝶形回缩采血针、可见回血防针刺采血器等安全防针刺器具。

🔲 操作流程

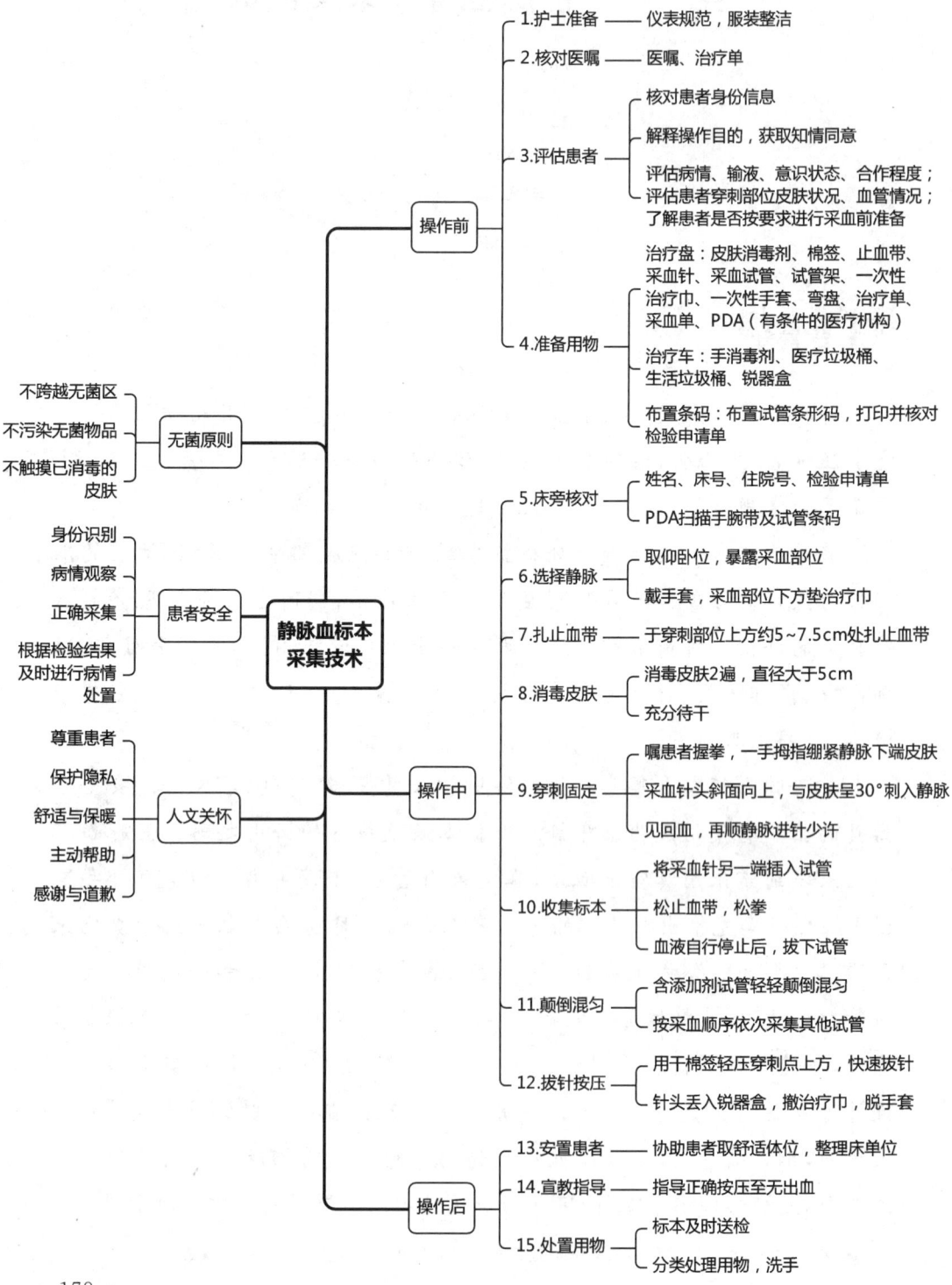

- 不跨越无菌区
- 不污染无菌物品
- 不触摸已消毒的皮肤
  - **无菌原则**

- 身份识别
- 病情观察
- 正确采集
- 根据检验结果及时进行病情处置
  - **患者安全**

- 尊重患者
- 保护隐私
- 舒适与保暖
- 主动帮助
- 感谢与道歉
  - **人文关怀**

静脉血标本采集技术

操作前
- 1.护士准备 —— 仪表规范，服装整洁
- 2.核对医嘱 —— 医嘱、治疗单
- 3.评估患者
  - 核对患者身份信息
  - 解释操作目的，获取知情同意
  - 评估病情、输液、意识状态、合作程度；评估患者穿刺部位皮肤状况、血管情况；了解患者是否按要求进行采血前准备
- 4.准备用物
  - 治疗盘：皮肤消毒剂、棉签、止血带、采血针、采血试管、试管架、一次性治疗巾、一次性手套、弯盘、治疗单、采血单、PDA（有条件的医疗机构）
  - 治疗车：手消毒剂、医疗垃圾桶、生活垃圾桶、锐器盒
  - 布置条码：布置试管条形码，打印并核对检验申请单

操作中
- 5.床旁核对
  - 姓名、床号、住院号、检验申请单
  - PDA扫描手腕带及试管条码
- 6.选择静脉
  - 取仰卧位，暴露采血部位
  - 戴手套，采血部位下方垫治疗巾
- 7.扎止血带 —— 于穿刺部位上方约5~7.5cm处扎止血带
- 8.消毒皮肤
  - 消毒皮肤2遍，直径大于5cm
  - 充分待干
- 9.穿刺固定
  - 嘱患者握拳，一手拇指绷紧静脉下端皮肤
  - 采血针头斜面向上，与皮肤呈30°刺入静脉
  - 见回血，再顺静脉进针少许
- 10.收集标本
  - 将采血针另一端插入试管
  - 松止血带，松拳
  - 血液自行停止后，拔下试管
- 11.颠倒混匀
  - 含添加剂试管轻轻颠倒混匀
  - 按采血顺序依次采集其他试管
- 12.拔针按压
  - 用干棉签轻压穿刺点上方，快速拔针
  - 针头丢入锐器盒，撤治疗巾，脱手套

操作后
- 13.安置患者 —— 协助患者取舒适体位，整理床单位
- 14.宣教指导 —— 指导正确按压至无出血
- 15.处置用物
  - 标本及时送检
  - 分类处理用物，洗手

注意事项

1. 采血时机

（1）空腹采血：采血前至少禁食 8 h，以 12～14 h 为宜，空腹期间可少量饮水。

（2）输液时采血：宜在输液结束 3 h 后采血。对于输注成份代谢缓慢且严重影响检测结果（如脂肪乳剂）时，宜在下次输注前采血。在输液时如需急采血标本，宜在输液的对侧肢体或同侧肢体输液点的远端采血。

2. 采血部位

首选手臂肘前区静脉，优先顺序依次为正中静脉、头静脉及贵要静脉。不宜选择的静脉包括：手腕内侧静脉，足踝处静脉，乳腺癌根治术后同侧上肢静脉（3 个月后无特殊并发症可采血），化疗药物注射后的静脉，血液透析患者动静脉造瘘侧手臂的静脉，穿刺部位有皮损、炎症、结痂、疤痕的静脉等。

3. 采血要求

（1）采血针：根据静脉的特点、位置、采血量选择合适的采血针型号，一般选用 22G 采血针；凝血功能与血小板功能相关检测、采血量大于 20 ml 时宜使用 21G 及以下的采血针。

（2）采集顺序：对多个组合项目应用真空采血器采血时，宜按下列顺序：

血培养瓶→柠檬酸钠抗凝采血管→血清采血管→含有或不含分离胶的肝素抗凝采血管→含有或不含分离胶的 EDTA 抗凝采血管→葡萄糖酵解抑制采血管。

（3）血量要求：采血量达到真空负压管推荐量可以降低溶血的发生，因此采血量应等待至采血管负压耗尽，血液停止流出为宜。

（4）导管采血：

① 因导管常伴有定植菌存在，除非怀疑有导管相关的血流感染，否则不应从静脉/动脉留置导管取血。

② 特殊情况只能从静脉留置导管中采血时，对于凝血功能检测宜弃去最初的 5 ml 或 6 倍管腔体积的血液，对于其他检测宜弃去最初的 2 倍管腔体积的血液。

4. 标本送检

标本采集后宜在 2 h 内完成送检。

🔲 **非预期情境处置**

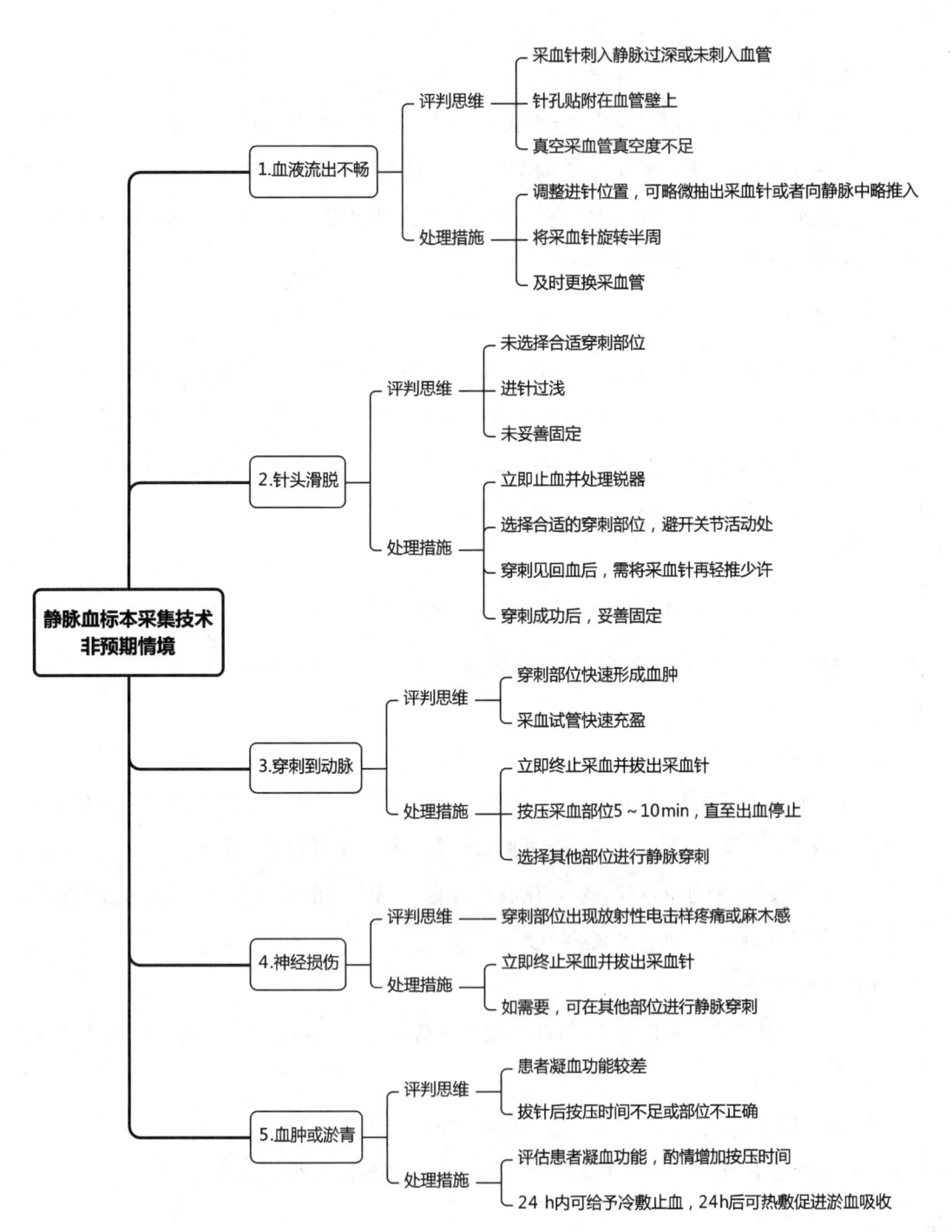

静脉血标本采集技术
非预期情境

1.血液流出不畅
- 评判思维
  - 采血针刺入静脉过深或未刺入血管
  - 针孔贴附在血管壁上
  - 真空采血管真空度不足
- 处理措施
  - 调整进针位置,可略微抽出采血针或者向静脉中略推入
  - 将采血针旋转半周
  - 及时更换采血管

2.针头滑脱
- 评判思维
  - 未选择合适穿刺部位
  - 进针过浅
  - 未妥善固定
- 处理措施
  - 立即止血并处理锐器
  - 选择合适的穿刺部位,避开关节活动处
  - 穿刺见回血后,需将采血针再轻推少许
  - 穿刺成功后,妥善固定

3.穿刺到动脉
- 评判思维
  - 穿刺部位快速形成血肿
  - 采血试管快速充盈
- 处理措施
  - 立即终止采血并拔出采血针
  - 按压采血部位5～10min,直至出血停止
  - 选择其他部位进行静脉穿刺

4.神经损伤
- 评判思维
  - 穿刺部位出现放射性电击样疼痛或麻木感
- 处理措施
  - 立即终止采血并拔出采血针
  - 如需要,可在其他部位进行静脉穿刺

5.血肿或淤青
- 评判思维
  - 患者凝血功能较差
  - 拔针后按压时间不足或部位不正确
- 处理措施
  - 评估患者凝血功能,酌情增加按压时间
  - 24 h内可给予冷敷止血,24h后可热敷促进淤血吸收

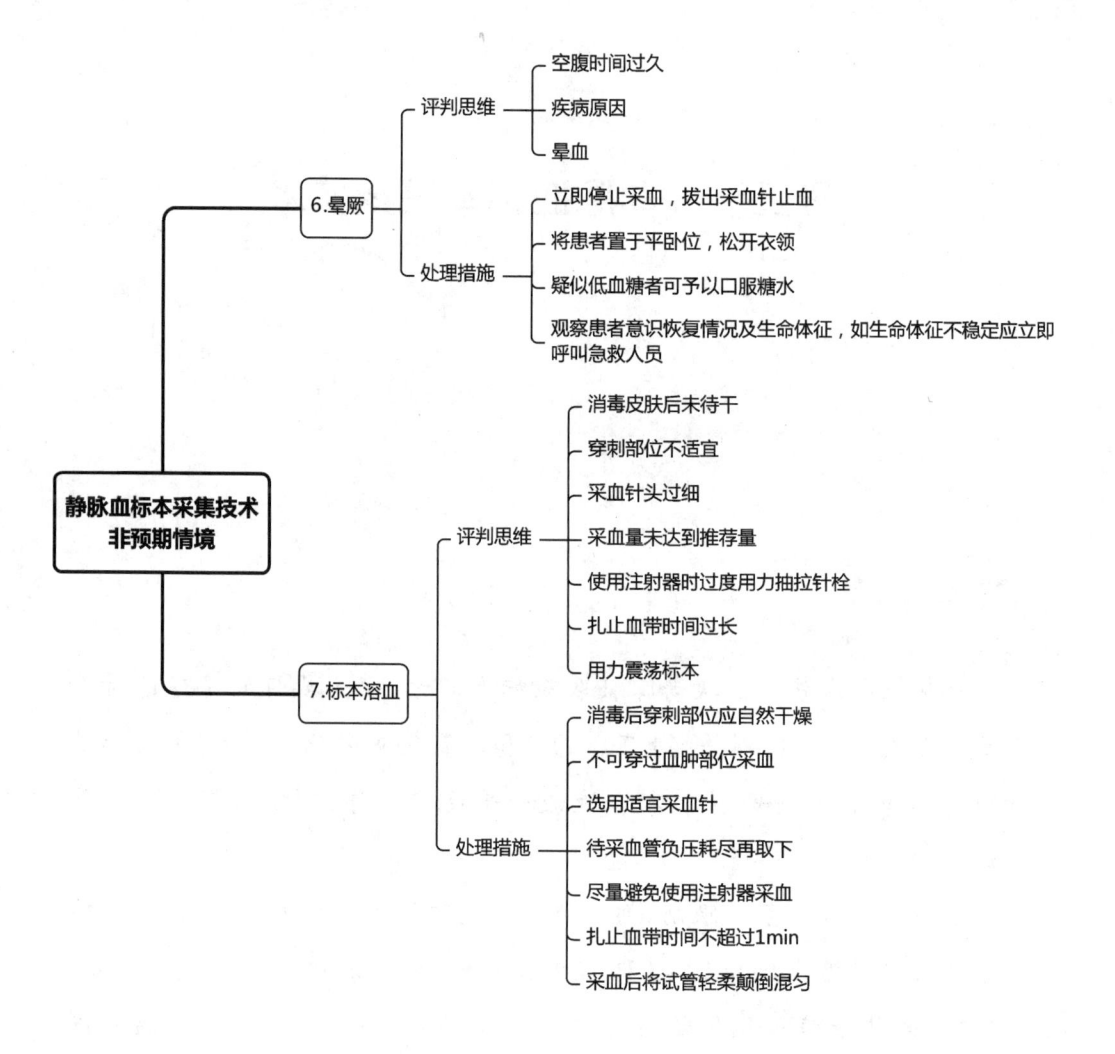

第二节 动脉血标本采集技术

曹鑫彦 柯键

背景知识

　　动脉血标本采集是从动脉抽取血标本的方法，主要目的是通过对人体动脉血液中的 pH 值、氧分压（PO_2）和二氧化碳分压（PCO_2）等指标进行测量，对人体的呼吸功能和血液酸碱平衡状态作出评估，即动脉血气分析。

　　过去由于医疗条件限制，判断缺氧只能靠临床症状进行评估，而酸碱失衡也仅仅根据症状和 CO_2CP（二氧化碳结合力）来判断。自 20 世纪 50 年代，丹麦传染病医院化学实验室负责人 Poul Astrup 与从事无线电技术的公司合作研制出第一台血气分析仪以来，动脉血标本采集技术以及动脉血气分析在临床上逐渐应用广泛。20 世纪 60 年代，操作者主要由临床医师实施动脉穿刺和血标本采集技术，但进入 20 世纪 70 年代，护理人员开始执行此项技术。

　　动脉血气分析目前是危重症患者的重要监测手段。适用于呼吸系统疾病、肾脏功能异常、心脏血管系统疾病、休克、使用呼吸机及接受氧气治疗的患者。它能客观地反映人体的呼吸功能和代谢功能，是诊断呼吸衰竭和酸碱平衡紊乱最可靠的指标，对指导氧疗和机械通气等具有重要意义。规范采集动脉血有助于提高动脉血气分析报告的准确性，降低操作相关并发症的发生率。

操作流程

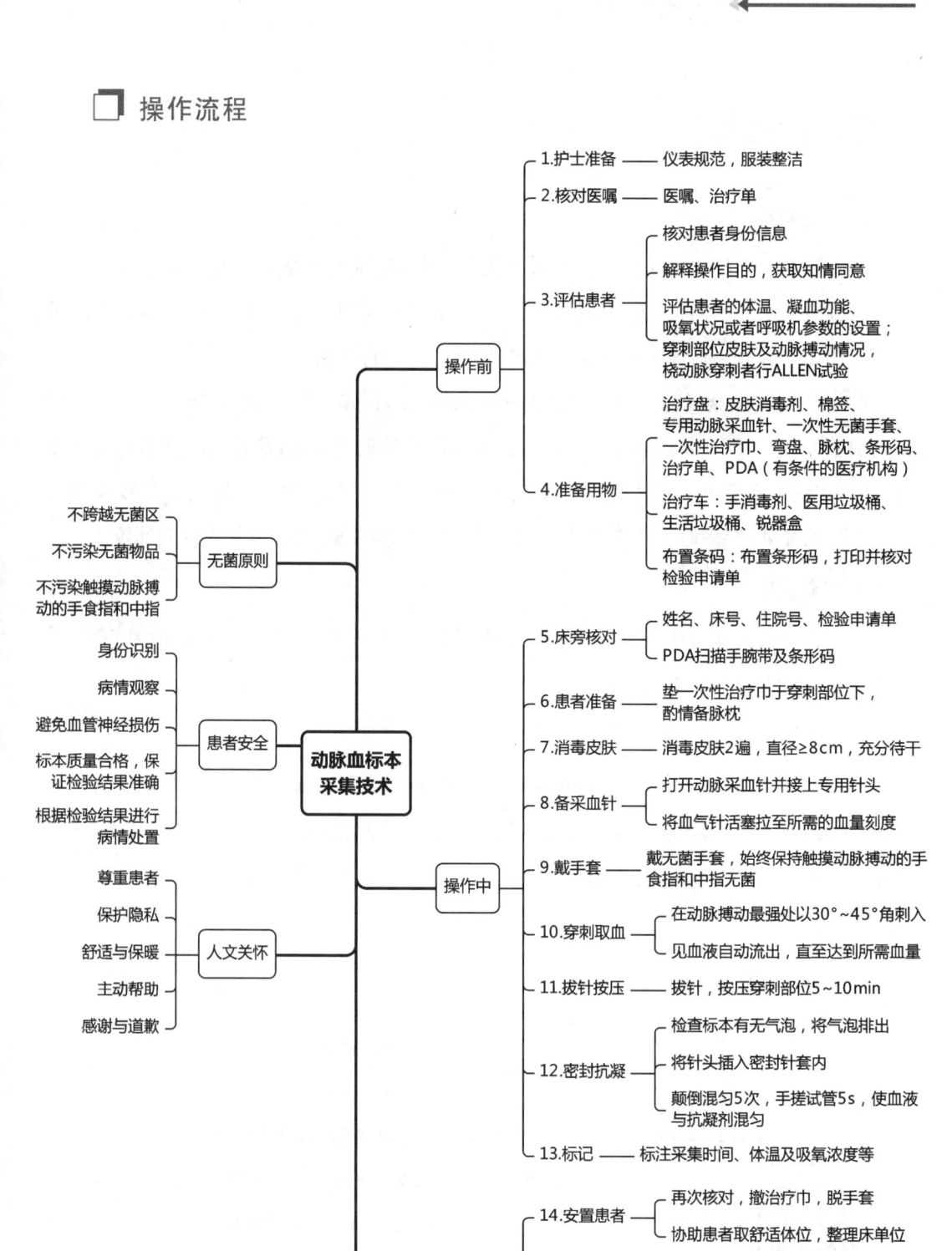

注意事项

1. 采血部位

（1）采血部位：首选桡动脉，然后依次为肱动脉（儿童尤其是婴幼儿不推荐），足背动脉，股动脉（新生儿禁用）。头皮动脉常用于婴幼儿动脉穿刺。如选择桡动脉穿刺，需采用改良 ALLEN 试验评估患者侧支循环情况，阴性方可进行穿刺。

（2）定位方法：桡动脉穿刺点为距腕横纹约 1～2 cm，距手臂外侧 0.5～1 cm 处，动脉搏动明显处；肱动脉穿刺点为肱二头肌内侧沟动脉搏动最明显处；足背动脉穿刺点为足背内、外踝连线中点至第一跖骨间隙的中点，动脉搏动最明显处；股动脉穿刺点为腹股沟股动脉搏动明显处，穿刺时患者取仰卧位，下肢伸直略外展外旋，以充分暴露穿刺部位。

2. 密封抗凝

采血完毕应立即将针头插入密封针套内或使用密封帽密封，将标本颠倒混匀 5 次，手搓试管 5 s，以保证抗凝剂完全作用。

3. 标本保存送检要求

采血后应立即送检，并在 30 min 内完成检测，根据需要记录患者的生命体征及吸氧情况；如进行乳酸检测，需在 15 min 内完成检测。如果无法在采血 30 min 内完成检测，应将血标本放在 0～4 ℃低温保存，且避免标本与冰直接接触，以免导致溶血。

非预期情境处置

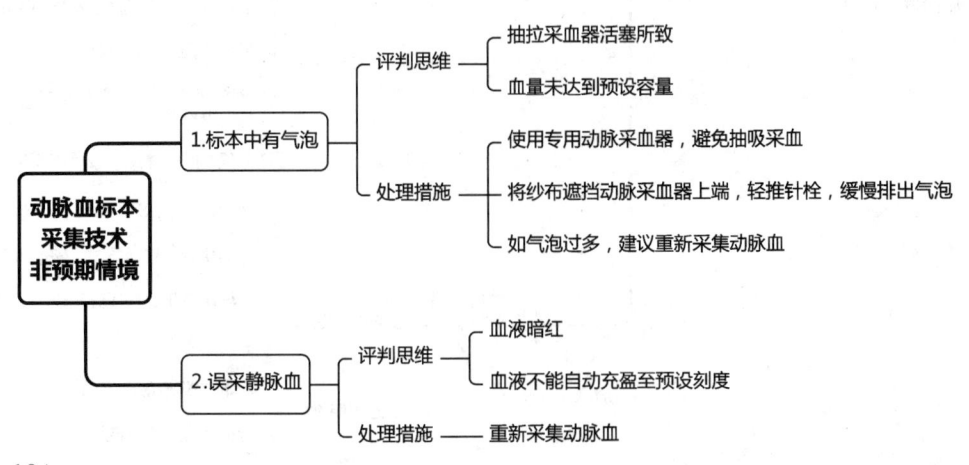

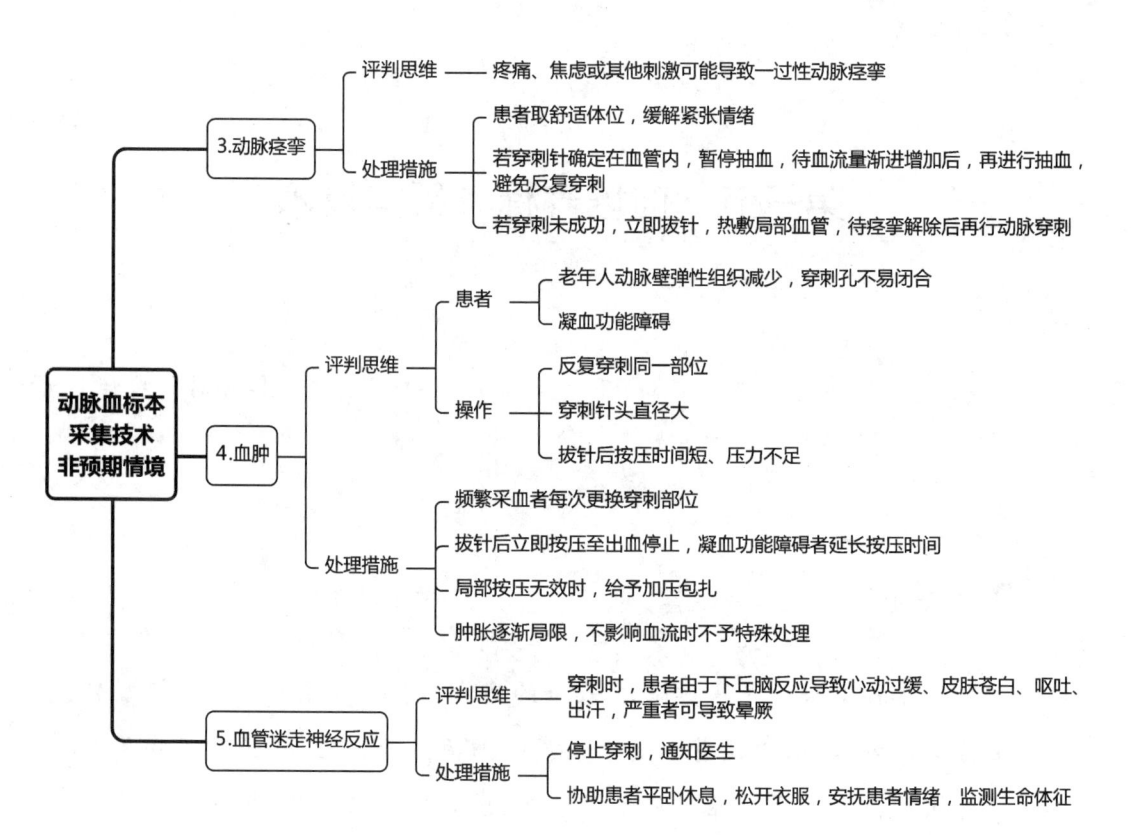

动脉血标本采集技术非预期情境

3.动脉痉挛
  评判思维 —— 疼痛、焦虑或其他刺激可能导致一过性动脉痉挛
  处理措施
    患者取舒适体位，缓解紧张情绪
    若穿刺针确定在血管内，暂停抽血，待血流量渐进增加后，再进行抽血，避免反复穿刺
    若穿刺未成功，立即拔针，热敷局部血管，待痉挛解除后再行动脉穿刺

4.血肿
  评判思维
    患者
      老年人动脉壁弹性组织减少，穿刺孔不易闭合
      凝血功能障碍
    操作
      反复穿刺同一部位
      穿刺针头直径大
      拔针后按压时间短、压力不足
  处理措施
    频繁采血者每次更换穿刺部位
    拔针后立即按压至出血停止，凝血功能障碍者延长按压时间
    局部按压无效时，给予加压包扎
    肿胀逐渐局限，不影响血流时不予特殊处理

5.血管迷走神经反应
  评判思维 —— 穿刺时，患者由于下丘脑反应导致心动过缓、皮肤苍白、呕吐、出汗，严重者可导致晕厥
  处理措施
    停止穿刺，通知医生
    协助患者平卧休息，松开衣服，安抚患者情绪，监测生命体征

第三节　血培养标本采集技术

背景知识

　　血培养标本采集是通过静脉采血的方式,将新鲜离体的血液标本转移至标本盛装容器,以便营养要求较高的细菌生长繁殖,从而确定病原菌的一种操作技术。血培养应用于菌血症、感染性心内膜炎、导管相关性感染的病因学诊断,通常在患者寒战或发热初起时采集诊断效果最佳。

　　19 世纪末,德国著名细菌学家 Robert Koch 成功制备了固体培养基,并发明了玻璃平皿,极大地推动了细菌的分离、培养和鉴别技术,同时也促进了成品预装培养基平皿的发展。1897 年,美国病理学家 Wyatt Johnston 等采用该技术比较血清及全血溶液培养伤寒杆菌的效果。1898 年,国外研究报道将血培养用于发现引起急性心内膜炎的定植菌。而随着全自动化技术的发展,1990 年荷兰 Organon 公司生产了第一台全自动血培养系统和第一代培养瓶,全自动血培养系统也随之普及并应用至今。1957 年,我国将血培养用于鉴别诊断亚急性细菌性心内膜炎。

　　通过血培养明确病原体类型可减少抗生素的误用和滥用,能有效改善患者的预后,减轻患者疾病负担。目前,血培养常作为诊断血流性感染的金标准,规范化的血培养标本采集流程是保证培养结果准确性的关键。

操作流程

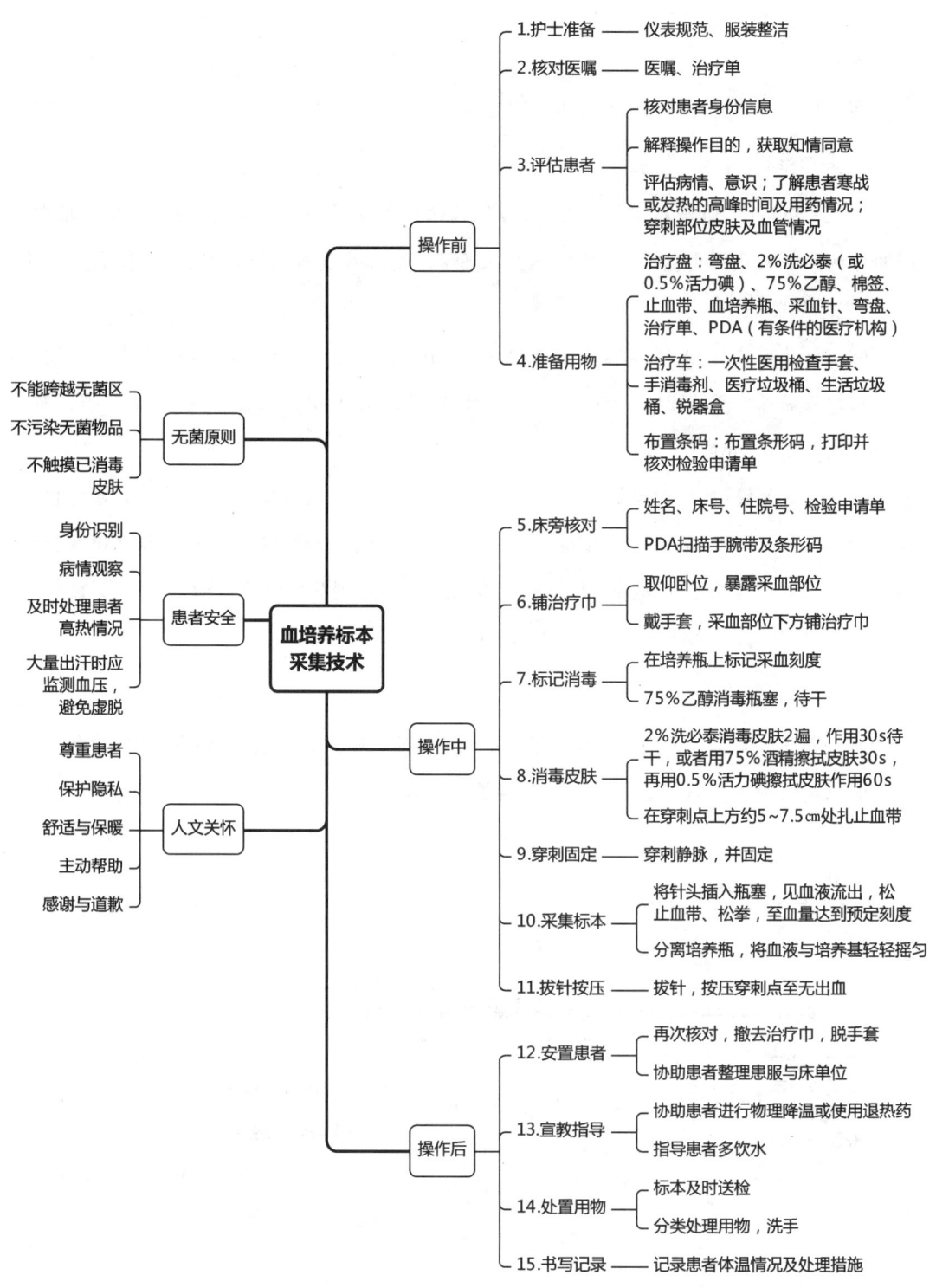

无菌原则
- 不能跨越无菌区
- 不污染无菌物品
- 不触摸已消毒皮肤

患者安全
- 身份识别
- 病情观察
- 及时处理患者高热情况
- 大量出汗时应监测血压，避免虚脱

人文关怀
- 尊重患者
- 保护隐私
- 舒适与保暖
- 主动帮助
- 感谢与道歉

血培养标本采集技术

操作前
1. 护士准备 —— 仪表规范、服装整洁
2. 核对医嘱 —— 医嘱、治疗单
3. 评估患者
   - 核对患者身份信息
   - 解释操作目的，获取知情同意
   - 评估病情、意识；了解患者寒战或发热的高峰时间及用药情况；穿刺部位皮肤及血管情况
4. 准备用物
   - 治疗盘：弯盘、2%洗必泰（或0.5%活力碘）、75%乙醇、棉签、止血带、血培养瓶、采血针、弯盘、治疗单、PDA（有条件的医疗机构）
   - 治疗车：一次性医用检查手套、手消毒剂、医疗垃圾桶、生活垃圾桶、锐器盒
   - 布置条码：布置条形码，打印并核对检验申请单

操作中
5. 床旁核对
   - 姓名、床号、住院号、检验申请单
   - PDA扫描手腕带及条形码
6. 铺治疗巾
   - 取仰卧位，暴露采血部位
   - 戴手套，采血部位下方铺治疗巾
7. 标记消毒
   - 在培养瓶上标记采血刻度
   - 75%乙醇消毒瓶塞，待干
8. 消毒皮肤
   - 2%洗必泰消毒皮肤2遍，作用30s待干，或者用75%酒精擦拭皮肤30s，再用0.5%活力碘擦拭皮肤作用60s
   - 在穿刺点上方约5~7.5cm处扎止血带
9. 穿刺固定 —— 穿刺静脉，并固定
10. 采集标本
    - 将针头插入瓶塞，见血液流出，松止血带、松拳，至血量达到预定刻度
    - 分离培养瓶，将血液与培养基轻轻摇匀
11. 拔针按压 —— 拔针，按压穿刺点至无出血

操作后
12. 安置患者
    - 再次核对，撤去治疗巾，脱手套
    - 协助患者整理患服与床单位
13. 宣教指导
    - 协助患者进行物理降温或使用退热药
    - 指导患者多饮水
14. 处置用物
    - 标本及时送检
    - 分类处理用物，洗手
15. 书写记录 —— 记录患者体温情况及处理措施

注意事项

1. 采血时机

在寒战或发热初起时,抗菌药物应用之前采集最佳。

2. 采血要求

(1) 采集顺序:血培养宜单独采集,若与其他检测项目同时采集时,应先采集血培养,以避免污染。若用注射器采血,先注入厌氧瓶,后注入需氧瓶,蝶形针反之。若采血量不足,优先采集需氧瓶。

(2) 血量要求:成人每培养瓶采血 8～10 ml,婴幼儿及儿童采血不超过其总血量的 1%,每培养瓶通常采血 2～4 ml。对于亚急性细菌性心内膜炎患者,为提高培养阳性率,采血量为 10～15 ml。

(3) 采集套数:视检测目的而异。①常规:应从不同部位至少采集 2 套。②导管相关血流感染:分为保留导管和不保留导管两种情况。若保留导管,分别从外周静脉和导管内各采取 1 套血培养标本;若不保留导管,至少采集 1 套外周静脉血培养标本,同时无菌操作拔除导管,剪切导管尖端 5 cm,采用 Maki 半定量培养。

3. 标本送检

血培养瓶应在 2 h 之内送至实验室;若不能立即送检,可于室温下暂存,切勿冷藏或冷冻。应采用密封的塑料袋和硬质防漏的容器运送标本。

非预期情境处置

```
                    ┌── 1-6.同"静脉血标本采集非预期情境"第1-6条
                    │
                    │                        ┌── 消毒液选择不当或消毒方法不规范
血培养标本           │              评判思维 ──┤
采集技术 ───────────┤                        └── 未严格落实操作无菌原则
非预期情境           │      7.标本污染 ──┤
                    └──                       ┌── 选择适宜的消毒液规范消毒培养瓶口及采血部位
                                   处理措施 ──┤
                                              └── 操作时严格执行无菌操作
```

第四节 血糖监测技术

陶静 江韵

背景知识

血糖监测不仅可以评估和反映糖尿病患者糖代谢紊乱的程度和治疗效果,也可以为治疗方案的制订和调整提供依据。

1908年,班氏试剂的发明使尿糖测定在临床上广为应用。同期,研究发现静脉血中的葡萄糖能更准确判定病情,推动了糖尿病监测从尿液到血液的历史性转变。1971年一种快速测血糖的仪器——血糖仪问世,它体积轻巧,测试速度快捷,便于家庭使用。1999年测定组织间液的持续葡萄糖监测系统问世,可了解数天至两周的体内葡萄糖浓度的波动情况。2014年扫描式葡萄糖监测获批上市,血糖监测领域迎来了革命性转变。随着互联网通信技术的发展,远程血糖监控实现了血糖的信息传递、远程监测与管理,患者能在移动智能终端实施饮食运动相关的记录、分析和咨询院外血糖管理服务得以延伸。

血糖监测的形式有多种,如利用便携式快速血糖仪进行床旁血糖监测(POCT)、糖化血红蛋白(HbAlc)监测、动态血糖监测(CGM)等。POCT是指获取毛细血管血液样本,并在床边使用便携式血糖仪测定血液葡萄糖浓度的过程。因便携式血糖仪操作简单、需血量低、测量时间短等优势,被广泛应用于临床和糖尿病患者的居家检测中。

操作流程

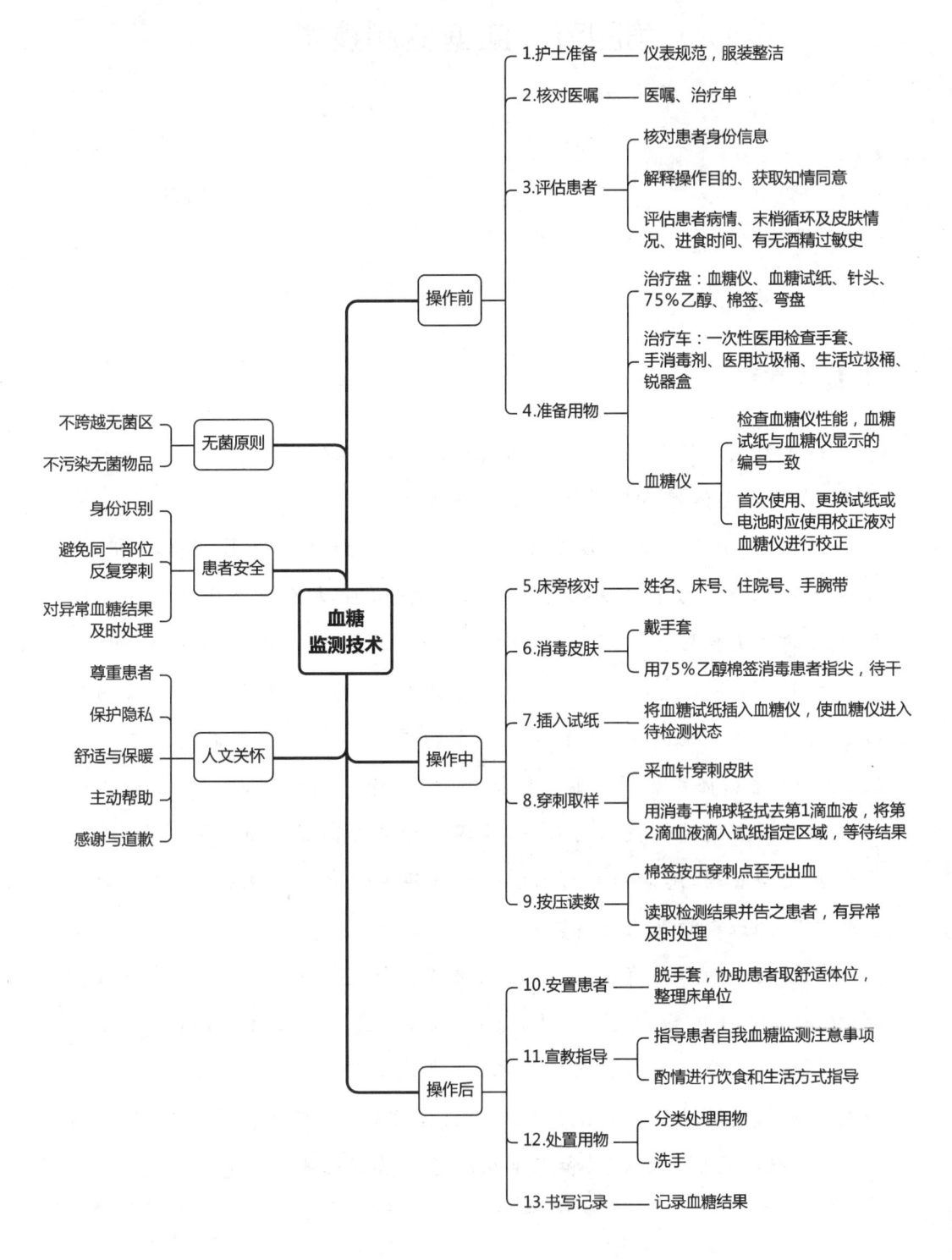

注意事项

1. 采血部位

成人首选指尖末梢血,新生儿首选足跟末梢血,避免选择水肿、感染、末梢循环不良的部位。

2. 消毒液

选用75％乙醇或50％异丙醇消毒采血部位,不应选择对检测结果有干扰的消毒剂,如碘伏。

3. 采血要求

采血针穿刺皮肤后,不可过度用力挤压采血部位获取血样,否则组织间液进入会稀释血样而干扰测量结果。

非预期情境处置

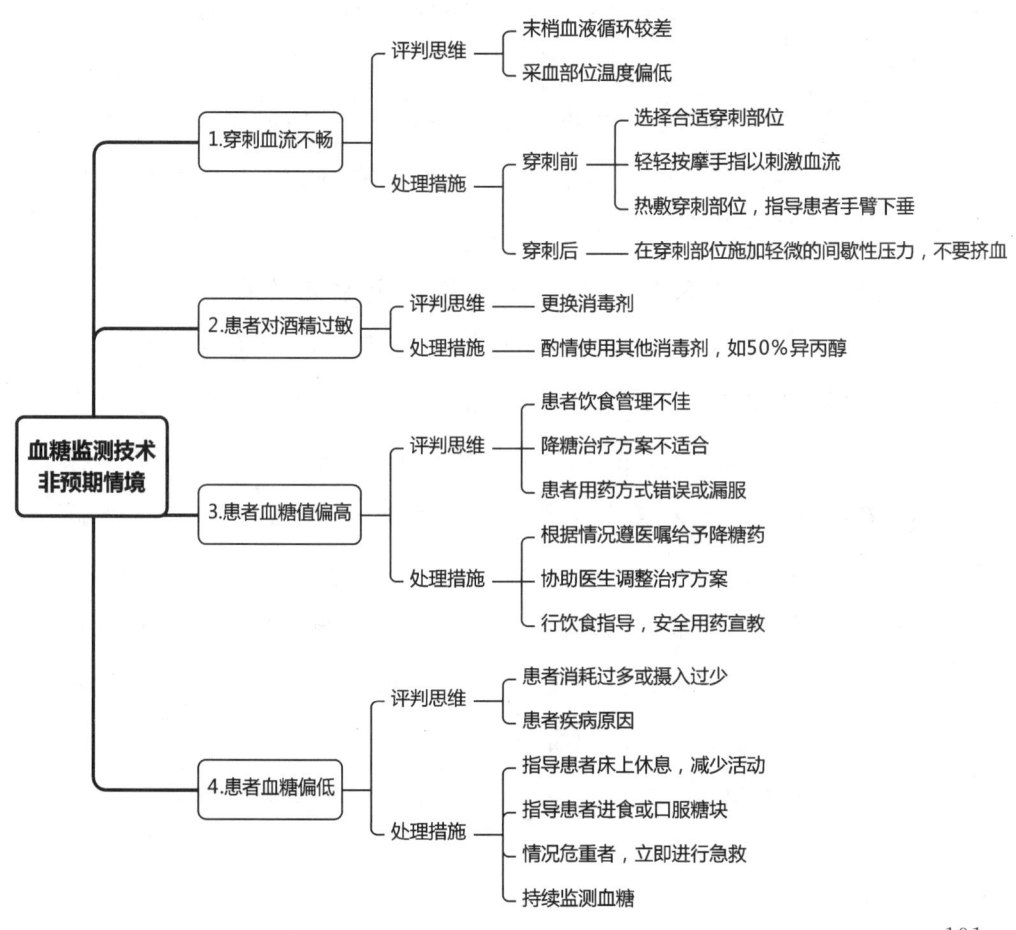

第五节　咽拭子标本采集技术

徐素琴　瞿茜

背景知识

咽拭子标本采集是指通过留取咽部及扁桃体分泌物做细菌培养或病毒分离,辅助诊断上呼吸道感染的一种操作技术。通常可分为鼻咽拭子和口咽拭子。

关于咽拭子标本采集,国外文献最早报道于 1897 年,用于白喉患者的检测。我国则于 1935 年最早发表相关文献,用于鼻疽病患者的检测。

目前咽拭子标本采集技术已成为临床上常见的标本采集技术之一。人的咽峡部并不是无菌环境,因此咽拭子标本的检测主要用于辅助诊断呼吸道疾病和咽喉部疾病,一般与鼻咽吸取物联合检验以提高上呼吸道感染的病原检出率。此技术操作简便,取样时间短,临床操作效率高,在咽拭子标本采集中操作者应注意采集的规范性,以减少假阴性结果,延误治疗。

咽拭子采集过程可能会刺激鼻腔或咽喉部反射应激引起被检测者打喷嚏、咳嗽、干呕等,增加职业暴露风险。因此操作者应强化职业防护意识,在标本采集前落实职业防护措施。

操作流程

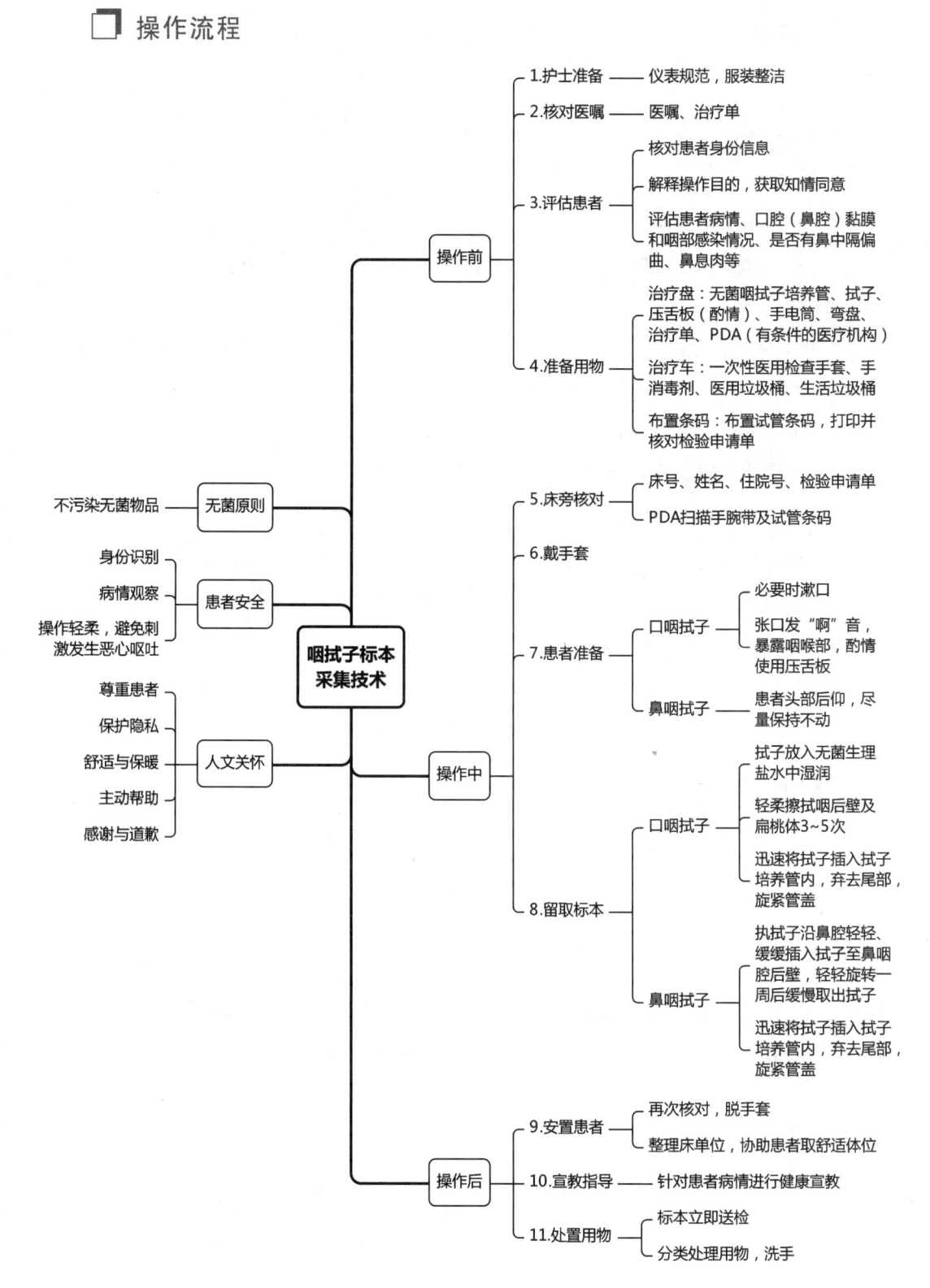

注意事项

1. 患者准备

避免在进食后 2 h 内采集标本,体位一般为坐位或半坐卧位。

2. 采集要点

(1) 口咽拭子进出口腔时应避免触及舌头、悬垂体、口腔黏膜和唾液。

(2) 鼻咽拭子插入深度为耳垂到鼻尖长度的一半。若需从两个鼻孔采集,应分别使用一个鼻咽拭子。

3. 标本保存与送检

(1) 咽拭子标本的运送宜采用带保湿功能的运送培养基。

(2) 如未采用运送培养基,应于 30 min 内送检。

(3) 如未能及时送检,标本室温保存不应超过 24 h。

4. 新冠病毒核酸采集

(1) 采样时穿戴 N95 防护口罩、护目镜、防护面屏、防护服、乳胶手套、防水靴套。

(2) 如果接触患者血液、体液、分泌物或排泄物,戴双层乳胶手套;手套被污染时,要及时更换外层乳胶手套。

(3) 每采一个人应当进行严格手消毒或更换手套,避免交叉感染。

(4) 使用双层包装袋盛装医疗废物,有效封口,确保封口严密。

非预期情境处置

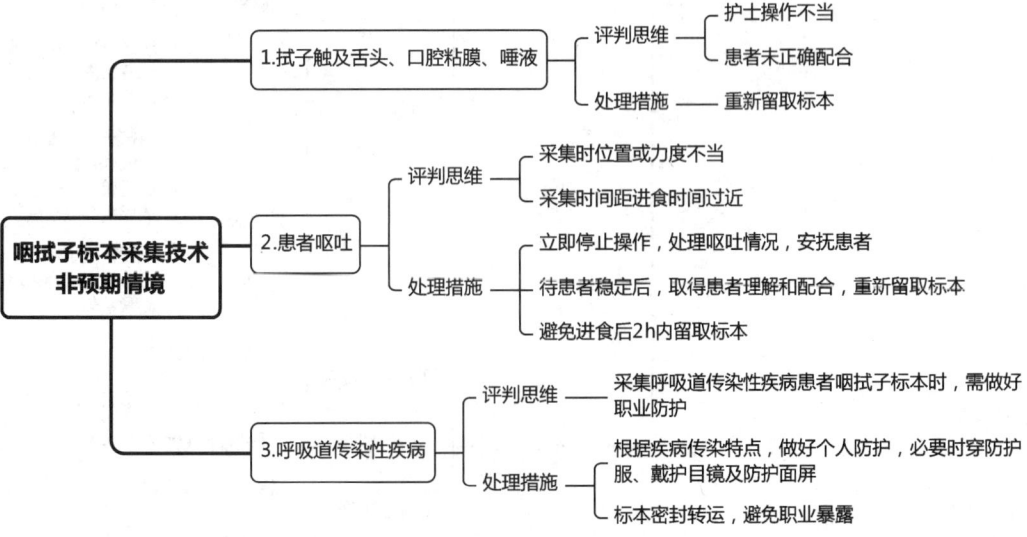

第六节　痰标本采集技术

徐素琴　瞿茜

背景知识

　　痰标本采集是指通过采集患者呼吸道深部痰液进行检验,辅助诊断下呼吸道感染的一种技术。

　　痰液是气管、支气管和肺泡所产生的分泌物,主要成分是黏液和炎性渗出物。正常情况下痰液分泌很少,但在肺部炎症、肺结核或肿瘤等病理情况下,痰液的颜色、性质、量、性状及成份等均会有所改变。1875 年,《British Medical Journal》发表了对肺结核患者的痰液进行显微镜检查的报道。在我国,1964 年《护理杂志》(后更名为《中华护理杂志》)发表了痰标本采集的标准操作方法。

　　正确采集并及时送检,保证痰标本质量,是确保检查结果准确性的关键,对呼吸系统疾病的诊断和指导用药具有重要意义。

　　临床上痰标本采集包括常规痰标本、痰培养标本和 24 小时痰标本。常规标本主要检查痰液中的癌细胞、细菌、虫卵等;培养标本主要检查痰液中的致病菌,为选择抗生素提供依据;24 小时标本主要检查 24 小时痰液的量及性状,协助诊断或做浓集结核分歧杆菌检查。

操作流程

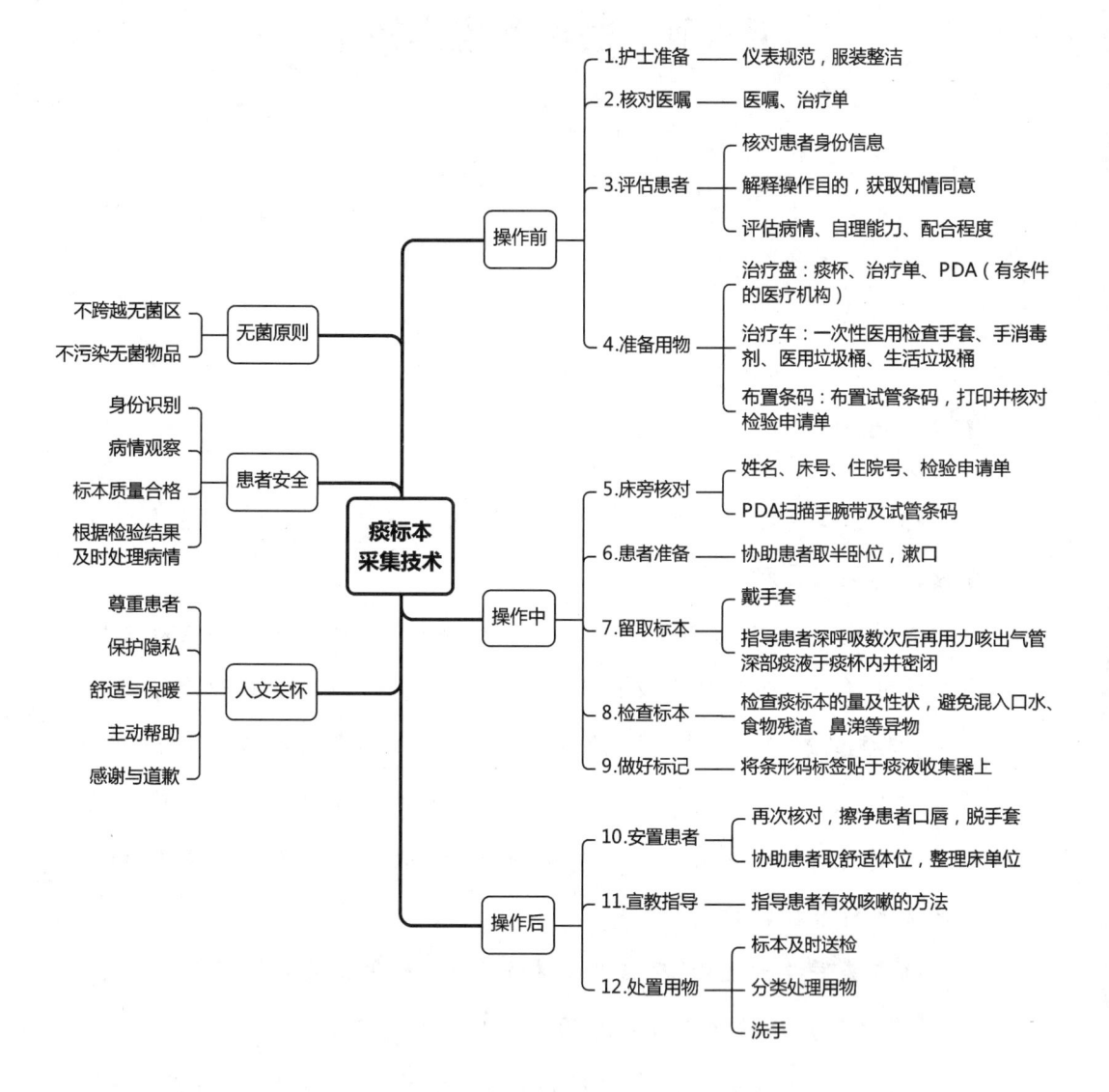

痰标本采集技术

无菌原则
- 不跨越无菌区
- 不污染无菌物品

患者安全
- 身份识别
- 病情观察
- 标本质量合格
- 根据检验结果及时处理病情

人文关怀
- 尊重患者
- 保护隐私
- 舒适与保暖
- 主动帮助
- 感谢与道歉

操作前
- 1.护士准备 —— 仪表规范，服装整洁
- 2.核对医嘱 —— 医嘱、治疗单
- 3.评估患者
  - 核对患者身份信息
  - 解释操作目的，获取知情同意
  - 评估病情、自理能力、配合程度
- 4.准备用物
  - 治疗盘：痰杯、治疗单、PDA（有条件的医疗机构）
  - 治疗车：一次性医用检查手套、手消毒剂、医用垃圾桶、生活垃圾桶
  - 布置条码：布置试管条码，打印并核对检验申请单

操作中
- 5.床旁核对
  - 姓名、床号、住院号、检验申请单
  - PDA扫描手腕带及试管条码
- 6.患者准备 —— 协助患者取半卧位，漱口
- 7.留取标本
  - 戴手套
  - 指导患者深呼吸数次后再用力咳出气管深部痰液于痰杯内并密闭
- 8.检查标本 —— 检查痰标本的量及性状，避免混入口水、食物残渣、鼻涕等异物
- 9.做好标记 —— 将条形码标签贴于痰液收集器上

操作后
- 10.安置患者
  - 再次核对，擦净患者口唇，脱手套
  - 协助患者取舒适体位，整理床单位
- 11.宣教指导 —— 指导患者有效咳嗽的方法
- 12.处置用物
  - 标本及时送检
  - 分类处理用物
  - 洗手

注意事项

1. 采集时机

最好选择晨起漱口后，咳出的深部痰液送检。

2. 患者准备

痰标本容易受到口咽部细菌污染，采集标本前应用冷开水漱口 2～3 次，或用牙刷（不用牙膏)清洁口腔和牙齿,有活动性假牙者应取下。

3. 标本保存与送检

(1)痰标本采集后需尽快送检,不能超过 2 h,不及时运送可导致肺炎链球菌、流感嗜血杆菌等苛养菌死亡。

(2)不能及时送达或待处理标本应置于 4 ℃冰箱保存(疑为肺炎链球菌和流感嗜血杆菌等苛养菌除外),以免杂菌生长,但不能超过 24 h。

(3)检测癌细胞时,应用 10%甲醛溶液或 95%乙醇溶液固定痰液后立即送检。

非预期情境处置

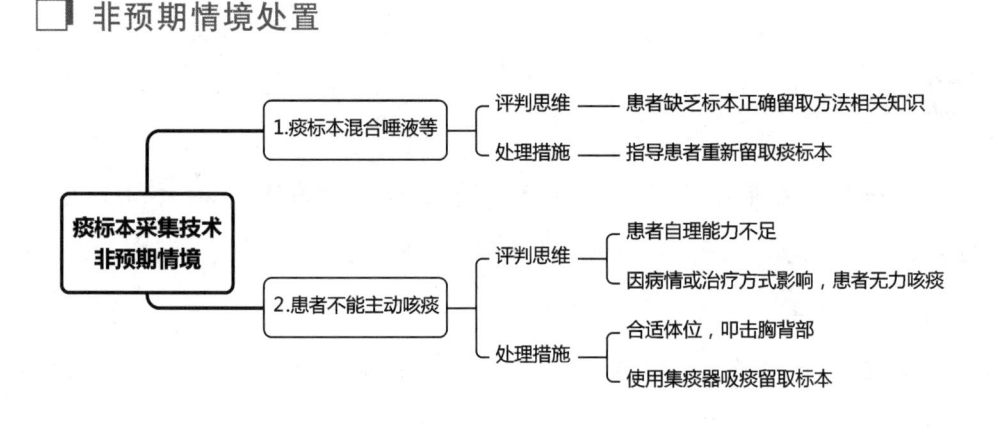

第七节　普通尿标本采集技术

胡娜　周晨曦

背景知识

　　普通尿标本采集是指通过收集尿液标本进行物理、化学和形态学等检查的技术,例如颜色、酸碱度、尿比重、隐血、酮体、尿蛋白、尿糖、尿红细胞、各种管型等。

　　早在一千年前,波斯名医 Ismail 就开始对患者的尿液进行物理分析,描述了尿量、颜色、粘稠度、气味、沉淀物、透明度和泡沫,是尿液检查的起源。目前尿液检查已成为临床最常用的检验项目之一,用于直接了解泌尿系统的生理功能、病理变化,或间接反映全身多脏器及系统的功能。

　　普通尿标本采集包括晨尿和随机尿的采集。晨尿是指清晨起床后,未进早餐且未做运动之前第一次排出的尿液。使用晨尿进行尿液检验时尿液相关成分检出结果与随机尿相比更加准确,能提高临床尿液诊断准确性,减少漏诊状况。随机尿指在任何需要的情况下随时留取的尿液标本。随机尿对不同时段尿糖的检测有一定优势,同时也适用于尿液一般定性检查。但易受饮食、运动、用药等影响,可导致低浓度或病理临界浓度的物质和有形成分漏检,适用于门诊、急诊患者。

操作流程

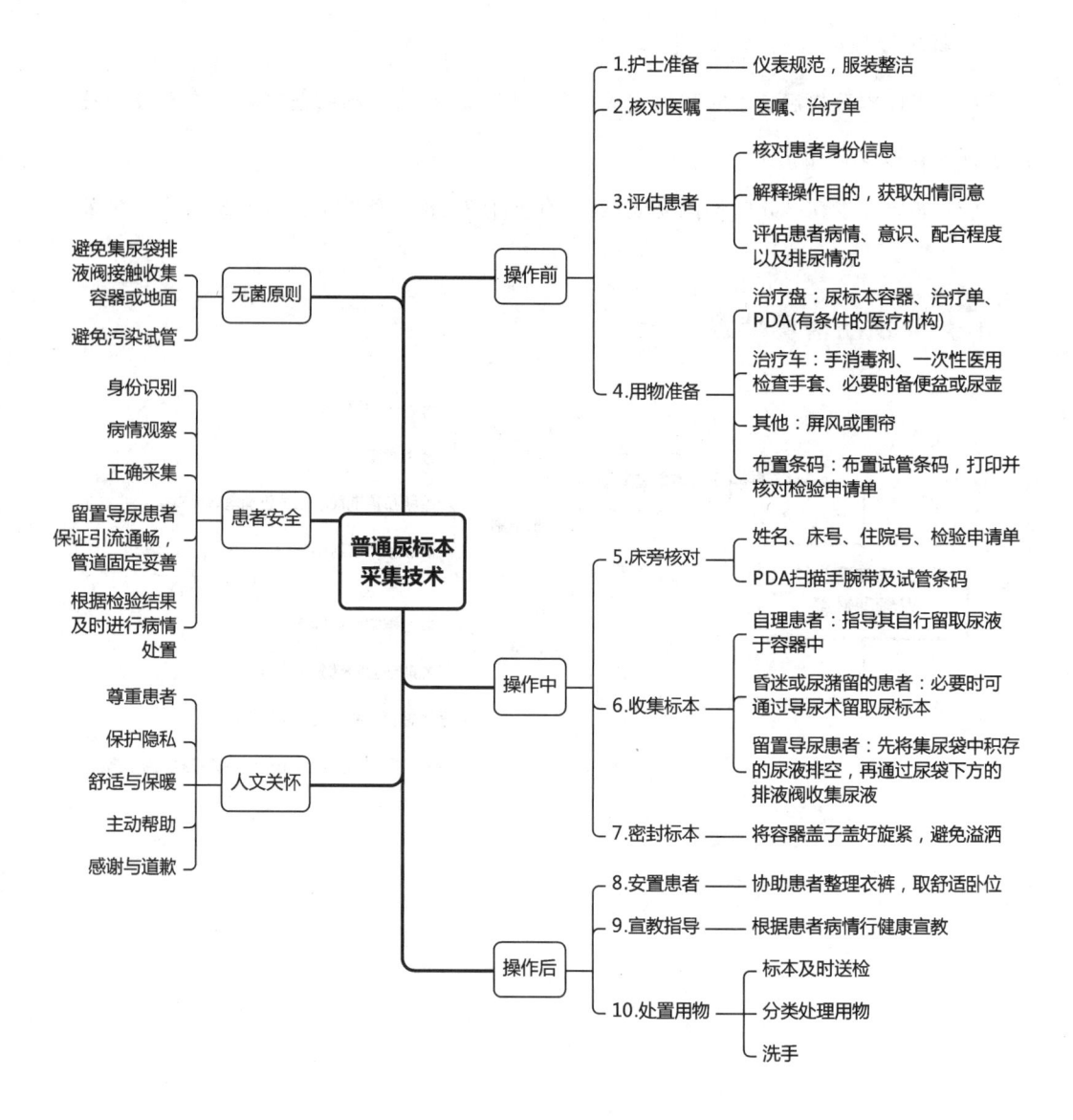

注意事项

1. 采集指导

对于自理患者,指导其留取标本前要清洁双手,避免标本污染。收集特定时间段内的尿标本时,如餐后 2 h 尿、前列腺按摩后立即收集尿等,应告知患者准确的时间要求。

2. 标本质量

女性要避免阴道分泌物或经血混入，男性要避免前列腺液或精液混入。

3. 标本保存及送检

（1）尿标本采集后应在2 h内完成检验，以免细菌繁殖、细胞及管型等有形成分破坏、病理性尿糖减少甚至消失。

（2）如尿标本在2 h内不能完成检测，宜置于2～8 ℃条件下保存或添加防腐剂保存。

非预期情境处置

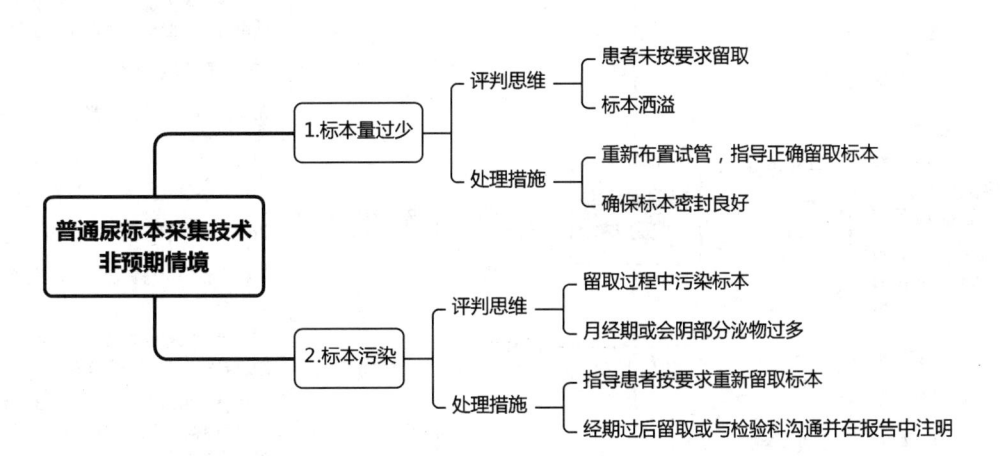

第八节　尿培养标本采集技术

胡娜　周晨曦

背景知识

尿培养标本采集是指通过收集未被污染的尿液,如中段尿、导管尿、膀胱穿刺尿等,进行细菌学检查或细菌敏感试验,以协助诊断泌尿系统感染的一种技术。

1630年,法国著名天文学家Nicolas-Claude Fabri de Peiresc首次使用显微镜观察尿液中的有形成分,将尿液晶体描述为"一堆菱形砖块",为尿培养标本检测奠定了基础。后来,尿培养标本采集得以持续使用,成为获取诊断信息的重要手段。

正常尿液是无菌液体,无需常规做尿培养检测。目前尿培养主要用于病原微生物学培养、鉴定和药物敏感试验。由于肛门和尿道口相隔很近,尿标本极易受到粪便中细菌的污染。因此,留取质量对尿培养的结果有很大影响,采集过程中需遵循无菌技术操作,避免留取的尿标本被尿路或尿路周围表面的正常菌群污染,干扰检验结果,临床上常用的采集方法包括中段尿留取法、导尿术留取法和留置导尿患者留取法等。

🔲 操作流程

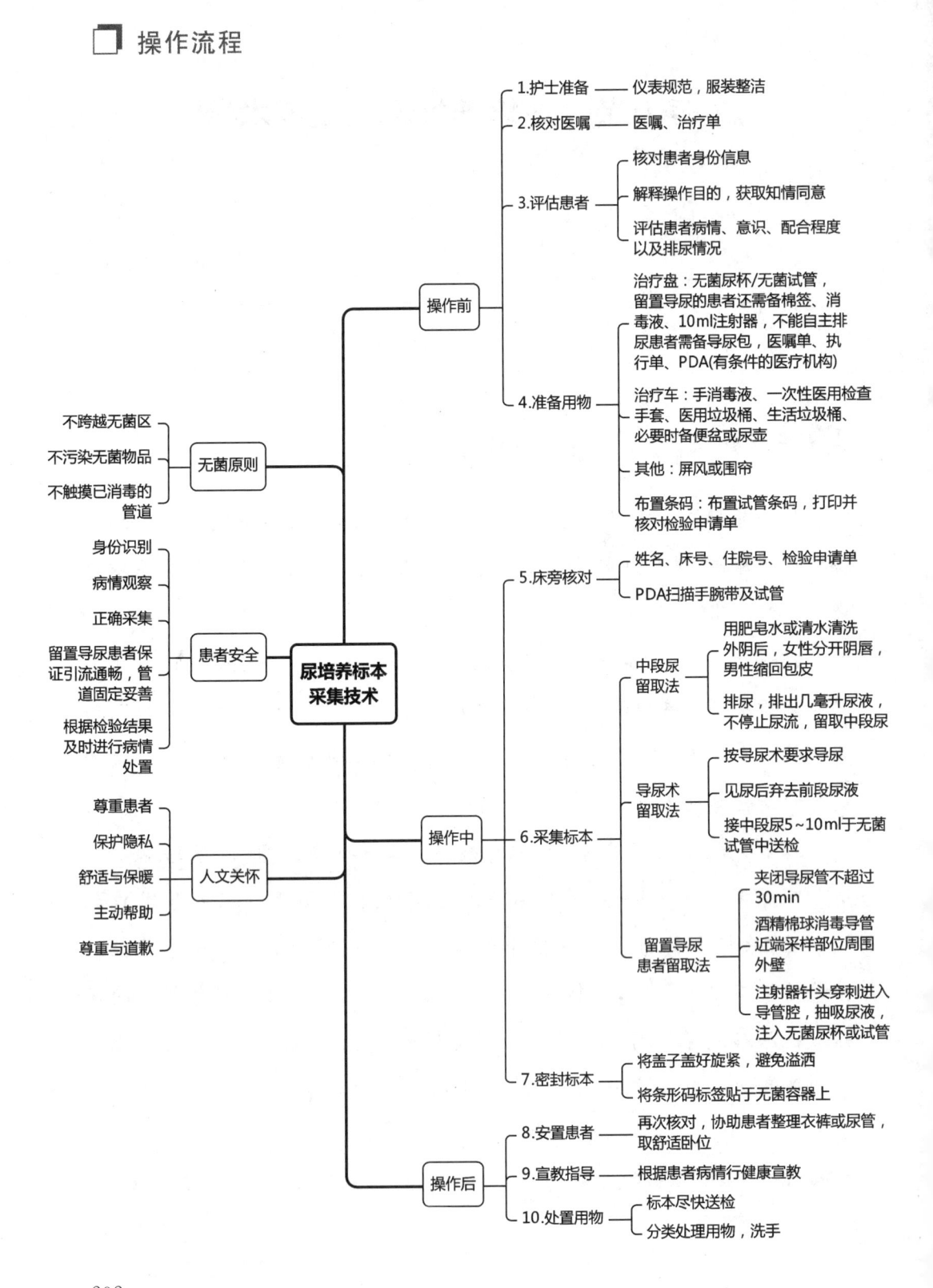

尿培养标本采集技术

无菌原则
- 不跨越无菌区
- 不污染无菌物品
- 不触摸已消毒的管道

患者安全
- 身份识别
- 病情观察
- 正确采集
- 留置导尿患者保证引流通畅，管道固定妥善
- 根据检验结果及时进行病情处置

人文关怀
- 尊重患者
- 保护隐私
- 舒适与保暖
- 主动帮助
- 尊重与道歉

操作前
- 1.护士准备 —— 仪表规范，服装整洁
- 2.核对医嘱 —— 医嘱、治疗单
- 3.评估患者
  - 核对患者身份信息
  - 解释操作目的，获取知情同意
  - 评估患者病情、意识、配合程度以及排尿情况
- 4.准备用物
  - 治疗盘：无菌尿杯/无菌试管，留置导尿的患者还需备棉签、消毒液、10ml注射器，不能自主排尿患者需备导尿包，医嘱单、执行单、PDA(有条件的医疗机构)
  - 治疗车：手消毒液、一次性医用检查手套、医用垃圾桶、生活垃圾桶、必要时备便盆或尿壶
  - 其他：屏风或围帘
  - 布置条码：布置试管条码，打印并核对检验申请单

操作中
- 5.床旁核对
  - 姓名、床号、住院号、检验申请单
  - PDA扫描手腕带及试管
- 6.采集标本
  - 中段尿留取法
    - 用肥皂水或清水清洗外阴后，女性分开阴唇，男性缩回包皮
    - 排尿，排出几毫升尿液，不停止尿流，留取中段尿
  - 导尿术留取法
    - 按导尿术要求导尿
    - 见尿后弃去前段尿液
    - 接中段尿5~10ml于无菌试管中送检
  - 留置导尿患者留取法
    - 夹闭导尿管不超过30min
    - 酒精棉球消毒导管近端采样部位周围外壁
    - 注射器针头穿刺进入导管腔，抽吸尿液，注入无菌尿杯或试管
- 7.密封标本
  - 将盖子盖好旋紧，避免溢洒
  - 将条形码标签贴于无菌容器上

操作后
- 8.安置患者 —— 再次核对，协助患者整理衣裤或尿管，取舒适卧位
- 9.宣教指导 —— 根据患者病情行健康宣教
- 10.处置用物
  - 标本尽快送检
  - 分类处理用物，洗手

注意事项

1. 采集时机

尽可能在未使用抗菌药物前或停用抗菌药物 3 天后留取尿标本。

2. 采集前准备

（1）采集前确认培养类型：适合厌氧菌培养的尿标本通过耻骨上穿刺膀胱获取尿液；适合普通细菌培养的尿标本为中段尿液、导尿术留取尿液、留置导尿管收集尿液、耻骨上膀胱穿刺尿液、膀胱镜检或其他手术过程中采集的尿液、婴幼儿的尿袋尿液。

（2）收集尿培养的容器应干燥无菌。

3. 采集要点

（1）当标本需要进行多种微生物学检验时，如病毒、细菌、分枝杆菌和真菌等，应分别采样并将标本分装至合适的转运液和容器中。

（2）留置导尿管患者禁止从集尿袋中采集标本。

4. 标本保存与送检

尿培养标本在收集完成后应在 2 h 内送检。若 2 h 内不能送检，宜置于 2~8 ℃ 条件下保存，但不能超过 24 h。

非预期情境处置

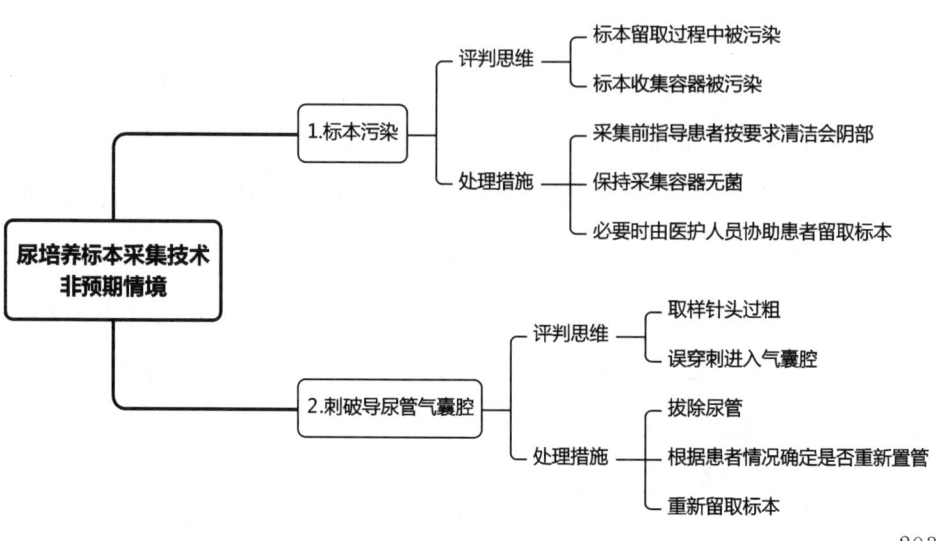

第九节　24 小时尿标本采集技术

胡娜　周晨曦

背景知识

24 小时尿标本采集是指收集和储存患者 24 小时内的所有尿液,用以分析患者肾功能的技术。

24 小时尿标本采集技术发展较晚,最初学者对尿液中的某些特定成分含量进行定量监测,发现某些成分在不同时间排泄浓度不同,若要准确定量分析这些成分(如糖、肌酐、蛋白质、电解质等),必须采集 24 小时尿液。虽然 24 小时尿标本采集费时费力,但可以提供有关尿液排泄成分的准确信息。

目前,24 小时尿标本采集相关替代技术已不断兴起。印度某医学院助教 Biradar 等研究显示,随机尿蛋白与肌酐比值(P:C)的检测结果与 24 小时蛋白检测的结果相当,建议使用 P:C 检测作为 24 小时尿蛋白的快速诊断替代品。韩国医生 Rhee 等使用新开发的方程式,对清晨(首次)、中午、晚上三个时间点的尿标本进行分析,结合钠含量一天的变化,可精确估测 24 小时尿钠排泄量,为 24 小时钠排泄提供合适的替代评估。然而有研究对 20 项临床研究进行系统回顾后发现,与 24 小时标本相比,随机、定点尿标本结果的变异性较大,因此,目前各种 24 小时标本采集替代方法仍有待改进。

操作流程

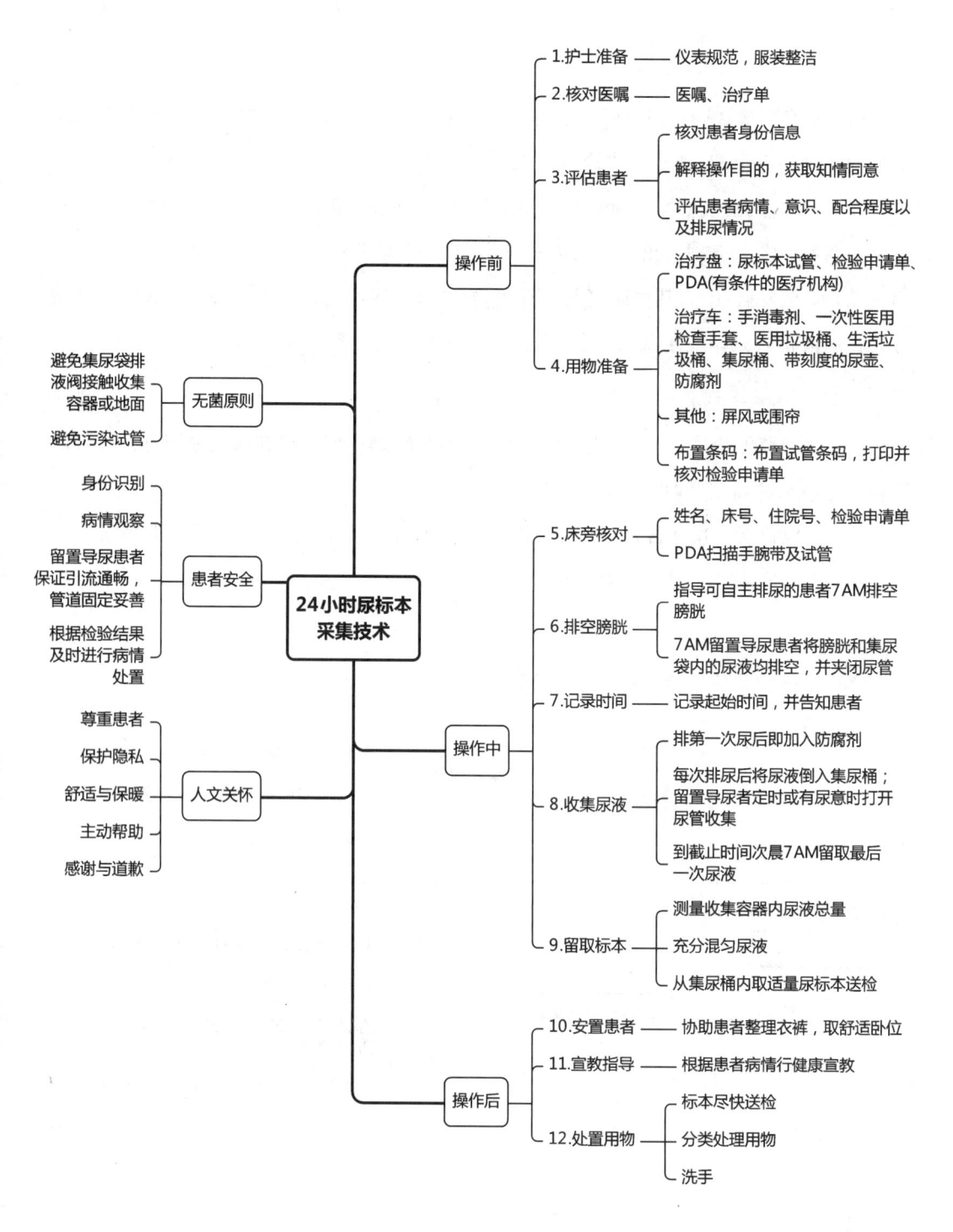

注意事项

1. 防腐剂

（1）防腐剂选择：有多种防腐剂适用时，应选择危害最小的防腐剂，以保证患者安全。常见的防腐剂有甲苯、甲醛和浓盐酸。

（2）添加时机：根据检验项目要求添加防腐剂，一般于第一次尿液倒入后添加，并注明防腐剂名称。若防腐剂溢出可对人体造成伤害，应告知患者。

（3）安全要点：因为某些防腐剂具有生物危害性，应避免直接将尿液排入收集容器内，可先将尿液排入尿壶或便盆内，然后小心将尿液倒入收集容器内。

2. 标本收集要点

（1）对于留置导尿的患者，收集标本期间应保持尿管夹闭，仅在收集尿液时打开，以确保新鲜尿液和防腐剂及时混合。

（2）留取最后一次尿液后，准确测量 24 小时标本总量，并在申请单或检验系统注明，充分混匀后再留取 10 ml 标本送检。

非预期情境处置

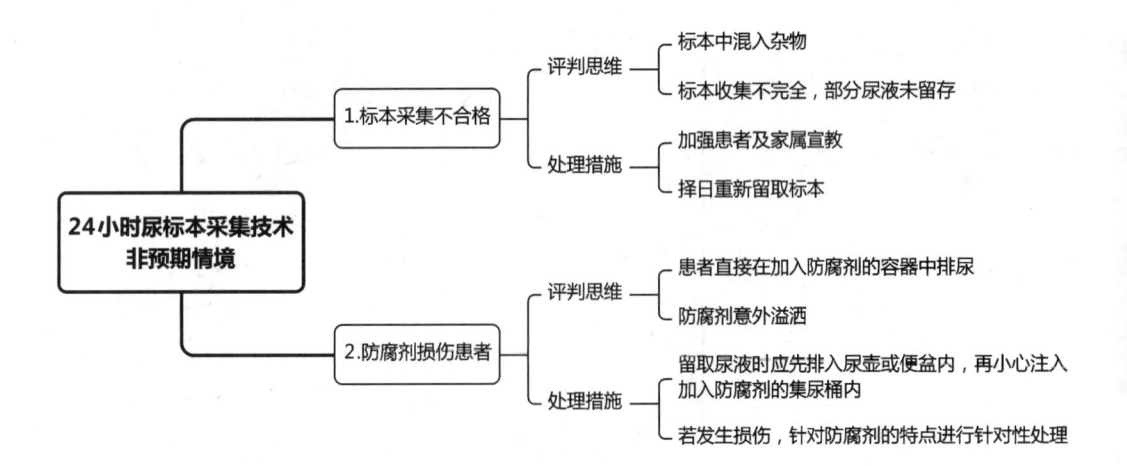

第十节 粪便标本采集技术

胡娜 周晨曦

背景知识

粪便标本采集是一种将新鲜的粪便标本转移到容器内,进行一般性状、镜下、化学、培养等检查,为诊断、治疗消化系统疾病提供可靠依据的一种操作技术。

粪便标本的采集和检验是一项古老的技术,中国古代医师通过观察粪便颜色、形状和气味等表象来了解患者疾病。《吴越春秋:勾践入臣外传》中便记载了勾践入宫问疾,尝粪以诊病情的故事。17世纪,显微技术、细胞理论和寄生虫学的建立和发展,推动了现代粪便常规检查和潜血实验技术的发展。自上世纪90年代以来,粪便的自动化检验逐步改善、日臻成熟,粪便检验效率和生物安全度大幅提升。

目前,粪便标本采集技术是临床上最常用的操作技术之一。近年来,学者对是否将粪便检验作为入院常规检查这一问题存有争议,但其仍是筛查消化系统疾病、微生物和寄生虫感染的基本方法。

临床粪便标本采集分为常规标本、隐血标本、培养标本、寄生虫及虫卵标本等,以了解患者消化系统功能,有无炎症、出血、寄生虫感染等,协助疾病的诊断与治疗。粪便标本能否正确采集和送检,直接影响检验结果的准确性。

操作流程

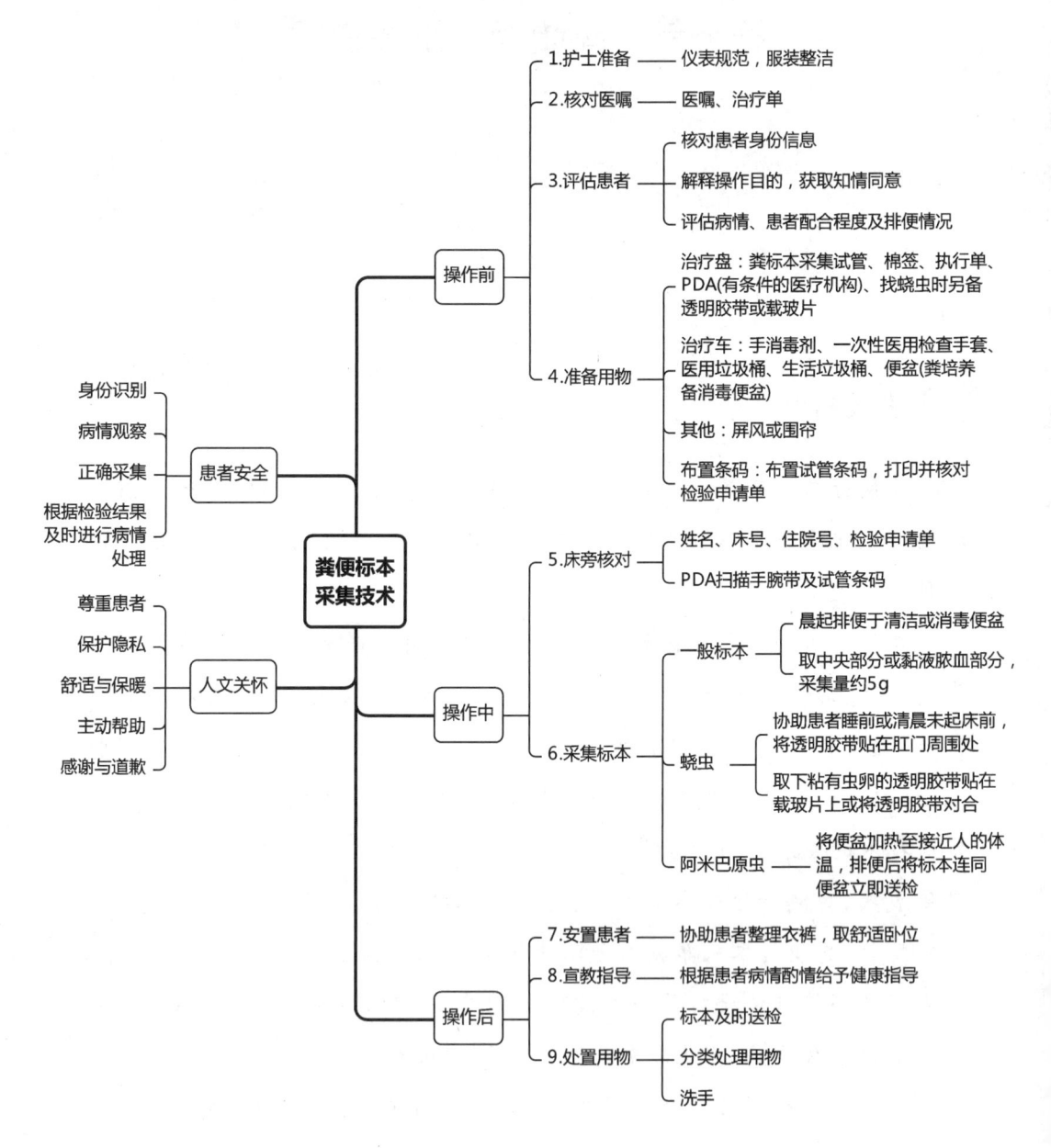

注意事项

1. 患者准备

（1）饮食：在潜血试验前3日，应禁食肉类、动物肝、血、绿叶蔬菜等富含亚铁离子的食物和药物,以免导致假阳性结果;因维生素 C 具有氧化还原性,应禁食富含维生素 C 的食物,以免导致假阴性结果。

(2)药物及治疗:

① 隐血试验:应避免摄入引起胃肠出血的药物,如阿司匹林、皮质类固醇等;应禁止对患者灌肠和使用泻药,以免引起消化道刺激。

② 阿米巴原虫:检查前数天,应停服钡剂、油质或含金属的泻剂,以免金属制剂影响阿米巴虫卵或胞囊的显露。

2. 采集要求

以晨起排便为佳,指导患者提前排尽尿液,将粪便排入干燥清洁的便盆,避免在标本中混入水、尿液及其他异物。

3. 送检要求

(1)用于普通细菌学检验的标本,应在 2 h 内送到实验室,如果转运时间超过 2 h,宜使用转运培养基或在 2~8 ℃冷藏条件下储存和转运,但不能超过 24 h。

(2)如果粪便是水性样便,则含有滋养体可能性增加,应在 30 min 内送检。

📖 非预期情境处置

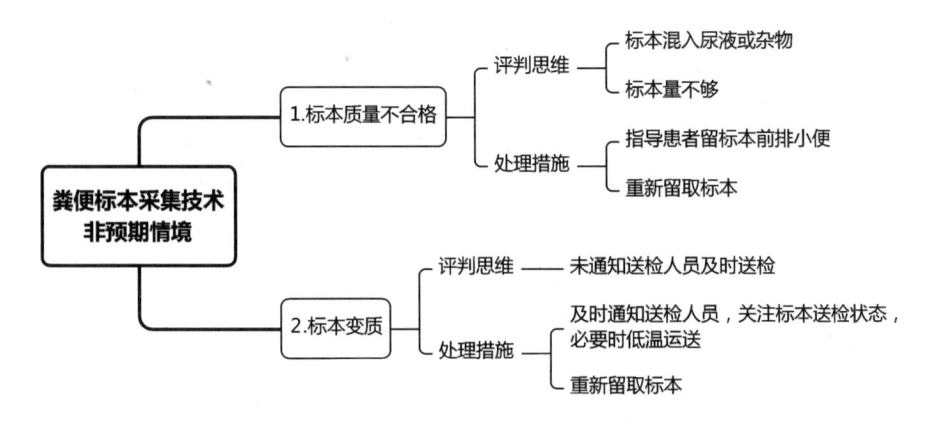

风险评估

Chapter 9

Risk Assessment

第一节 住院患者自理能力分级评估

刘莹 杨阳 ◀

背景知识

自理能力是指生活中个体照料自己的行为能力,满足个体日常生活活动需求。日常生活活动指人们为了维持生存及适应生存环境而每天反复进行的、最基本的、具有共性的活动。

据文献研究,自理能力和疾病严重程度是影响护理时间的两个重要因素。自理能力越低,所需的护理时间越多;病情越重,所需的护理时间越多。2009 年,原卫生部印发《综合医院分级护理指导原则》,提出"依据疾病的轻重缓急和患者的生活自理能力"确定 4 个护理级别,首次将患者的自理能力作为依据之一提出,但如何确定患者的自理能力,则没有统一的标准。2013 年,国家卫生和计划生育委员会下发《护理分级》行业标准,提出"依据疾病的轻重缓急和/或患者的自理能力",确定 4 个护理级别,明确提出了患者自理能力的评估依据及标准。

《护理分级》行业标准明确患者入院后,医护人员根据患者病情严重程度确定病情等级,根据患者 Barthel 指数总分,确定自理能力的等级。Barthel 指数指对患者日常生活活动的功能状态进行测量,个体得分取决于对进食、洗澡、修饰、穿衣、控制大便、控制小便、如厕、床椅转移、平地行走、上下楼梯 10 个项目独立行为的测量,总分范围在 0~100 分。根据总分,将自理能力分为四个等级:重度依赖(总分≤40 分)、中度依赖(总分 41~60 分)、轻度依赖(总分 61~99 分)、无需依赖(总分 100 分)。临床护士应该掌握患者的护理分级和医生制定的诊疗计划,为患者提供护理服务。

操作流程

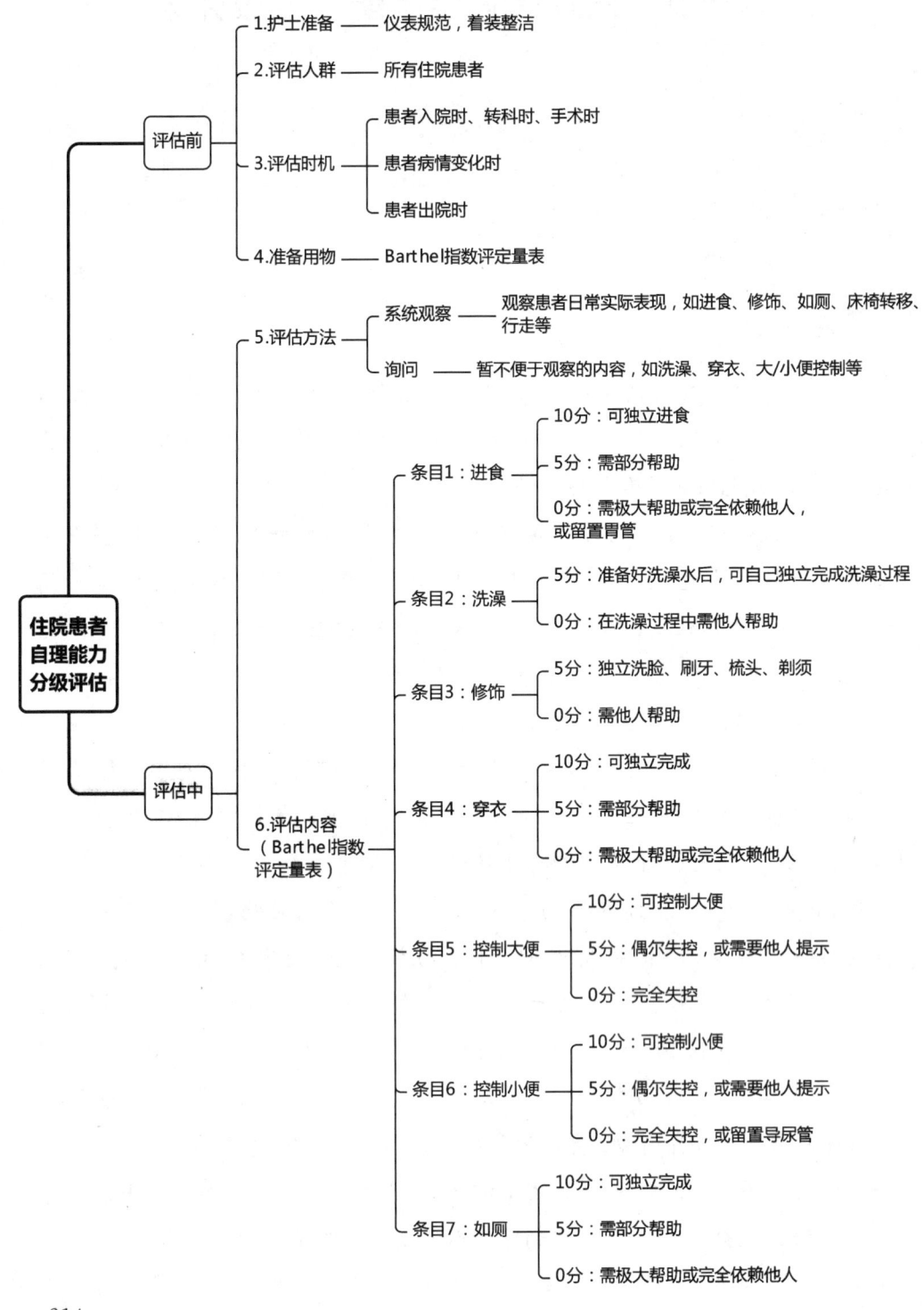

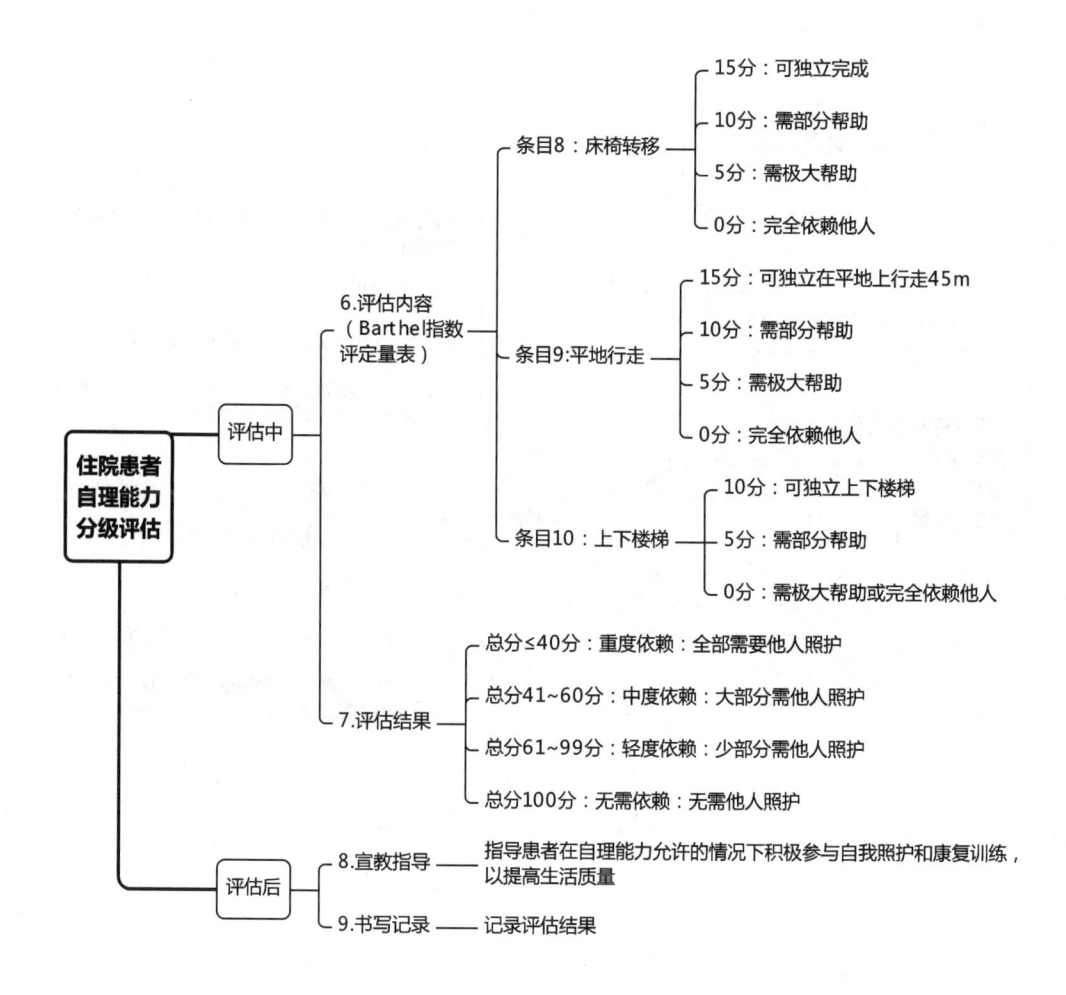

注意事项

1. 动态调整

评估无时间、频率的限定，贯穿于住院期间。自理能力的任意一项变化，均需重新评估，及时调整。

2. 系统观察

采用系统观察法时，勿告知患者观察内容，避免影响观察结果。观察评分以患者日常实际表现作为依据，而不以患者可能具有的能力为准。

3. 询问对象

收集资料时，询问对象一般为可自我描述的患者、或与患者长期生活的亲属、或生活照护者。询问勿使用带有倾向性的语言。

非预期情境处置

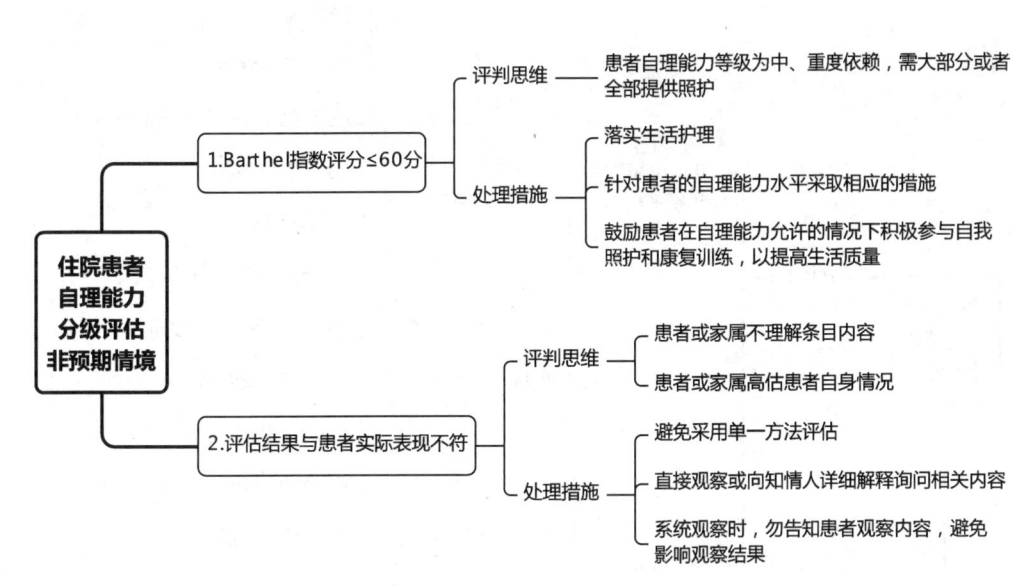

住院患者自理能力分级评估非预期情境

1.Barthel指数评分≤60分
- 评判思维 —— 患者自理能力等级为中、重度依赖，需大部分或者全部提供照护
- 处理措施
  - 落实生活护理
  - 针对患者的自理能力水平采取相应的措施
  - 鼓励患者在自理能力允许的情况下积极参与自我照护和康复训练，以提高生活质量

2.评估结果与患者实际表现不符
- 评判思维
  - 患者或家属不理解条目内容
  - 患者或家属高估患者自身情况
- 处理措施
  - 避免采用单一方法评估
  - 直接观察或向知情人详细解释询问相关内容
  - 系统观察时，勿告知患者观察内容，避免影响观察结果

第二节 成人压力性损伤风险评估

陶静 江韵 ◀

背景知识

压力性损伤是指身体局部组织长期受压,血液循环障碍,组织营养缺乏,致使皮肤失去正常功能而引起的组织破损与坏死。

患者住院期间发生压力性损伤是医院获得性严重不良事件之一,其发生率已成为国内外评价临床护理质量主要指标之一。据报道,国外压力性损伤发病率为 4.3%～22.5%,我国老年患者院内发生压力性损伤发生率也处于较高水平,为 10%～25%。压力性损伤不仅给患者带来疼痛、焦虑情绪,还使患者住院时间延长、医疗费用增加,也增加了医疗机构的负担和卫生资源的消耗。压力性损伤的发生是许多危险因素相互作用的结果,有效、客观地进行压力性损伤危险因素评估则是预防压力性损伤发生的第一步。

压力性损伤危险评估表是一种用来预测、筛选压力性损伤高危人群的工具,主要包括 Braden 量表、Norton 评估量表、Waterlow 评估量表等。其中 Braden 量表是全球公认的应用最广泛的压力性损伤风险评估量表,具有较高的灵敏度和特异度。Braden 量表有 6 个指标,其中感知能力、活动能力、移动能力 3 个指标主要测量高强度和长期压力对压力性损伤形成的危险程度;潮湿度、营养摄取能力、摩擦力和剪切力主要评估组织对压力的耐受性。评分范围为 6～23 分,分值越小,患者器官功能越差,发生压力性损伤的危险性越大。评分标准:6 项评分累计≥18 分提示无压力性损伤发生危险;15～18 分提示轻度危险;13～14 分提示中度危险;10～12 分提示高度危险;9 分以下提示极度危险。

🔲 操作流程

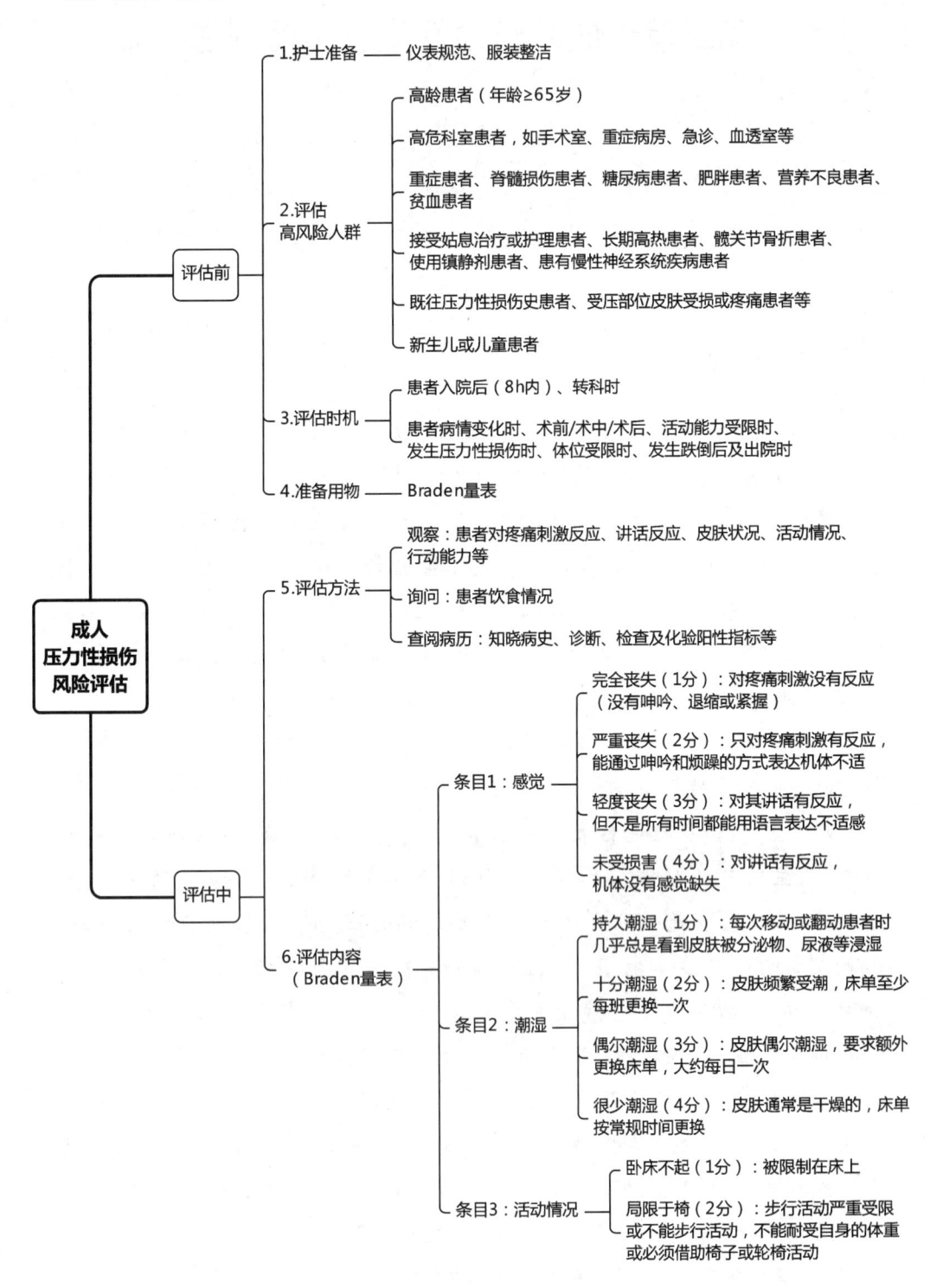

成人
压力性损伤
风险评估

评估前

1.护士准备 —— 仪表规范、服装整洁

2.评估
高风险人群

高龄患者（年龄≥65岁）

高危科室患者，如手术室、重症病房、急诊、血透室等

重症患者、脊髓损伤患者、糖尿病患者、肥胖患者、营养不良患者、贫血患者

接受姑息治疗或护理患者、长期高热患者、髋关节骨折患者、使用镇静剂患者、患有慢性神经系统疾病患者

既往压力性损伤史患者、受压部位皮肤受损或疼痛患者等

新生儿或儿童患者

3.评估时机

患者入院后（8h内）、转科时

患者病情变化时、术前/术中/术后、活动能力受限时、发生压力性损伤时、体位受限时、发生跌倒后及出院时

4.准备用物 —— Braden量表

5.评估方法

观察：患者对疼痛刺激反应、讲话反应、皮肤状况、活动情况、行动能力等

询问：患者饮食情况

查阅病历：知晓病史、诊断、检查及化验阳性指标等

评估中

6.评估内容
（Braden量表）

条目1：感觉

完全丧失（1分）：对疼痛刺激没有反应（没有呻吟、退缩或紧握）

严重丧失（2分）：只对疼痛刺激有反应，能通过呻吟和烦躁的方式表达机体不适

轻度丧失（3分）：对其讲话有反应，但不是所有时间都能用语言表达不适感

未受损害（4分）：对讲话有反应，机体没有感觉缺失

条目2：潮湿

持久潮湿（1分）：每次移动或翻动患者时几乎总是看到皮肤被分泌物、尿液等浸湿

十分潮湿（2分）：皮肤频繁受潮，床单至少每班更换一次

偶尔潮湿（3分）：皮肤偶尔潮湿，要求额外更换床单，大约每日一次

很少潮湿（4分）：皮肤通常是干燥的，床单按常规时间更换

条目3：活动情况

卧床不起（1分）：被限制在床上

局限于椅（2分）：步行活动严重受限或不能步行活动，不能耐受自身的体重或必须借助椅子或轮椅活动

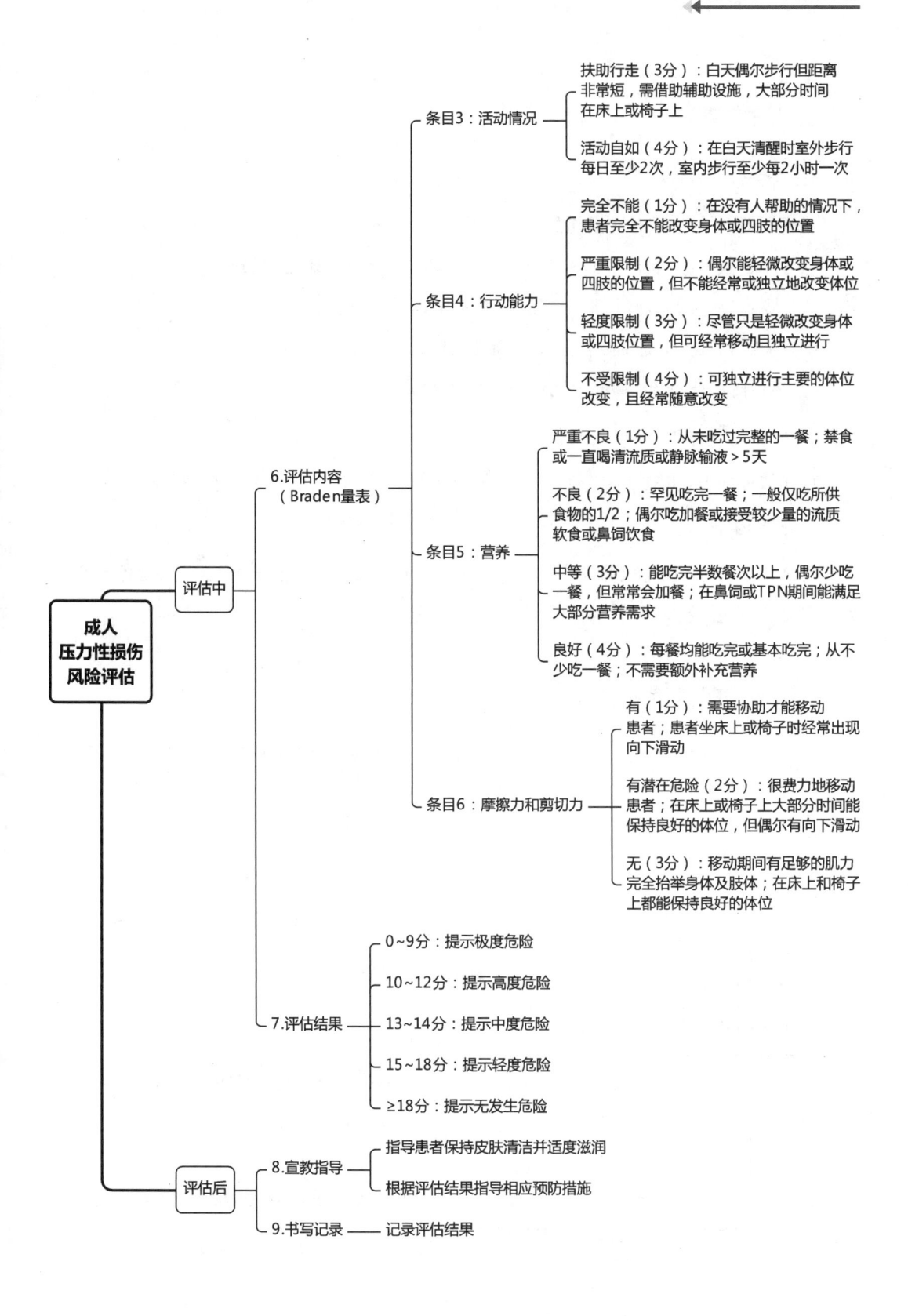

成人
压力性损伤
风险评估

评估中

6.评估内容
（Braden量表）

条目3：活动情况

扶助行走（3分）：白天偶尔步行但距离
非常短，需借助辅助设施，大部分时间
在床上或椅子上

活动自如（4分）：在白天清醒时室外步行
每日至少2次，室内步行至少每2小时一次

条目4：行动能力

完全不能（1分）：在没有人帮助的情况下，
患者完全不能改变身体或四肢的位置

严重限制（2分）：偶尔能轻微改变身体或
四肢的位置，但不能经常或独立地改变体位

轻度限制（3分）：尽管只是轻微改变身体
或四肢位置，但可经常移动且独立进行

不受限制（4分）：可独立进行主要的体位
改变，且经常随意改变

条目5：营养

严重不良（1分）：从未吃过完整的一餐；禁食
或一直喝清流质或静脉输液＞5天

不良（2分）：罕见吃完一餐；一般仅吃所供
食物的1/2；偶尔吃加餐或接受较少量的流质
软食或鼻饲饮食

中等（3分）：能吃完半数餐次以上，偶尔少吃
一餐，但常常会加餐；在鼻饲或TPN期间能满足
大部分营养需求

良好（4分）：每餐均能吃完或基本吃完；从不
少吃一餐；不需要额外补充营养

条目6：摩擦力和剪切力

有（1分）：需要协助才能移动
患者；患者坐床上或椅子时经常出现
向下滑动

有潜在危险（2分）：很费力地移动
患者；在床上或椅子上大部分时间能
保持良好的体位，但偶尔有向下滑动

无（3分）：移动期间有足够的肌力
完全抬举身体及肢体；在床上和椅子
上都能保持良好的体位

7.评估结果

0~9分：提示极度危险

10~12分：提示高度危险

13~14分：提示中度危险

15~18分：提示轻度危险

≥18分：提示无发生危险

评估后

8.宣教指导

指导患者保持皮肤清洁并适度滋润

根据评估结果指导相应预防措施

9.书写记录 —— 记录评估结果

注意事项

1. 评估部位

对不同卧位发生压力性损伤的好发部位进行重点评估。

（1）仰卧位：枕骨粗隆、肩胛部、肘关节、脊椎体隆突处、骶尾、足跟。

（2）侧卧位：耳廓、肩峰、肘部、髋部、膝关节内外侧、脚踝。

（3）坐位：肩甲部、肘部、坐骨结节、足踝部。

（4）俯卧位：额面部、胸部及肋缘、髂骨、膝部。

2. 评估得分

在评估过程中，如果患者在同一评分项目中有两种以上不同的得分，按最低的得分计算。

3. 记录内容

记录压力性损伤部位、分期、大小（长×宽×深）、颜色（黑色、黄色、红色、粉色）、创面及周围皮肤颜色、疼痛情况、渗液量、颜色及气味等。

非预期情境处置

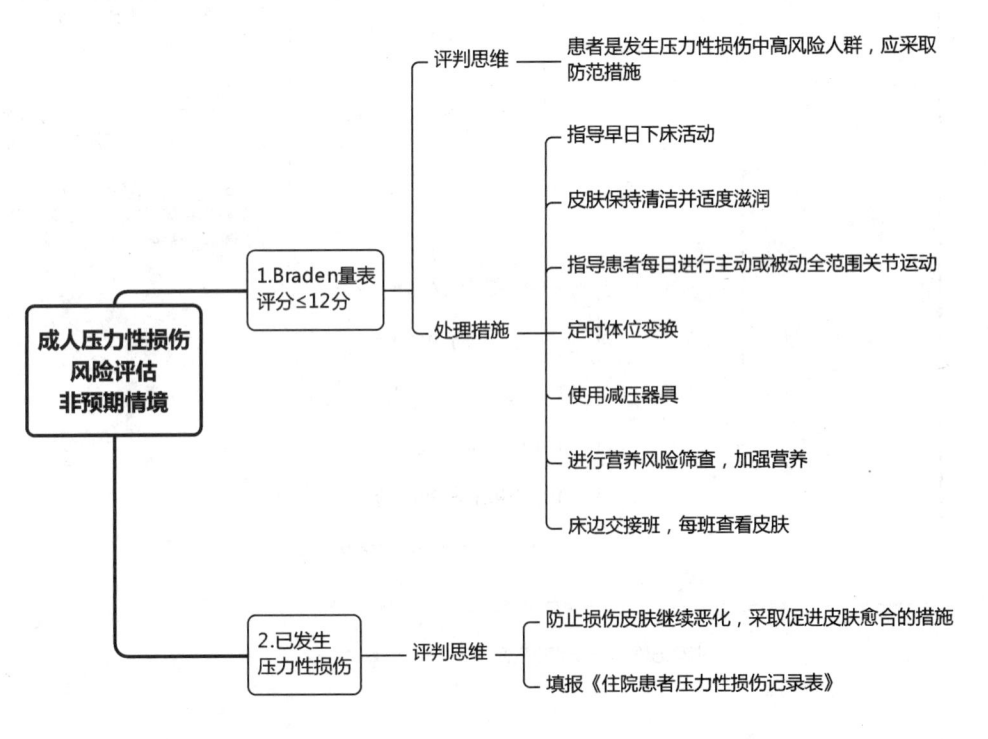

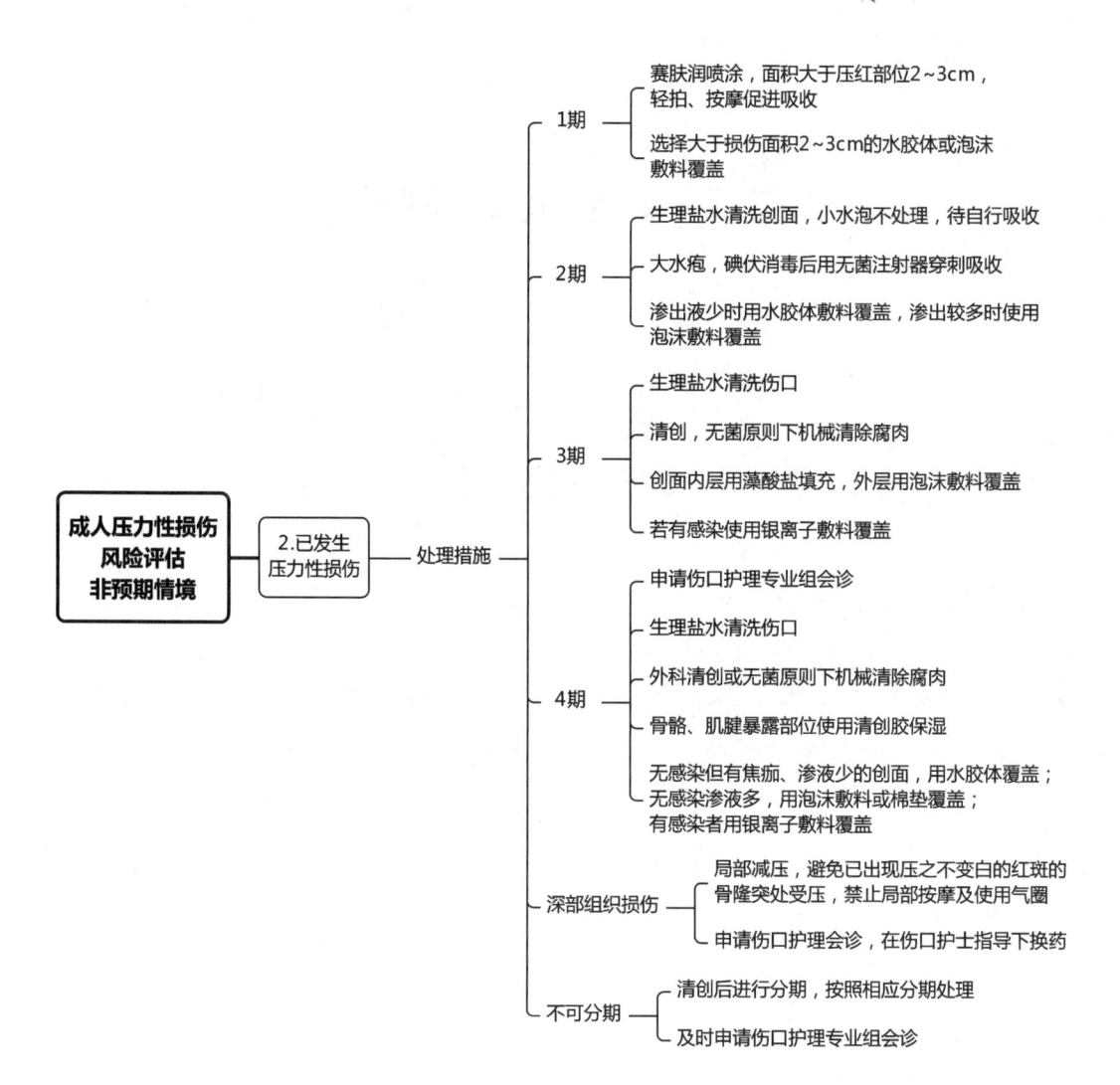

成人压力性损伤风险评估非预期情境

2.已发生压力性损伤 — 处理措施

1期
- 赛肤润喷涂，面积大于压红部位2~3cm，轻拍、按摩促进吸收
- 选择大于损伤面积2~3cm的水胶体或泡沫敷料覆盖

2期
- 生理盐水清洗创面，小水泡不处理，待自行吸收
- 大水疱，碘伏消毒后用无菌注射器穿刺吸收
- 渗出液少时用水胶体敷料覆盖，渗出较多时使用泡沫敷料覆盖

3期
- 生理盐水清洗伤口
- 清创，无菌原则下机械清除腐肉
- 创面内层用藻酸盐填充，外层用泡沫敷料覆盖
- 若有感染使用银离子敷料覆盖

4期
- 申请伤口护理专业组会诊
- 生理盐水清洗伤口
- 外科清创或无菌原则下机械清除腐肉
- 骨骼、肌腱暴露部位使用清创胶保湿
- 无感染但有焦痂、渗液少的创面，用水胶体覆盖；无感染渗液多，用泡沫敷料或棉垫覆盖；有感染者用银离子敷料覆盖

深部组织损伤
- 局部减压，避免已出现压之不变白的红斑的骨隆突处受压，禁止局部按摩及使用气圈
- 申请伤口护理会诊，在伤口护士指导下换药

不可分期
- 清创后进行分期，按照相应分期处理
- 及时申请伤口护理专业组会诊

第三节　跌倒/坠床风险评估

胡娜　罗梦丹

背景知识

　　跌倒/坠床是指住院患者在医疗机构任何场所,未预见性地倒于地面或倒于比初始位置更低的地方,可伴或不伴有外伤。

　　据报道,美国医院患者跌倒发生率为 30%～50%,中国每年至少有 2 千万老人发生跌倒。约 30% 的住院患者因跌倒而受伤,其中 4%～6% 的患者受到严重伤害。我国 65 岁及以上老年人跌倒死亡率为 58.03/10 万,跌倒伤害相关费用 12000～23000 美元/人。因此,跌倒不仅给患者带来严重的身心影响,给社会和家庭也带来沉重经济负担。

　　跌倒风险评估是成人住院患者跌倒预防可操作性规范的重要组成部分,为采取针对性预防措施提供了依据。最常用的跌倒风险评估工具主要包括 Morse 跌倒评估量表、Hendrich 跌倒风险评估量表、汉化版 STRATIFY 跌倒风险评估表、Humpty Dumpty 跌倒评估量表等。Morse 跌倒评估量表(Morse Fall Scale,MFS)是目前公认的专为评估住院患者跌倒风险而设计的标准引用评估工具,由美国 Janice Morse 教授于 1989 年研制,包括跌倒史、超过 1 个医学诊断、行走辅助工具、静脉输液/置管/使用特殊药物、步态和认知状态 6 个方面。总分 0～125 分,0～24 分提示低风险;25～44 分提示中风险;45～125 分提示高风险。护士可通过直接观察法和间接评定法识别风险因素,采取预防措施,减少跌倒的发生。

操作流程

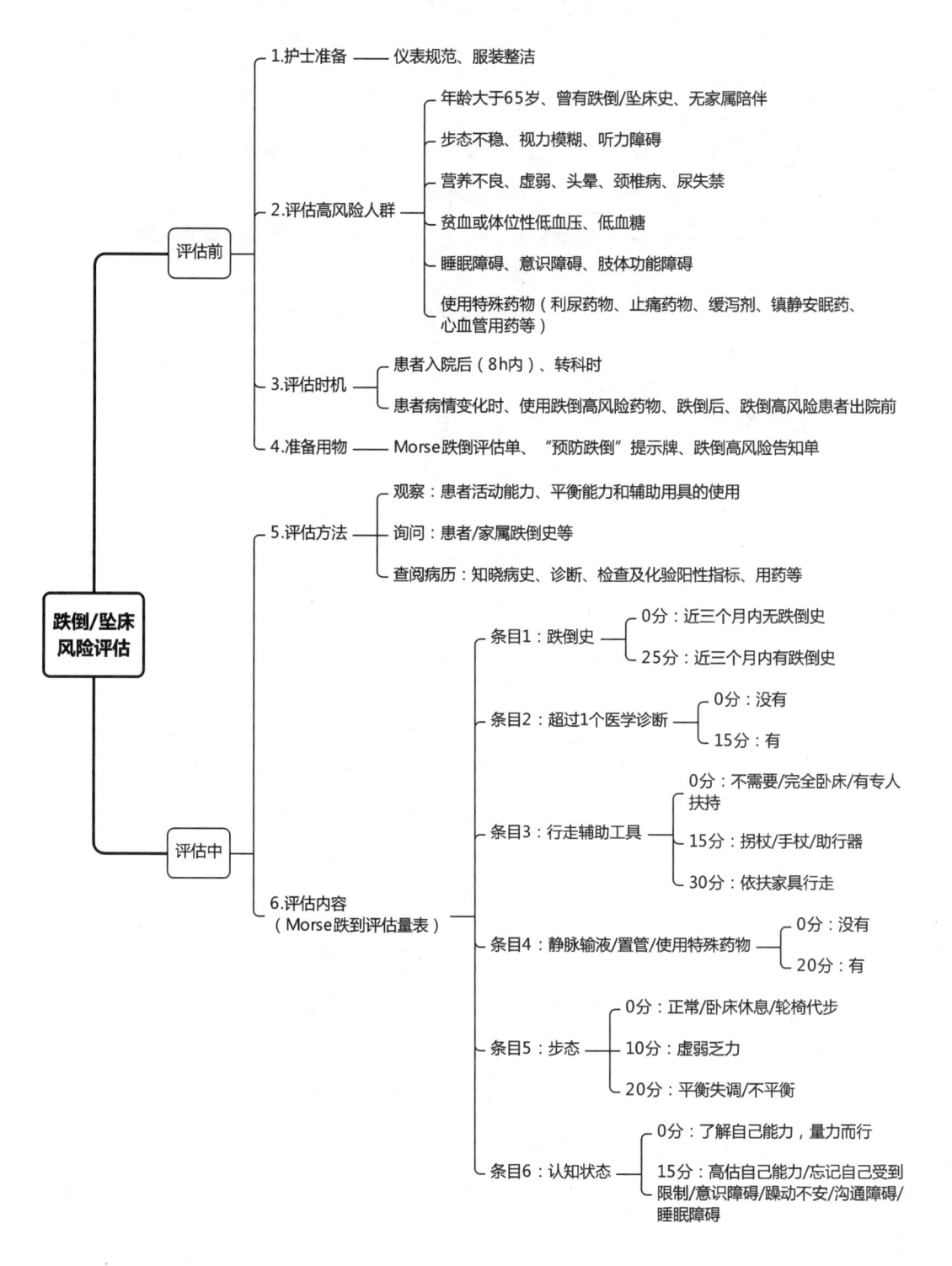

- **跌倒/坠床风险评估**
  - 评估前
    - 1.护士准备 —— 仪表规范、服装整洁
    - 2.评估高风险人群
      - 年龄大于65岁、曾有跌倒/坠床史、无家属陪伴
      - 步态不稳、视力模糊、听力障碍
      - 营养不良、虚弱、头晕、颈椎病、尿失禁
      - 贫血或体位性低血压、低血糖
      - 睡眠障碍、意识障碍、肢体功能障碍
      - 使用特殊药物（利尿药物、止痛药物、缓泻剂、镇静安眠药、心血管用药等）
    - 3.评估时机
      - 患者入院后（8h内）、转科时
      - 患者病情变化时、使用跌倒高风险药物、跌倒后、跌倒高风险患者出院前
    - 4.准备用物 —— Morse跌倒评估单、"预防跌倒"提示牌、跌倒高风险告知单
  - 评估中
    - 5.评估方法
      - 观察：患者活动能力、平衡能力和辅助用具的使用
      - 询问：患者/家属跌倒史等
      - 查阅病历：知晓病史、诊断、检查及化验阳性指标、用药等
    - 6.评估内容（Morse跌到评估量表）
      - 条目1：跌倒史
        - 0分：近三个月内无跌倒史
        - 25分：近三个月内有跌倒史
      - 条目2：超过1个医学诊断
        - 0分：没有
        - 15分：有
      - 条目3：行走辅助工具
        - 0分：不需要/完全卧床/有专人扶持
        - 15分：拐杖/手杖/助行器
        - 30分：依扶家具行走
      - 条目4：静脉输液/置管/使用特殊药物
        - 0分：没有
        - 20分：有
      - 条目5：步态
        - 0分：正常/卧床休息/轮椅代步
        - 10分：虚弱乏力
        - 20分：平衡失调/不平衡
      - 条目6：认知状态
        - 0分：了解自己能力，量力而行
        - 15分：高估自己能力/忘记自己受到限制/意识障碍/躁动不安/沟通障碍/睡眠障碍

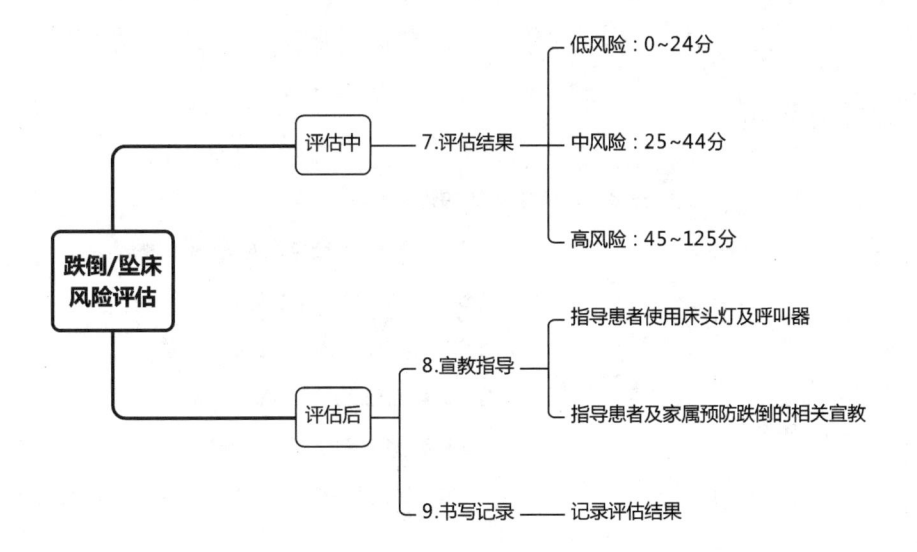

注意事项

1. 评估条件

（1）Morse 跌倒评估量表适用于住院成人（14～90 岁），儿童（≤14 岁）可选择 Humpty Dumpty 跌倒评估量表确定跌倒风险等级。

（2）评估过程中，患者有不适时，应优先处理不适。

2. 评估内容

（1）跌倒史：在评估过程中，如患者不愿说出自己跌倒史，或有不服老的心理，以及因记忆力下降而忘记时，应询问与患者长期生活在一起的家属或照顾者。

（2）超过 1 个医学诊断：存在 2 个及以上不同系统的多个医疗诊断。

（3）静脉输液/置管/使用特殊药物：

① 特殊药物包括镇静、降压、利尿、降糖、止痛、抗癫痫药物等。

② 静推、口服、纳肛等非静脉滴注途径使用的特殊药物易被漏评。

（4）认知状态：

① 高估自己能力，表现为患者不配合、不重视、口头答应但没有行动、不愿意麻烦家属或护士（家属对跌倒的重视程度应当被考虑）。

② 认知障碍（记忆力、判断力下降）和睡眠障碍可通过询问患者及家属或查阅病历获得相关信息。

非预期情境处置

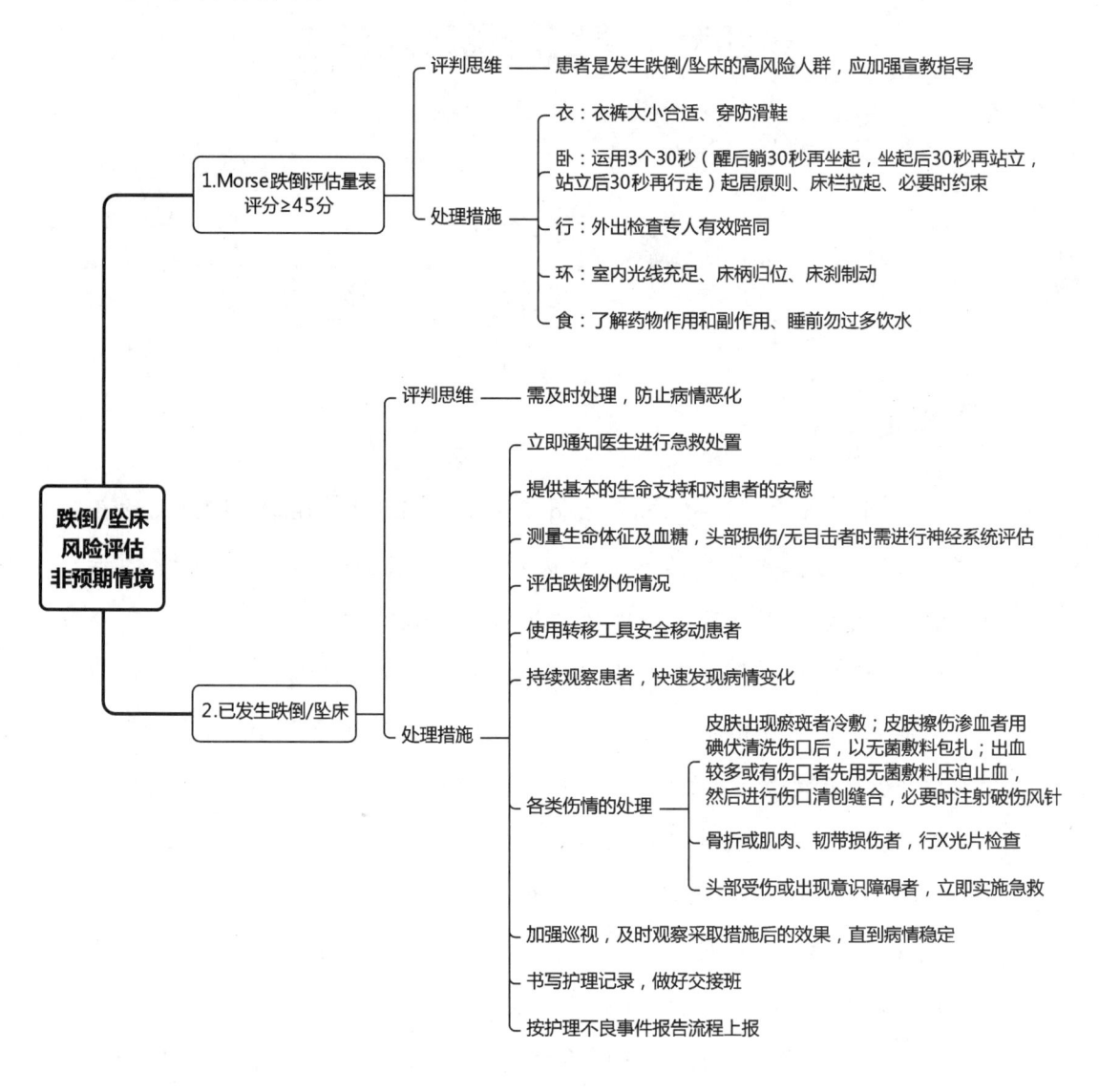

第四节　管路滑脱风险评估

肖欢　王成爽 ◀

📖 背景知识

非计划性拔管（Unplanned Endotracheal Extubation，UEE）又称意外拔管，是指插管意外脱落或未经医护人员同意，患者将插管拔除的行为，也包括固定不牢或医疗护理操作不当等导致的拔管。

UEE扰乱了正常的治疗计划，引起一系列不良的后果，如造成插管部位的损伤、引发院内感染、延长住院天数、增加住院费用等，尤其是气管插管、气管切开套管、脑室引流管、胸腔引流管等高危导管的意外拔除甚至会影响到患者的生命安全。据报告，国外UEE发生率为$3.0\%\sim16.0\%$，国内为$4.5\%\sim22.1\%$，其中患者自行拔管占$68.0\%\sim95.1\%$，且经口气管插管发生UEE的风险是经鼻气管插管的2.13倍。非计划性拔管已成为临床必须重点监控与防范的安全指标。

非计划性拔管的预防是一项系统工程，既涉及到护士、医生、患者及陪护人员等对UEE风险的识别能力和专业化水平与技巧，也涉及到管理者对UEE各环节的重视和有效管理。为了保障患者安全，实施有效预防UEE发生的护理措施显得尤为重要。只有医护充分认识其严重危害性、掌握UEE发生原因，进而采取有效措施，才能有效降低其发生率，提高护理质量，保障患者生命安全。

操作流程

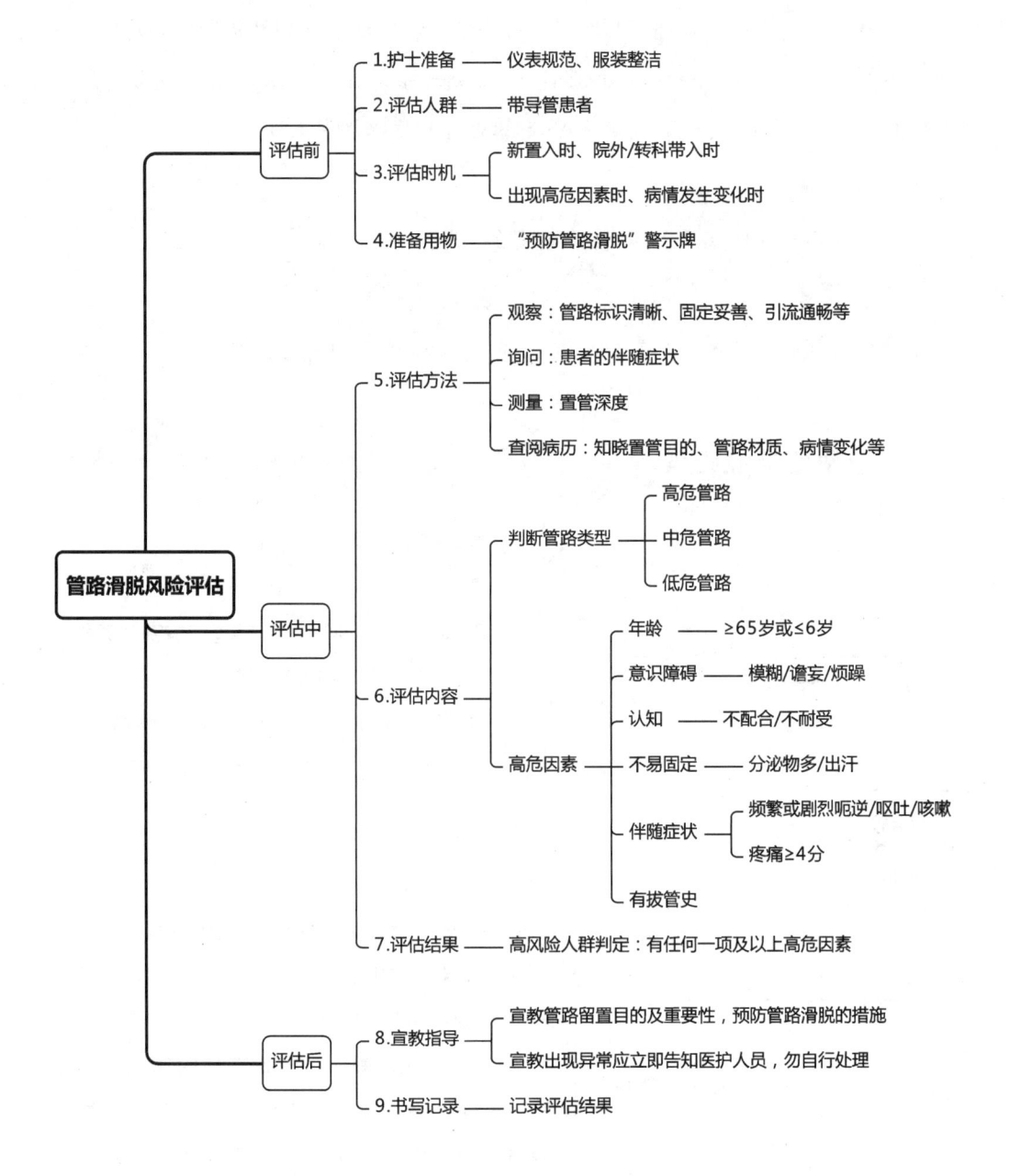

注意事项

1. 关注固定效果

实施正确固定方法（高举平台法、螺旋法等），牢固固定管路（敷贴/胶带、管路、皮肤充分粘合,无空隙,无松卷),翻身、活动时留有一定活动空间。

2. 关注高危人群

依据患者肌力、意识、疼痛、躁动、谵妄等病情综合判断非计划性拔管风险等级。评估工具可选用肌力评定法、格拉斯哥昏迷评分、躁动-镇静评估表评分、ICU 意识模糊评估法/重症监护谵妄筛查量表、疼痛数字评分/重症监护疼痛观察工具。

3. 实施镇痛

危重症患者遵医嘱实施镇痛,维持浅镇静状态。

4. 解除约束

对拔管高风险患者遵医嘱实施约束时,应定时评估,及早解除约束。

🗔 非预期情境处置

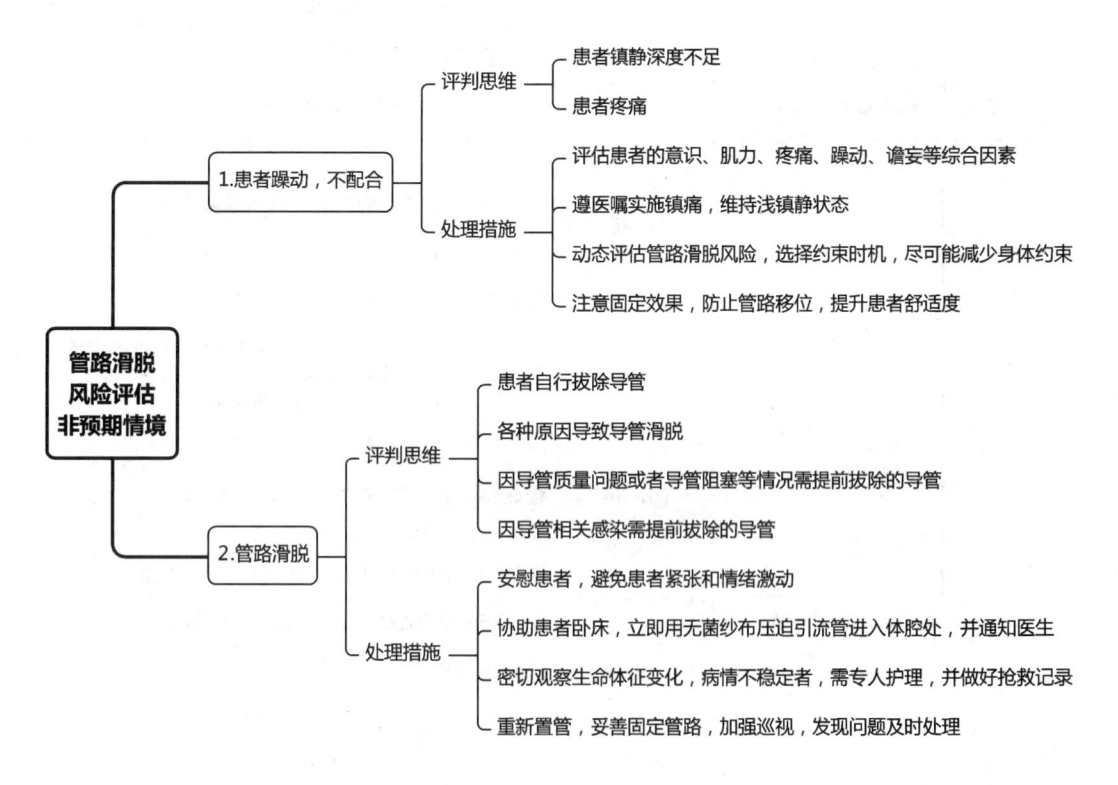

第五节　疼痛评估

刘美　罗颖

背景知识

疼痛是一种与实际或潜在的组织损伤相关的不愉快的感觉和情绪情感体验或与此相似的经历，是近年来非常受重视的一个常见的临床问题。

1995 年，美国保健机构评审联合委员会正式将疼痛确定为继体温、脉搏、呼吸、血压之后的第五大生命体征，并要求对所有患者进行疼痛评估，准确的评估是有效治疗的前提。

疼痛评估工具主要根据评估目的、患者病情、年龄、认知水平和理解能力进行选择。疼痛评估工具一般分为单维度和多维度疼痛评估工具。单维度疼痛评估工具有数字疼痛评估量表（NRS）、主诉疼痛程度分级法（VRS）、面部表情疼痛评估量表（FPS-R）、重症监护疼痛观察工具（CPOT）等。多维度疼痛评估工具有简明疼痛评估量表（BPI）、McGill 疼痛问卷（MPQ）、美国疼痛协会患者结局问卷修订版（APS-POQ-R）等。各种评估工具各有优缺点，应根据评估对象的特点进行合理选择。本节主要介绍适用于成人住院患者的单维度疼痛评估工具和多维度疼痛评估工具。

🗆 操作流程

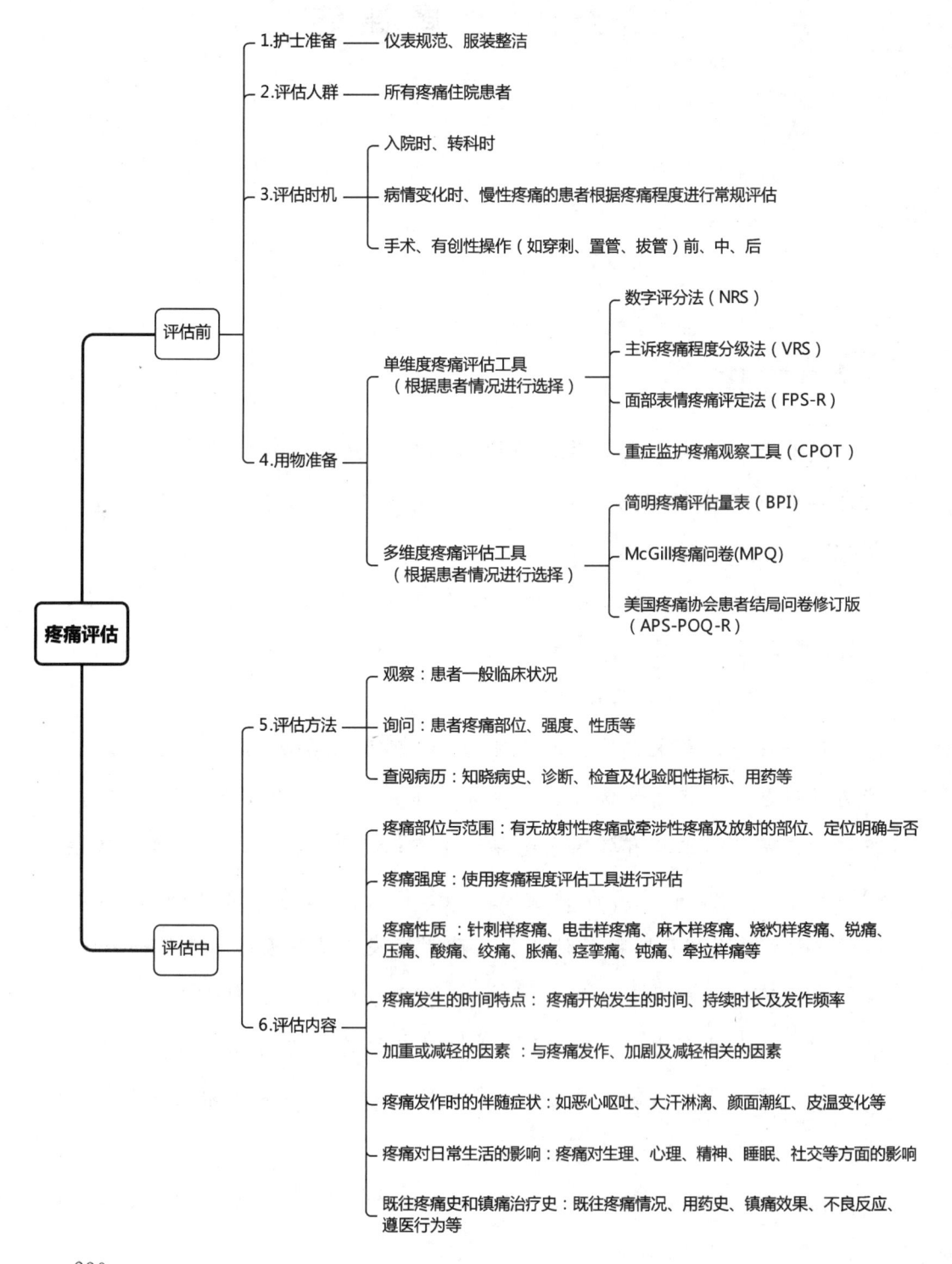

疒痛评估

评估前

1. 护士准备 —— 仪表规范、服装整洁

2. 评估人群 —— 所有疼痛住院患者

3. 评估时机
- 入院时、转科时
- 病情变化时、慢性疼痛的患者根据疼痛程度进行常规评估
- 手术、有创性操作（如穿刺、置管、拔管）前、中、后

4. 用物准备
- 单维度疼痛评估工具（根据患者情况进行选择）
  - 数字评分法（NRS）
  - 主诉疼痛程度分级法（VRS）
  - 面部表情疼痛评定法（FPS-R）
  - 重症监护疼痛观察工具（CPOT）
- 多维度疼痛评估工具（根据患者情况进行选择）
  - 简明疼痛评估量表（BPI）
  - McGill疼痛问卷(MPQ)
  - 美国疼痛协会患者结局问卷修订版（APS-POQ-R）

评估中

5. 评估方法
- 观察：患者一般临床状况
- 询问：患者疼痛部位、强度、性质等
- 查阅病历：知晓病史、诊断、检查及化验阳性指标、用药等

6. 评估内容
- 疼痛部位与范围：有无放射性疼痛或牵涉性疼痛及放射的部位、定位明确与否
- 疼痛强度：使用疼痛程度评估工具进行评估
- 疼痛性质：针刺样疼痛、电击样疼痛、麻木样疼痛、烧灼样疼痛、锐痛、压痛、酸痛、绞痛、胀痛、痉挛痛、钝痛、牵拉样痛等
- 疼痛发生的时间特点：疼痛开始发生的时间、持续时长及发作频率
- 加重或减轻的因素：与疼痛发作、加剧及减轻相关的因素
- 疼痛发作时的伴随症状：如恶心呕吐、大汗淋漓、颜面潮红、皮温变化等
- 疼痛对日常生活的影响：疼痛对生理、心理、精神、睡眠、社交等方面的影响
- 既往疼痛史和镇痛治疗史：既往疼痛情况、用药史、镇痛效果、不良反应、遵医行为等

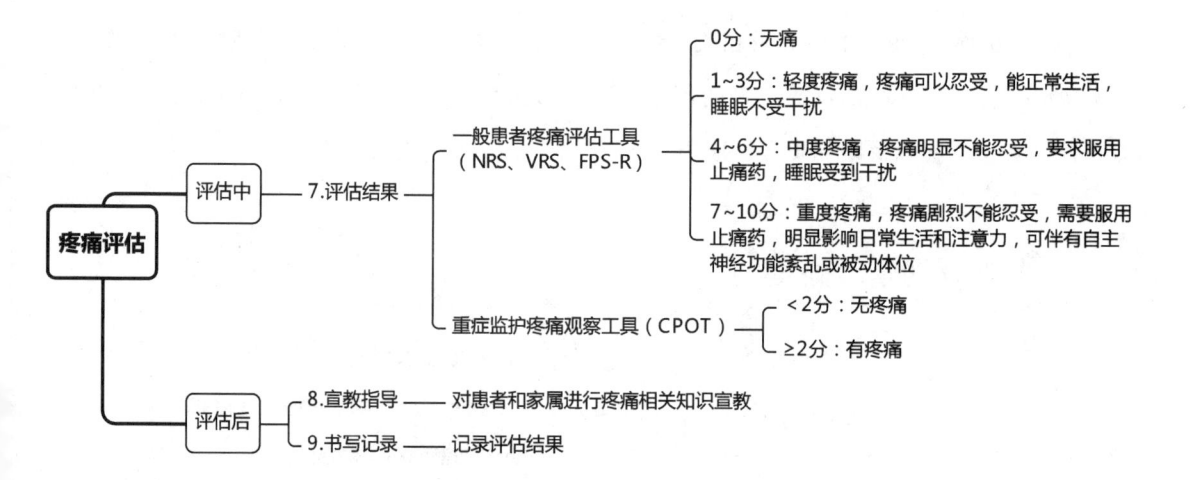

注意事项

1. 患者主诉

疼痛是一种主观感受,评估疼痛应以患者的主诉为依据,应充分相信和尊重患者的陈述,并如实记录。

2. 评估工具的选择

(1)根据疼痛评估目的选择疼痛评估工具。初次进行疼痛治疗、疼痛发生变化时需要进行全面评估,此时宜选择多维度疼痛评估工具。在患者疼痛治疗过程中评估用药效果、疼痛患者缓解程度时,宜选择单维度疼痛评估工具。

(2)根据患者的理解能力、认知情况选择合适的单维度疼痛评估工具。大部分成人患者都能理解并使用数字疼痛评估量表进行评估;对于儿童、老年人可选择面部表情疼痛评估量表;对于不能用言语沟通和认知障碍的重症患者,可使用重症监护疼痛观察工具。

(3)疼痛评估工具一旦选择,应连续使用,以保证医、护、患评估结果的一致性。

3. 遵循原则

(1)常规:医护人员应常规、主动评估患者疼痛情况,并及时记录。

(2)量化:评估疼痛时,应重点评估 24 h 内患者最严重、最轻、日常情况下和当前的疼痛程度。

(3)动态:根据患者的病情和疼痛程度持续、动态地评估,包括疼痛病因、部位、性质、程度变化情况、爆发性疼痛发作情况、疼痛减轻和加重因素、镇痛效果以及不良反应等。

（4）全面：对患者的疼痛及相关病情进行全面评估，包括疼痛病因和类型、疼痛发作情况（部位、性质、程度、加重或减轻的因素）、镇痛效果情况、重要器官功能情况、心理、家庭及社会支持情况以及既往史等。应当在患者入院后 24 h 内进行全面评估。

非预期情境处置

第六节　静脉血栓栓塞风险评估

曹鑫彦　柯健

背景知识

静脉血栓栓塞症（Venous Thromboembolism，VTE）包括深静脉血栓栓塞（Deep Venous Thrombosis，DVT）和肺栓塞（Pulmonary Embolism，PE），是仅次于急性冠脉综合征和脑卒中的第三大最常见的血管疾病，也是住院患者医院内可预防的死亡原因之一。

1856 年，著名德国医师 Rudolf Virchow 教授首次提出了"血栓形成"的概念，命名了"血栓"、"栓塞"、"纤维蛋白原"三个血栓相关名词，提出了血管壁损伤、血流异常、血液成分异常是血栓形成的三大要素。2014 年 3 月，国际血栓与止血学会（International Society on Thrombosis and Haemostasis，ISTH）宣布将 Rudolf Virchow 生日（10 月 13 日）作为"世界血栓日"（World Thrombosis Day，WTD），以纪念他首先提出"血栓形成"理论，期望提高公众对血栓的认知，促进血栓性疾病的规范化诊治，号召世界各地不同团体团结起来，共同面对"血栓形成"这一沉默的杀手。

多年来各国学者不断进行努力探索和研究，为 VTE 的诊治带来了很多突破。研究显示 VTE 通常都是可以预防的，早期对住院患者进行全面的 VTE 风险评估，识别 VTE 高危患者，及时进行预防，可以显著减少医院内 VTE 的发生。现有的 VTE 风险评估工具主要包括 Caprini 评分表、Padua 评分法、Autar 评分量表等。其中使用最广泛的评估工具是 Caprini 评分表，它由美国学者 Caprini 研究开发，于 1991 年最初应用于所有住院患者,经过不断研究于 2005 年形成了较为成熟的评分表,本章节呈现的 Caprini 评分表参考自 2018 年由中国健康促进基金会与血管专项基金专家委员会等颁布的《医院内静脉血栓栓塞症防治与管理建议》。该表根据各风险因素对 VTE 的影响将风险因素分别赋值 0～5 分,总分 0 分为极低风险;总分 1～2 分提示低风险;总分 3～4 分提示中风险;总分≥5 分提示高风险。

□ 操作流程

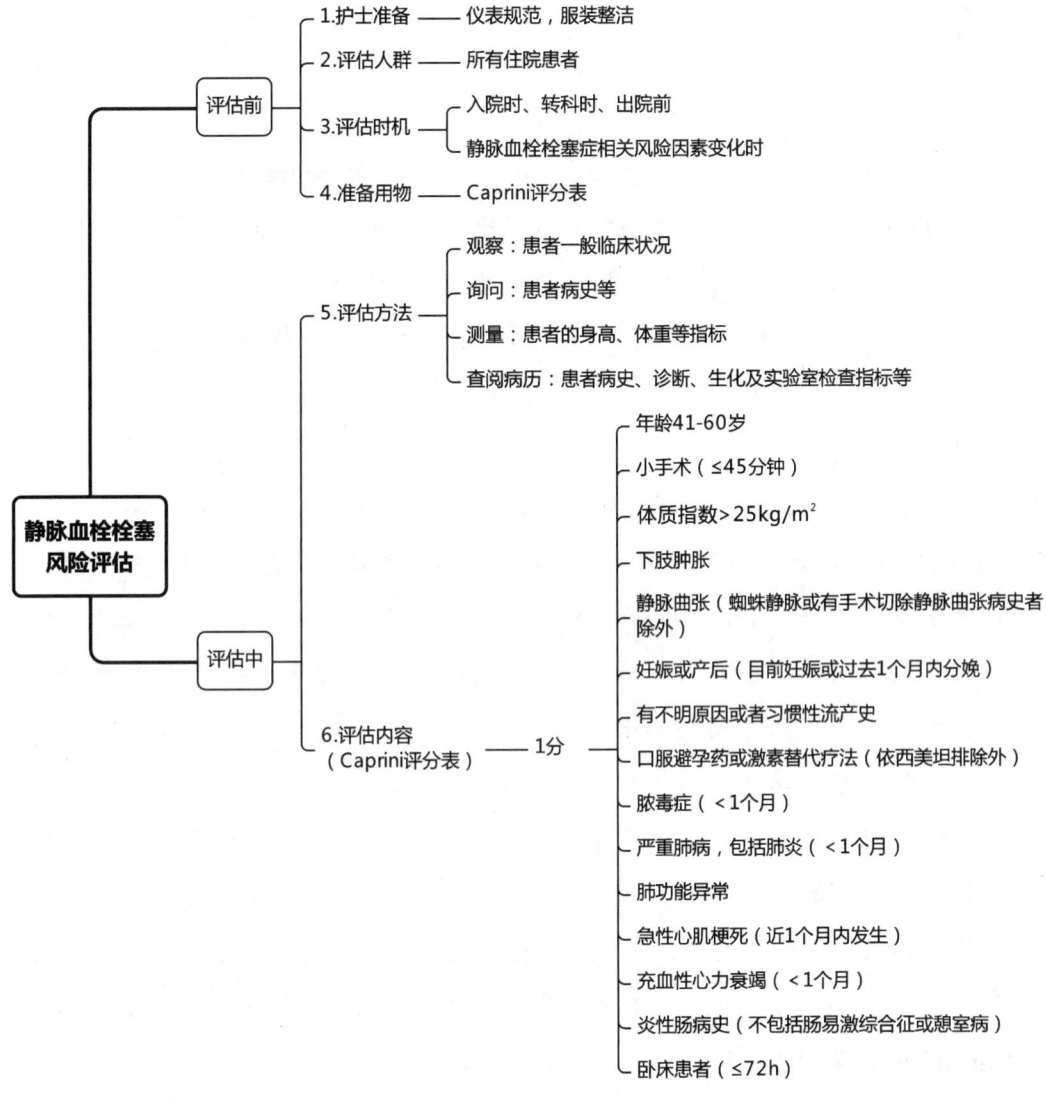

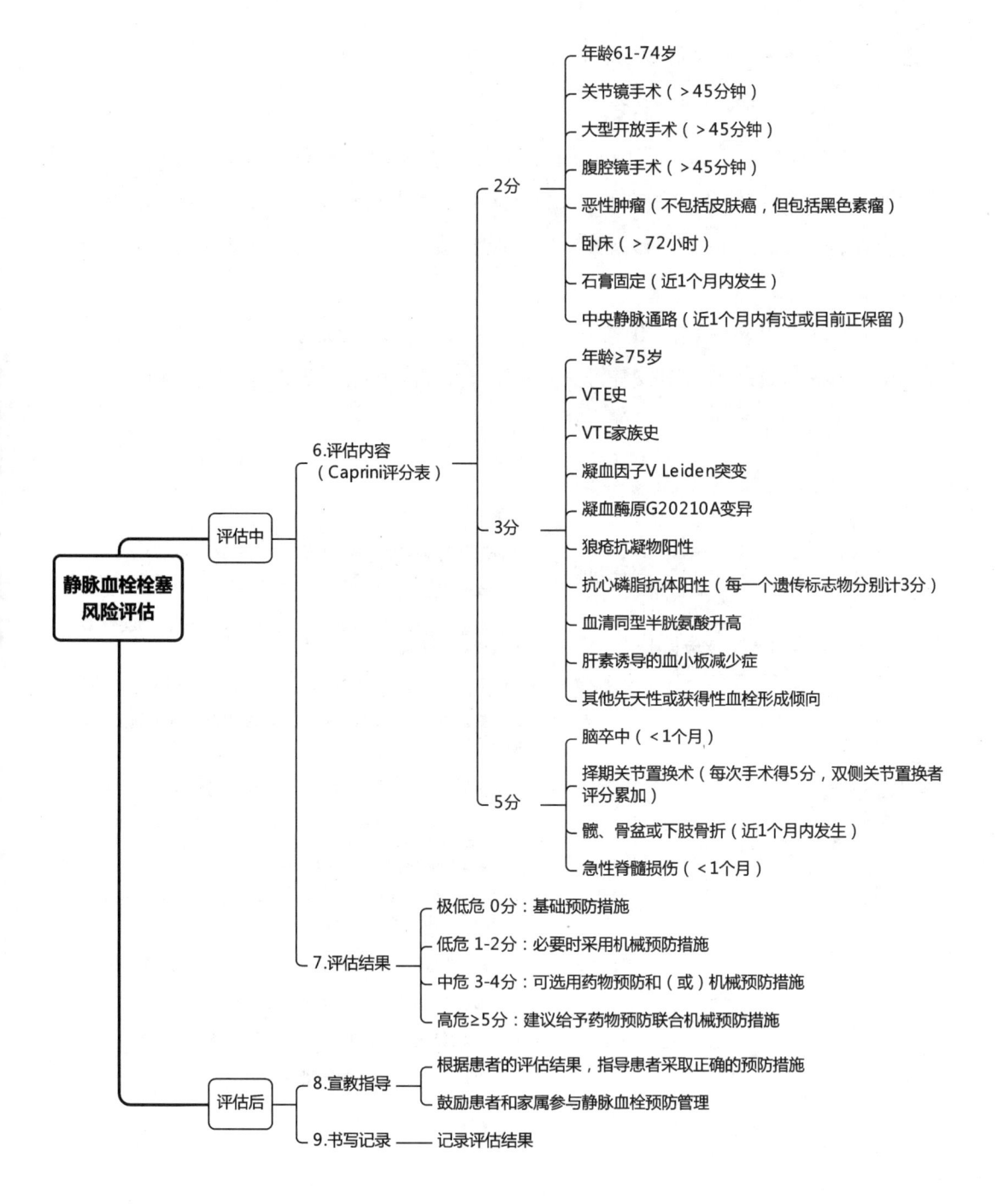

静脉血栓栓塞
风险评估

评估中

6.评估内容
（Caprini评分表）

2分
- 年龄61-74岁
- 关节镜手术（＞45分钟）
- 大型开放手术（＞45分钟）
- 腹腔镜手术（＞45分钟）
- 恶性肿瘤（不包括皮肤癌，但包括黑色素瘤）
- 卧床（＞72小时）
- 石膏固定（近1个月内发生）
- 中央静脉通路（近1个月内有过或目前正保留）

3分
- 年龄≥75岁
- VTE史
- VTE家族史
- 凝血因子V Leiden突变
- 凝血酶原G20210A变异
- 狼疮抗凝物阳性
- 抗心磷脂抗体阳性（每一个遗传标志物分别计3分）
- 血清同型半胱氨酸升高
- 肝素诱导的血小板减少症
- 其他先天性或获得性血栓形成倾向

5分
- 脑卒中（＜1个月）
- 择期关节置换术（每次手术得5分，双侧关节置换者评分累加）
- 髋、骨盆或下肢骨折（近1个月内发生）
- 急性脊髓损伤（＜1个月）

7.评估结果
- 极低危 0分：基础预防措施
- 低危 1-2分：必要时采用机械预防措施
- 中危 3-4分：可选用药物预防和（或）机械预防措施
- 高危≥5分：建议给予药物预防联合机械预防措施

评估后

8.宣教指导
- 根据患者的评估结果，指导患者采取正确的预防措施
- 鼓励患者和家属参与静脉血栓预防管理

9.书写记录 —— 记录评估结果

注意事项

1. 全面评估

宜通过查阅病历、问诊、查体、实验室检查等方法获取全面和准确的患者信息，并在正

确理解评分表各条目含义的基础上对患者进行准确和有效的 VTE 风险评估。

2. Caprini 评分表个别条目含义

（1）肺功能异常：除了肺气肿或慢性阻塞性肺疾病，还包括任何间质性肺病或肺功能异常的患者，如任何结节病、肺纤维化、肺动脉高压和支气管扩张症等。凡有 1 项以上诊断符合肺病标准的患者，每项诊断得 1 分。此外，该条目不包括与肥胖相关的限制性肺病患者。

（2）VTE 家族史：包括一级亲属（兄弟姐妹、儿子/女儿、父母、祖父母）、二级亲属（母亲同父异母兄弟姐妹、父亲同父异母兄弟姐妹、侄女/侄子）和三级亲属（堂兄弟姐妹）。

非预期情境处置

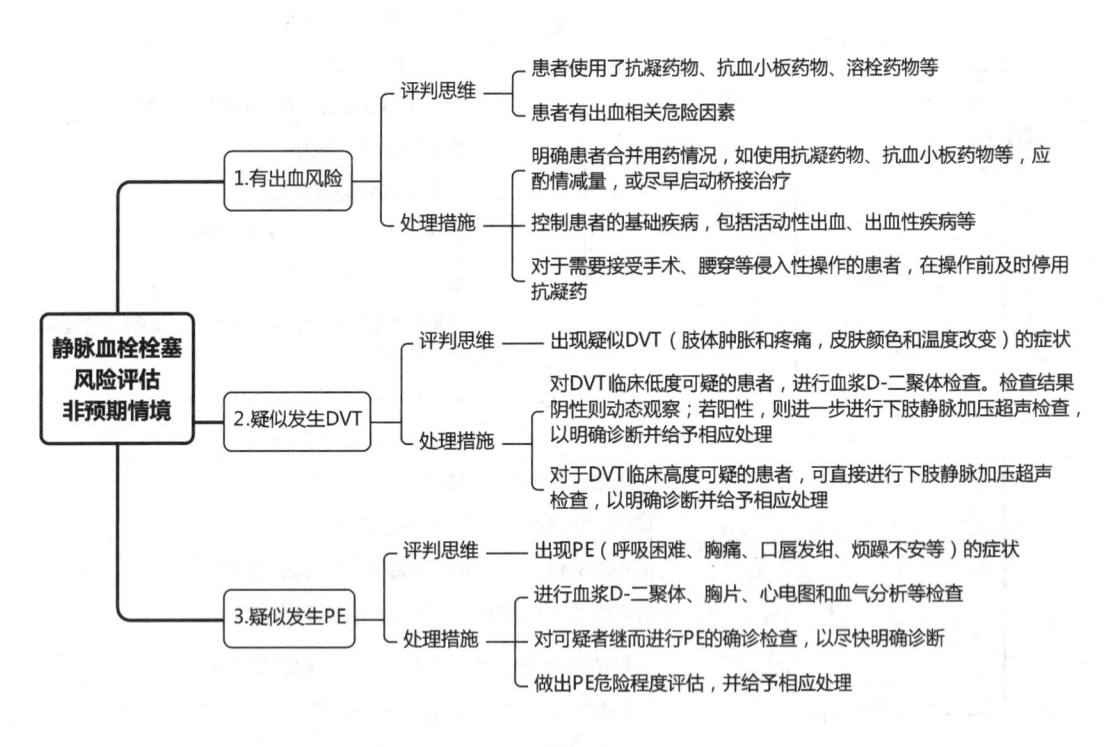

第七节　营养风险筛查

朱丽　王萧萧 ◀

📖 背景知识

营养风险是指现有或潜在的与营养有关的导致患者出现不良临床结局(如感染并发症发生率增高、住院时间延长、住院费用增加等)的风险。

相关研究显示,在所有住院患者中,患有营养不良的患者比例高达 70%,对于入院时无营养不良的患者,一般会因疾病或手术等因素造成身体机能下降,使其在住院期间发生营养不良,而这些将对其临床结局产生影响。因此在患者入院时进行营养风险筛查,可以尽早科学、合理地对患者实施营养支持,从而改善患者临床预后、减少并发症、缩短住院时间、降低医疗花费。

营养风险筛查是规范实施临床营养诊疗的第一步,也是营养评估和营养干预的基础。现有营养风险筛查工具主要包括营养风险筛查 2002 (Nutritional Risk Screening 2002,NRS 2002)、简易营养评价调查表(Mini Nutritional Assessment-Short Form,MNA-SF)、营养不良通用筛检工具(Malnutrition Universall Screening Tool,MUST)等。其中 NRS 2002 是目前使用最为广泛的筛查工具,适用于住院患者营养风险筛查,由丹麦肠外肠内营养学会专家工作组制定,已被多个指南及共识推荐。NRS 2002 由 3 部分构成:营养受损评分、疾病营养需要程度评分和年龄评分。前 2 部分包括了 1~3 分 3 个评分等级,根据评分标准取最高分。总分 0~7 分,若评分≥3 分,提示患者存在营养风险。医务人员应提升对患者营养状况和营养风险的关注度,加强营养知识培训,正确运用合适的营养筛查及评定工具,达到"规范应用、患者受益"的目的。

操作流程

```
营养风险筛查
├─ 评估前
│   ├─ 1.护士准备 ── 仪表规范，服装整洁
│   ├─ 2.评估人群 ┬─ 神志清楚、愿意接受筛查的成年住院患者
│   │            └─ 18~90岁、住院过夜、入院次日8时前未进行急诊手术
│   ├─ 3.评估时机 ┬─ 患者入院后（24小时内）、转科时
│   │            └─ 病情变化时
│   └─ 4.准备用物 ── NRS 2002评估表
│
└─ 评估中
    ├─ 5.评估方法 ┬─ 观察：患者一般临床状况、是否消瘦等
    │            ├─ 询问：患者的体重、食物摄入量变化情况
    │            ├─ 测量：患者身高、体重等指标
    │            └─ 查阅病历：知晓患者病史、诊断、生化及实验室检查指标等
    │
    └─ 6.评估内容
       （营养风险筛查2002）
        ├─ 条目1：营养受损
        │   ├─ 0分：近1~3月体重无变化，近一周摄食量无变化，正常营养状态，BMI≥18.5
        │   ├─ 1分：3个月内体重下降>5%，或近一周食物摄入量比正常需要量减少25~50%
        │   ├─ 2分：2个月内体重下降>5%，或近一周食物摄入量比正常需要量减少50~75%
        │   └─ 3分：1个月内体重下降>5%或3个月内体重下降15%，或近一周食物摄入量比正常需要量减少75~100%，或BMI<18.5伴一般情况差
        │
        └─ 条目2：疾病营养需要程度
            ├─ 0分：正常营养需要量：对营养需求没有过多影响
            ├─ 1分：营养需要量轻度提高：慢性疾病因并发症而住院，虚弱但不需卧床；蛋白质需要量略增加，可通过口服补充。如髋部骨折、慢性疾病急性并发症（如肝硬化）、COPD、血液透析、糖尿病、一般恶性肿瘤等
            ├─ 2分：营养需要量中度增加：需要卧床，蛋白质需要量相应增加，多数可通过人工营养恢复。如腹部大手术、脑卒中、重度肺炎、血液恶性肿瘤等
            └─ 3分：营养需要量明显增加：蛋白质需要量增加且不能被人工营养支持弥补，但是通过人工营养可使蛋白质分解和氮丢失明显减少。如颅脑损伤、骨髓移植、APACHEⅡ>10分的ICU患者等
```

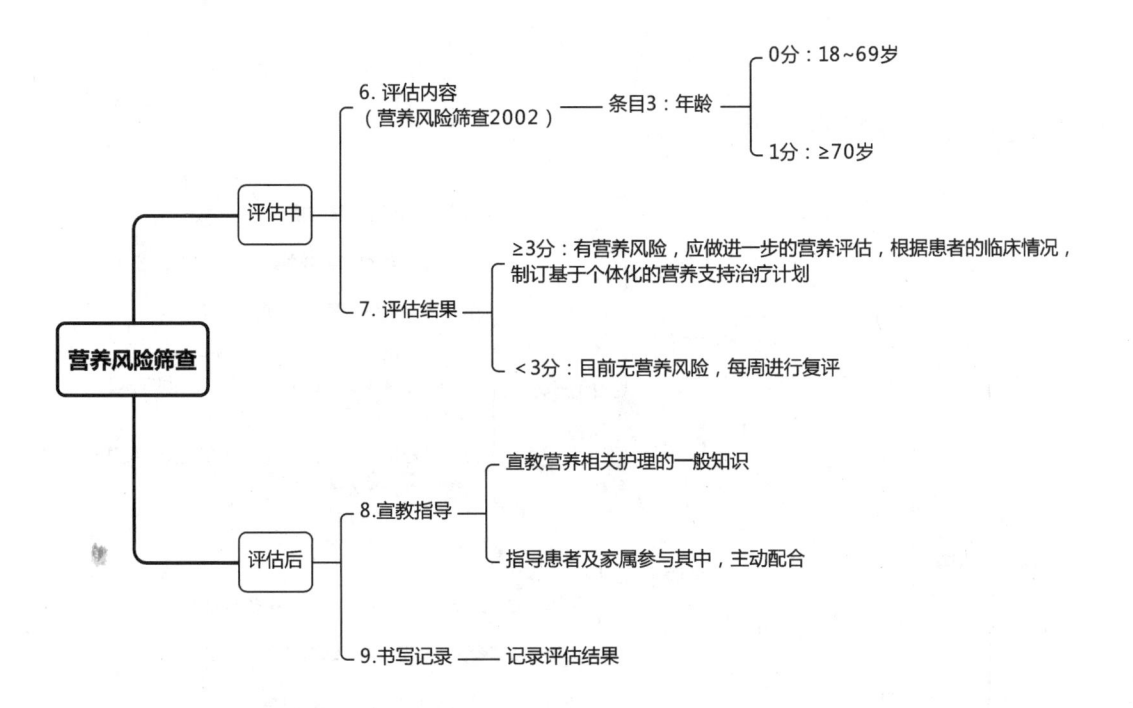

注意事项

1. 评估条件

NRS 2002 应在患者生命体征(体温、脉搏、呼吸、血压等)平稳时进行,在血糖、水电解质、酸碱平衡等基本正常的前提下开展。

2. 评估内容

(1)营养受损评估:

①体重和身高的获得:基本条件是空腹,脱鞋、脱帽、脱去外套,宜着统一的病员服。

②摄入量减少的评价:主观性较强,目前临床常根据患者或家属的记忆与描述推算饮食量的减少。

(2)疾病营养需要程度评估:提及的疾病种类有限,无法涵盖所有疾病。可由"营养支持小组"的护师(士)、营养师、药师与临床医师合作,按照患者疾病严重程度结合其对营养素,尤其是蛋白质需求情况,组内成员共同研讨确定已经存在疾病营养需要程度评分。

3. 评分结果

NRS 2002 总分为 0～7 分(3 项评分相加之和),其中每项评分内容的最后得分为该项最高评分分值。

非预期情境处置

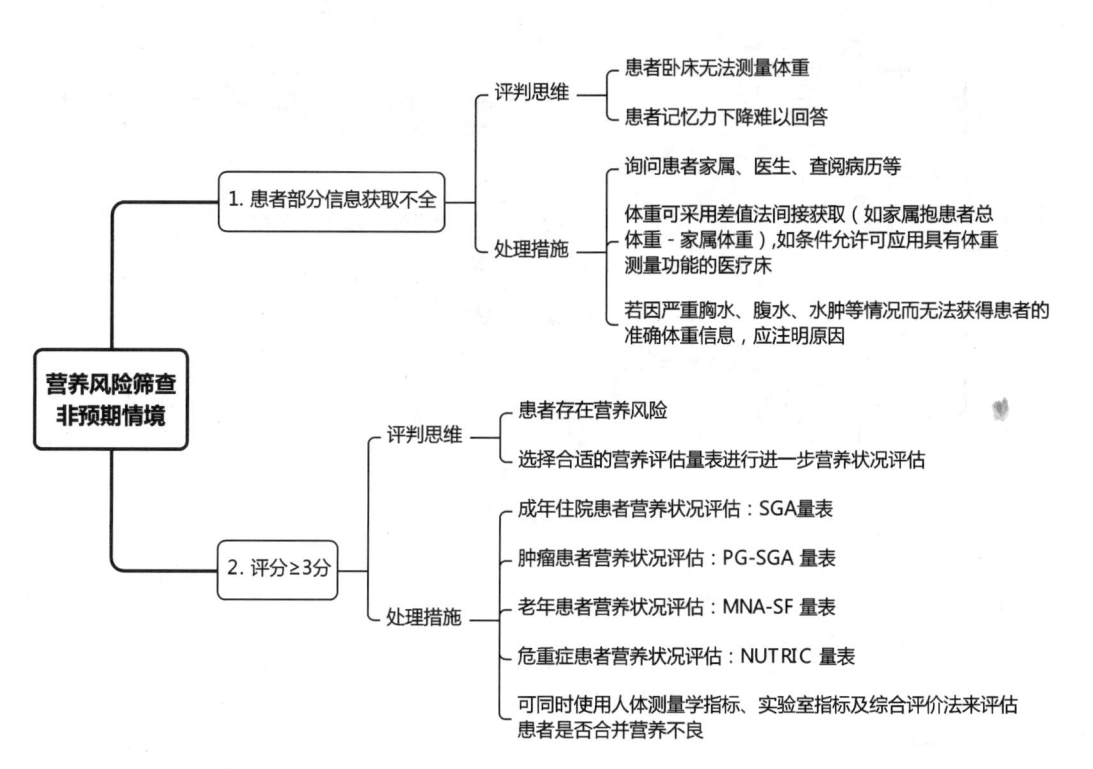

第八节 心情温度计量表评估

秦秀丽 瞿佳

背景知识

患者罹患某种疾病时,在其出现生理应激反应的基础上会发生一系列的心理应激反应,这种心理状态下会产生特定的情绪体验。综合医院20%~40%住院患者伴有心理问题,表现为易怒、易焦躁,或出现悲观、抑郁等情绪,甚至有自杀趋向,心理问题常常会加重躯体疾病,延长住院时间。

心情温度计又称简式健康量表(Brief Symptoms Rating Scale,BSRS-5),是由我国李明滨教授及其团队研制的。其将50道题的BSRS-50简化成5题,分别评估失眠、焦虑、愤怒、忧郁、自卑五个常见心理困扰严重度,此外量表还附加一条评估自杀意念的条目。量表原设计为自陈量表,也可由他人评价。该量表具有使用限制少、条目数少、易于填写等特点,目前已广泛运用于临床。

心情温度计量表在不同族群中验证了较好的信效度,其中截断值为6分,其精确度与敏感度最好。因此,常以6分作为分界点,0~5分为心理状况良好,6~9分为轻度情绪困扰,10~14分为中度情绪困扰,15分以上为重度情绪困扰。该量表为精神症状筛查表,适用于社区及医疗机构,以迅速了解个人心理照护需求,识别自杀意念,进而提供所需心理卫生服务。

操作流程

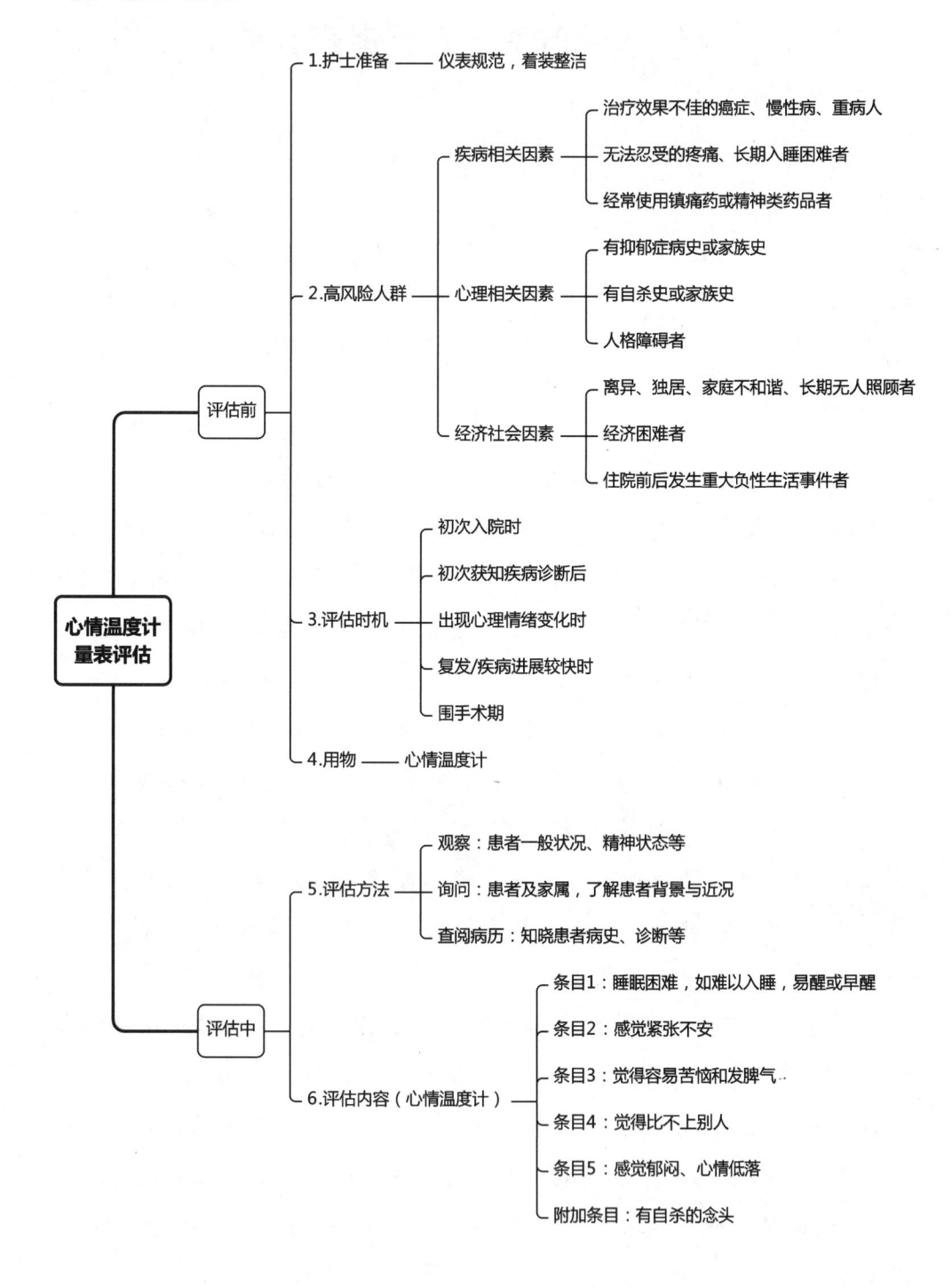

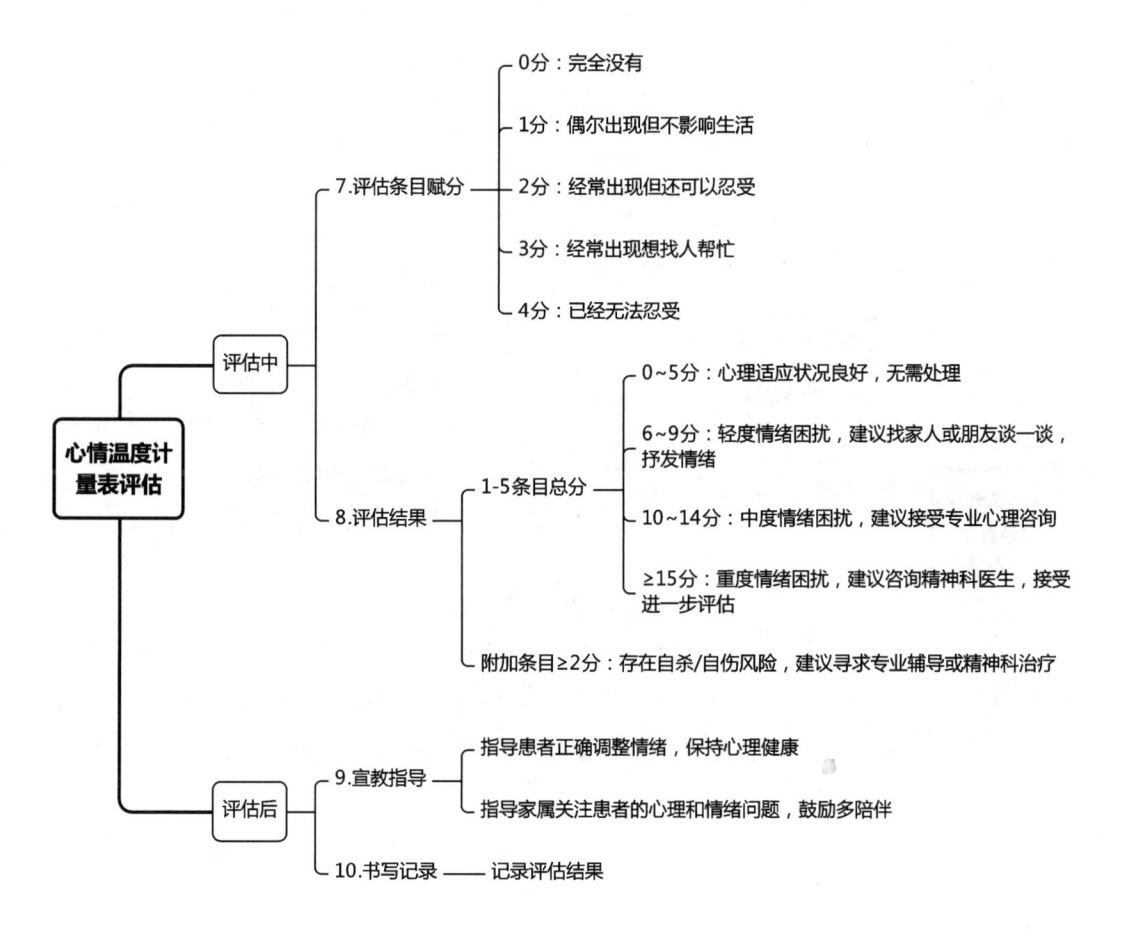

注意事项

1. 评估条件

(1) 选择安静的环境进行评估,保护患者隐私。

(2) 评估患者近1周(含当天)的心理变化情况。

(3) 当患者有不良症状时,应优先处理症状。

2. 评估流程

(1) 评估中不应带有主观臆断,应尊重患者的感受和主诉,如实记录。

(2) 对于年老、视力差或文化程度较低患者,应由护士进行解释和指导,协助完成筛查。

(3) 评估过程中,条目询问先后顺序可进行调整。

非预期情境处置

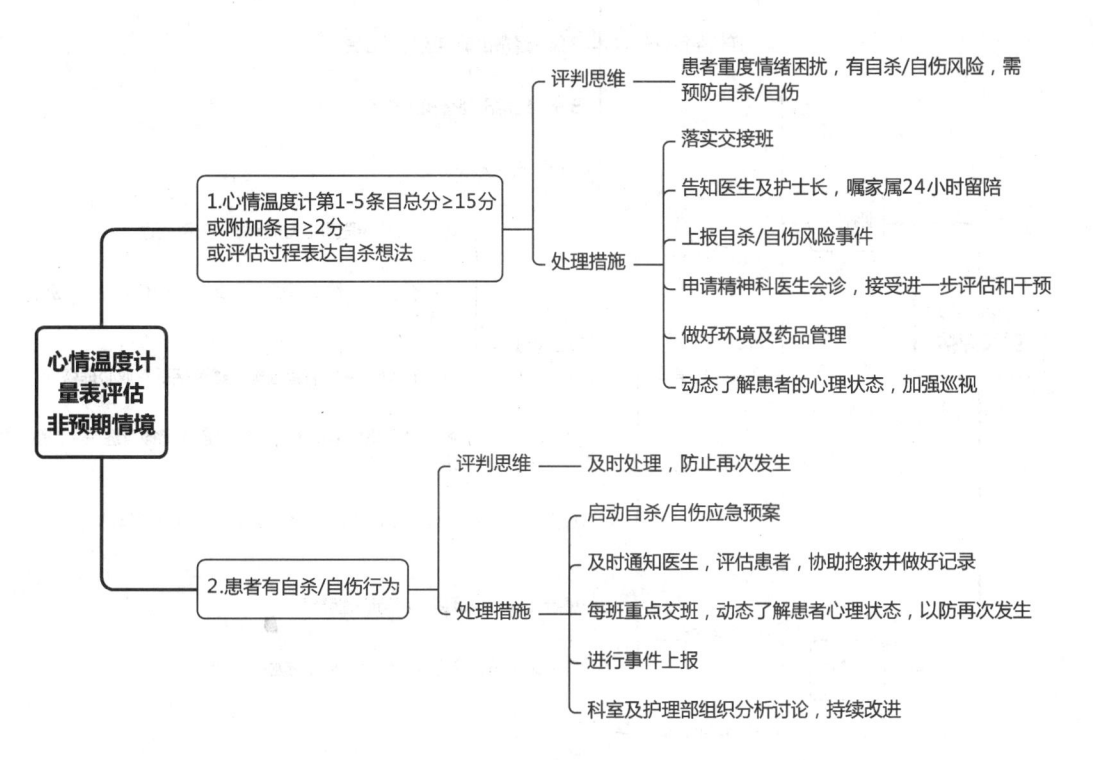

心情温度计量表评估非预期情境

1.心情温度计第1-5条目总分≥15分或附加条目≥2分或评估过程表达自杀想法

　评判思维 —— 患者重度情绪困扰，有自杀/自伤风险，需预防自杀/自伤

　处理措施
- 落实交接班
- 告知医生及护士长，嘱家属24小时留陪
- 上报自杀/自伤风险事件
- 申请精神科医生会诊，接受进一步评估和干预
- 做好环境及药品管理
- 动态了解患者的心理状态，加强巡视

2.患者有自杀/自伤行为

　评判思维 —— 及时处理，防止再次发生

　处理措施
- 启动自杀/自伤应急预案
- 及时通知医生，评估患者，协助抢救并做好记录
- 每班重点交班，动态了解患者心理状态，以防再次发生
- 进行事件上报
- 科室及护理部组织分析讨论，持续改进

第九节　口腔黏膜炎评估

吴德芳　廖菁

背景知识

口腔黏膜炎(Oral Mucositis，OM)是指口腔黏膜的炎症性和溃疡性病变,表面有伪膜覆盖,多见于颊部及咽壁两侧、口唇、口角、牙龈及舌面、舌边缘等处。

由于放化疗导致的骨髓抑制以及细胞毒性药物的毒副作用可引起口腔黏膜炎。轻者会导致患者食欲下降、舒适度降低、营养不良,重者继发感染,中断治疗,甚至危及患者生命。口腔黏膜炎的预防对提高患者的生存质量十分重要。

观察和评估是口腔护理的首要部分,以了解患者口腔卫生状况、口腔黏膜炎程度及全身疾病等情况,为制定护理计划提供依据。根据中华护理学会2021年发布的《放化疗相关口腔黏膜炎预防及护理(标准编号 T/CNAS 15－2020)》团体标准推荐,对放化疗患者 OM 的评估,其评估包括风险因素及 OM 分级的评估,其评估工具分别是《口腔黏膜炎风险等级评估》和《WHO 口腔黏膜炎分级标准》。前者是对患者发生口腔黏膜炎的风险因素进行评估,将 OM 风险分为轻度风险、中度风险和重度风险;后者是对患者口腔黏膜炎的严重程度进行评估,根据口腔溃疡面的个数、大小、疼痛程度及对进食的影响程度,将 OM 分为 0～Ⅳ级。

操作流程

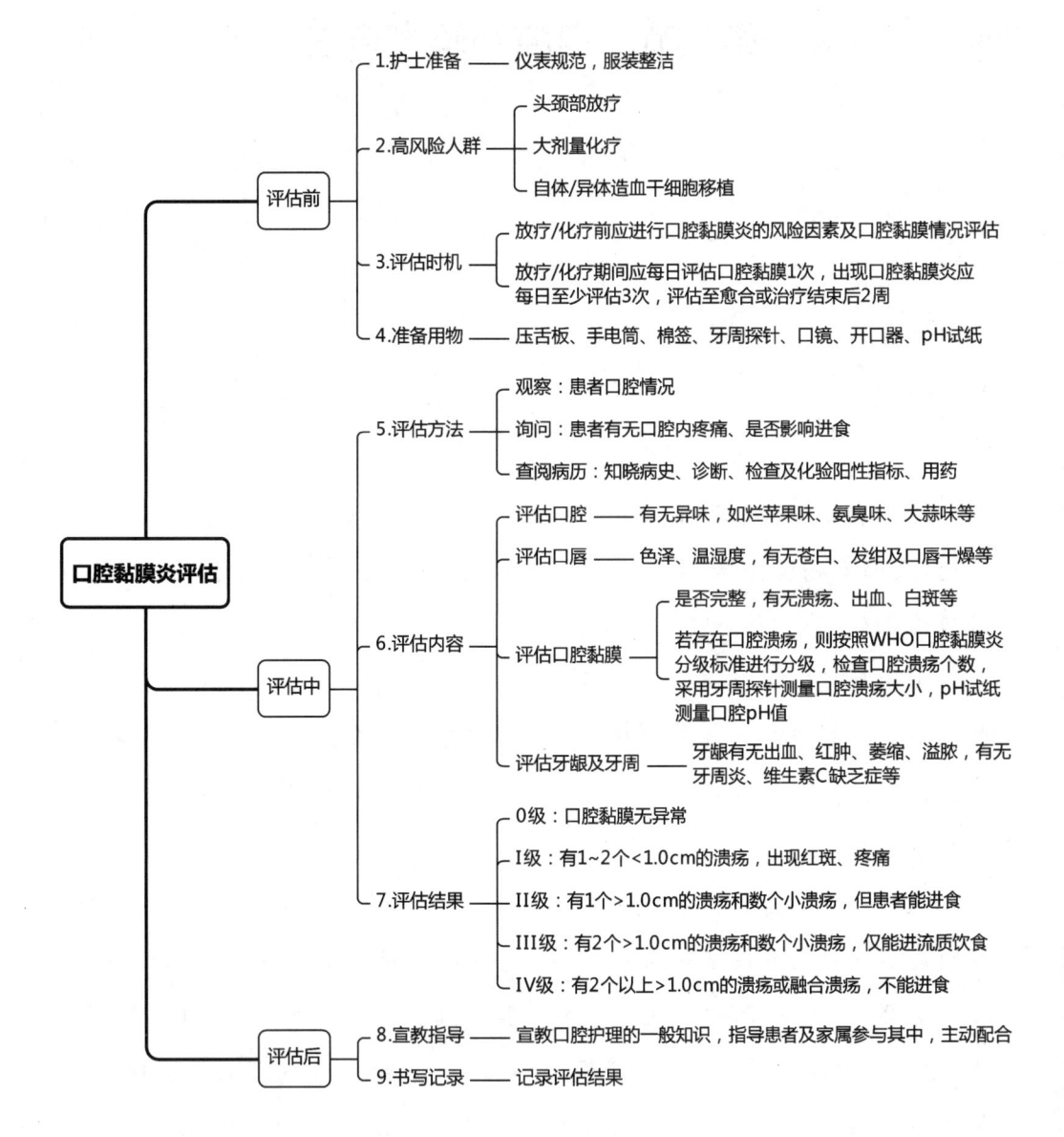

口腔黏膜炎评估

评估前
- 1. 护士准备 —— 仪表规范，服装整洁
- 2. 高风险人群
  - 头颈部放疗
  - 大剂量化疗
  - 自体/异体造血干细胞移植
- 3. 评估时机
  - 放疗/化疗前应进行口腔黏膜炎的风险因素及口腔黏膜情况评估
  - 放疗/化疗期间应每日评估口腔黏膜1次，出现口腔黏膜炎应每日至少评估3次，评估至愈合或治疗结束后2周
- 4. 准备用物 —— 压舌板、手电筒、棉签、牙周探针、口镜、开口器、pH试纸

评估中
- 5. 评估方法
  - 观察：患者口腔情况
  - 询问：患者有无口腔内疼痛、是否影响进食
  - 查阅病历：知晓病史、诊断、检查及化验阳性指标、用药
- 6. 评估内容
  - 评估口腔 —— 有无异味，如烂苹果味、氨臭味、大蒜味等
  - 评估口唇 —— 色泽、温湿度，有无苍白、发绀及口唇干燥等
  - 评估口腔黏膜
    - 是否完整，有无溃疡、出血、白斑等
    - 若存在口腔溃疡，则按照WHO口腔黏膜炎分级标准进行分级，检查口腔溃疡个数，采用牙周探针测量口腔溃疡大小，pH试纸测量口腔pH值
  - 评估牙龈及牙周 —— 牙龈有无出血、红肿、萎缩、溢脓，有无牙周炎、维生素C缺乏症等
- 7. 评估结果
  - 0级：口腔黏膜无异常
  - I级：有1~2个<1.0cm的溃疡，出现红斑、疼痛
  - II级：有1个>1.0cm的溃疡和数个小溃疡，但患者能进食
  - III级：有2个>1.0cm的溃疡和数个小溃疡，仅能进流质饮食
  - IV级：有2个以上>1.0cm的溃疡或融合溃疡，不能进食

评估后
- 8. 宣教指导 —— 宣教口腔护理的一般知识，指导患者及家属参与其中，主动配合
- 9. 书写记录 —— 记录评估结果

注意事项

1. 评估准备

（1）评估前，指导患者先用温水漱口，以免食物残渣影响评估视野。

（2）昏迷患者必要时备开口器。

2. 口腔 pH 值测量

（1）测量方法：测试前 10 min 患者禁食禁饮，测试者将试纸轻轻放到患者舌体上，5 s 后取下，与标准比色卡比对，读出 pH 值，做好记录。

（2）测量结果：临床可根据测量结果选择不同的漱口水：pH＜6.6 时，选用 1‰～4‰ 碳酸氢钠溶液漱口；pH 为 6.6～7.1 时，宜选用生理盐水漱口；pH＞7.1 时选用复方硼酸等酸性溶液漱口。

3. 伴随症状评估

发生口腔黏膜炎的患者，需同时进行伴随症状的评估，并给予针对性处理。

（1）疼痛评估：使用特定的疼痛标尺进行疼痛评分，根据疼痛评估结果给予镇痛措施。

（2）营养状况评估：根据患者营养状况与进食困难程度，给予膳食指导，必要时请营养师会诊协助制定营养支持方案。

非预期情境处置

口腔黏膜炎评估 非预期情境

1. 发生口腔黏膜炎
  - 评判思维
    - 患者自身因素：不良的口腔卫生习惯、既往牙周疾病史、吸烟以及营养不良等
    - 治疗相关因素：放疗技术、放疗分割模式、剂量及放疗部位、化疗药物（靶向药物）的使用等
  - 处理措施
    - 养成良好的口腔卫生习惯：用软毛牙刷刷牙、并定期更换，合理选择漱口液或工具等清洁口腔，清水漱口后使用口腔黏膜保护剂或促进口腔黏膜修复的药物
    - 积极治疗牙周疾病、戒烟、积极的营养支持
    - 尽量少佩戴义齿，用后应充分清洁
    - 鼓励患者每日做张口、鼓腮、叩齿等锻炼
    - 调整食物的黏稠度、软硬度及摄入方法，治疗期间避免辛辣刺激食物
    - 对口腔黏膜炎引起继发感染的患者，进行抗感染治疗，并观察药物不良反应

2. 口腔疼痛
  - 评判思维 —— 与口腔黏膜破溃有关
  - 处理措施
    - 进食前使用2%利多卡因溶液或含有镇痛药物成分的溶液漱口
    - 按时、按剂量服用镇痛药物
    - 避免将凝胶类镇痛剂涂抹在口腔后部

3. 口腔黏膜有渗血及血痂
  - 评判思维 —— 可能为化疗药物副作用
  - 处理措施
    - 冰水含漱
    - 局部压迫：无菌棉球或明胶海绵压迫
    - 止血用药：去甲肾上腺素盐水/凝血酶原
    - 对因治疗：输注血小板、凝血因子

急救技术

Chapter 10

Emergency Medical Technology

第一节　成人心肺复苏技术

商薇薇　肖琦

背景知识

心肺复苏(Cardiopulmonary Resuscitation，CPR)是对由于外伤、疾病、中毒、意外低温、淹溺和电击等各种原因导致的呼吸心脏骤停，紧急采取恢复患者自主呼吸和自主循环的一系列措施。

呼吸心脏骤停一直严重威胁人类生命健康。美国医生 James 与麻醉医生 Peter 发明口对口人工呼吸，1960 年美国 Kouwenhoven 教授提出封闭式胸部心脏按压，随后两种技术的结合，逐渐发展为现代心肺复苏术。美国心脏协会(American Heart Association，AHA)于 1966 年发布了全球第一版心肺复苏相关指南，目前心肺复苏相关指南仍在不断更新和应用。至今，CPR 已成为心脏骤停患者早期抢救，恢复其自主呼吸和循环功能最有效的手段。CPR 的原理是借助外力保证心、脑等器官的血氧供应，其过程包括开放气道、胸外按压、人工呼吸、体外除颤等。随着科技进步与社会发展，一些辅助设备被用于 CPR 急救过程中，如采用简易呼吸器面罩为不能自主呼吸或需要通气支持的患者提供正压通气从而代替口对口人工呼吸，采用心肺复苏按压机进行恒定高质量按压从而代替徒手按压等。

及时有效的心肺复苏可以明显提高呼吸、心跳骤停患者的救治成功率和生存率，每年 6 月 1 日至 7 日是"中国心肺复苏周"，旨在通过向全民普及心肺复苏急救意识和技能，提高民众在突发事故中的自救互救能力。

操作流程

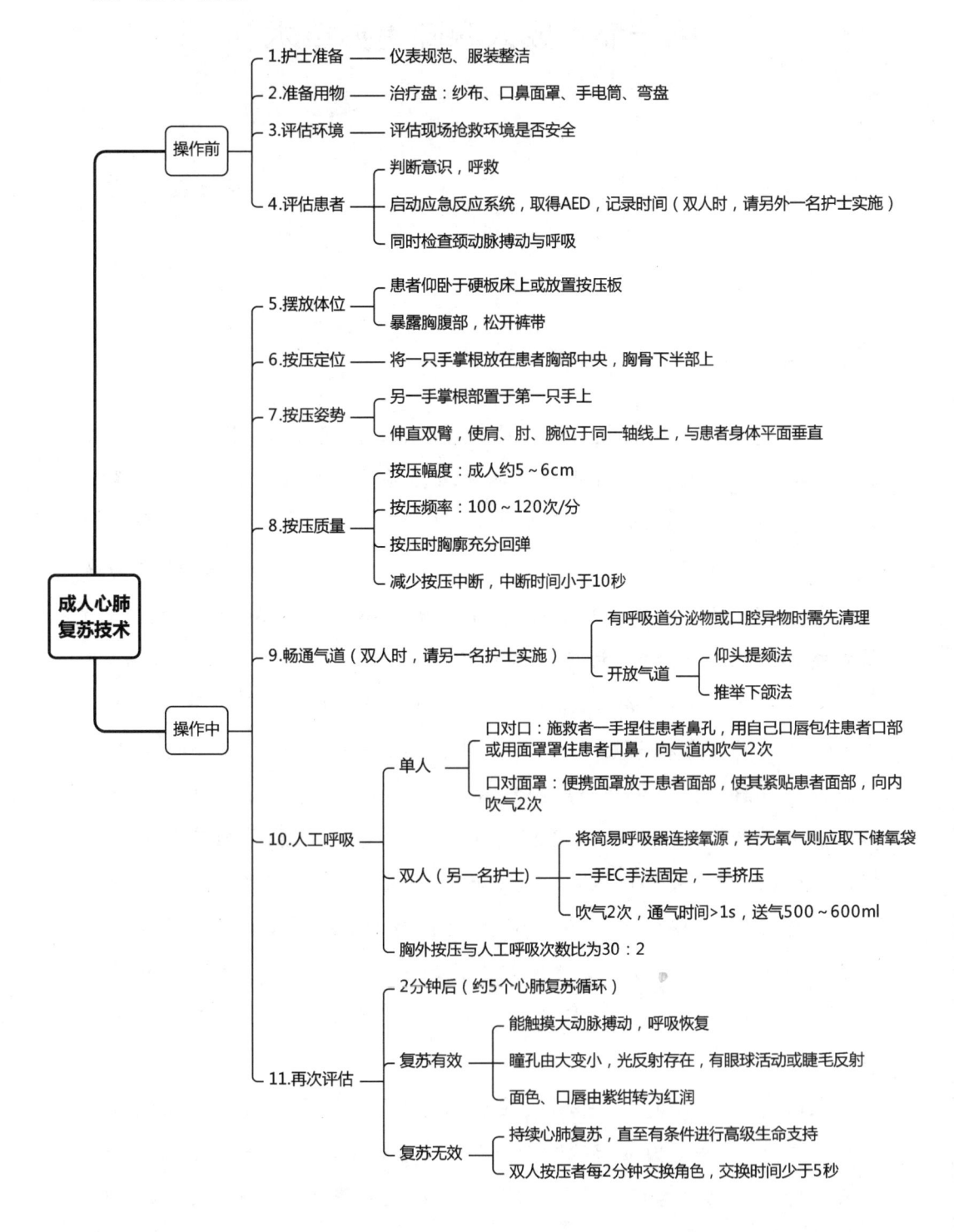

成人心肺复苏技术

操作前
1. 护士准备 —— 仪表规范、服装整洁
2. 准备用物 —— 治疗盘：纱布、口鼻面罩、手电筒、弯盘
3. 评估环境 —— 评估现场抢救环境是否安全
4. 评估患者
  - 判断意识，呼救
  - 启动应急反应系统，取得AED，记录时间（双人时，请另外一名护士实施）
  - 同时检查颈动脉搏动与呼吸

操作中
5. 摆放体位
  - 患者仰卧于硬板床上或放置按压板
  - 暴露胸腹部，松开裤带
6. 按压定位 —— 将一只手掌根放在患者胸部中央，胸骨下半部上
7. 按压姿势
  - 另一手掌根部置于第一只手上
  - 伸直双臂，使肩、肘、腕位于同一轴线上，与患者身体平面垂直
8. 按压质量
  - 按压幅度：成人约5～6cm
  - 按压频率：100～120次/分
  - 按压时胸廓充分回弹
  - 减少按压中断，中断时间小于10秒
9. 畅通气道（双人时，请另一名护士实施）
  - 有呼吸道分泌物或口腔异物时需先清理
  - 开放气道
    - 仰头提颏法
    - 推举下颌法
10. 人工呼吸
  - 单人
    - 口对口：施救者一手捏住患者鼻孔，用自己口唇包住患者口部或用面罩罩住患者口鼻，向气道内吹气2次
    - 口对面罩：便携面罩放于患者面部，使其紧贴患者面部，向内吹气2次
  - 双人（另一名护士）
    - 将简易呼吸器连接氧源，若无氧气则应取下储氧袋
    - 一手EC手法固定，一手挤压
    - 吹气2次，通气时间>1s，送气500～600ml
  - 胸外按压与人工呼吸次数比为30：2
11. 再次评估
  - 2分钟后（约5个心肺复苏循环）
  - 复苏有效
    - 能触摸大动脉搏动，呼吸恢复
    - 瞳孔由大变小，光反射存在，有眼球活动或睫毛反射
    - 面色、口唇由紫绀转为红润
  - 复苏无效
    - 持续心肺复苏，直至有条件进行高级生命支持
    - 双人按压者每2分钟交换角色，交换时间少于5秒

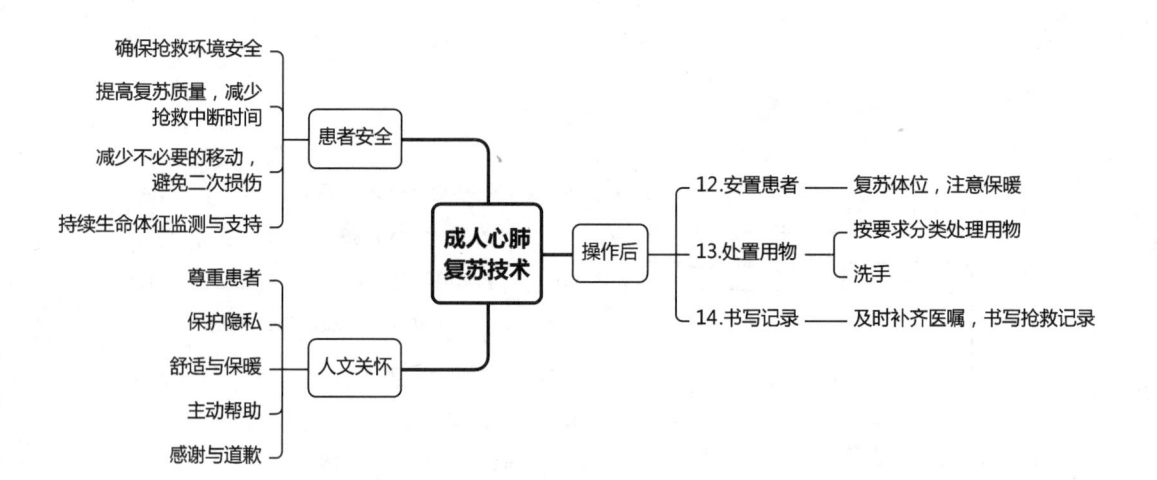

注意事项

1. 抢救环境

抢救之前应评估抢救环境是否存在交通意外、溺水、触电等危险,以避免造成二次伤害。若存在危险则不能贸然抢救,要设法尽快转移患者或排除险情再行施救,以保证抢救者与患者安全。

2. 判定呼吸心跳骤停

(1)检查患者呼吸时,若患者出现呼吸异常(停止或濒死叹气样呼吸),即可认定非正常呼吸,是心脏骤停的标志。

(2)判断患者呼吸和颈动脉搏动,应控制在 5～10 s 之间,边触摸颈动脉搏动边观察患者胸廓起伏情况,以免延迟抢救。

3. 开放气道

怀疑患者头部或颈部损伤时,使用推举下颌法以减少颈部及颈椎移动。如果推举下颌法不能开放气道,则改用仰头提颏法。

4. 按压质量

胸外按压在整体心肺复苏中的时间占比越高越好,目标比例至少为 60%。

5. 人工呼吸

吹气时不可过快、过度用力,每次需使胸廓隆起,呼吸时间持续 1 s。

非预期情境处置

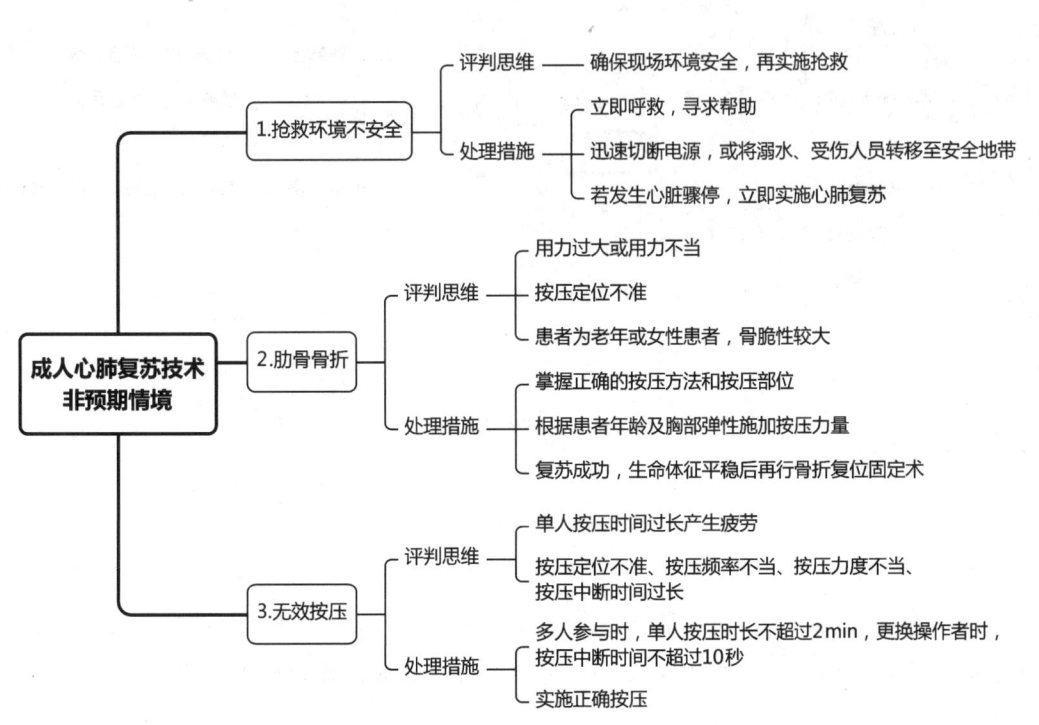

成人心肺复苏技术非预期情境

1.抢救环境不安全
- 评判思维 —— 确保现场环境安全，再实施抢救
- 处理措施
  - 立即呼救，寻求帮助
  - 迅速切断电源，或将溺水、受伤人员转移至安全地带
  - 若发生心脏骤停，立即实施心肺复苏

2.肋骨骨折
- 评判思维
  - 用力过大或用力不当
  - 按压定位不准
  - 患者为老年或女性患者，骨脆性较大
- 处理措施
  - 掌握正确的按压方法和按压部位
  - 根据患者年龄及胸部弹性施加按压力量
  - 复苏成功，生命体征平稳后再行骨折复位固定术

3.无效按压
- 评判思维
  - 单人按压时间过长产生疲劳
  - 按压定位不准、按压频率不当、按压力度不当、按压中断时间过长
- 处理措施
  - 多人参与时，单人按压时长不超过2min，更换操作者时，按压中断时间不超过10秒
  - 实施正确按压

第二节 电除颤技术

王昭昭 张春瑾

背景知识

电除颤是利用除颤仪释放的高压电流,短时间内经胸壁或直接经过心脏,使大部分或全部心肌细胞在瞬间同时除极,打断导致快速心律失常的折返激动或异位兴奋灶,从而使自律性最高的窦房结控制心脏搏动,达到重建窦性心律的方法。

电除颤可以追溯到 1788 年,英国医生 Kite 在一篇论文中,首次描述了电除颤的应用。1887 年德国生理学家 Ludwig 的学生 Mac William 首次阐释室颤的病因学及其临床意义。1947 年,德国心外科医生 Beck 在开胸手术过程中对室颤的心脏给予电击,成功消除了室颤。1956 年,德国医生 Zoll 首次通过体外除颤仪挽救了心脏骤停者的生命。1960 年,医学界进行了有关直流电和交流电除颤的争论,美国哈佛大学 Edmark 教授及华盛顿大学 Lown 教授等人发现直流电或脉冲式的除颤比交流电除颤更加有效、副作用更小。1961 年出现了同步电复律,Lown 等人发明了应用 R 波触动同步电除颤,该方法有效地防止了刺激落在心动周期的易损期上。1969 年第一台可移动除颤器上市,重达 33 磅。1996 年美国学者首次使用了双相波除颤技术,之后越来越多的证据说明双向波除颤在治疗效果和对患者心肌损伤方面,均优于单向波。双向波除颤的低能量需求,也使除颤仪得以向更轻便、简易、便宜的方向发展。

目前临床常用的除颤仪均为双向波除颤仪,电复律技术也日臻成熟,不仅适用于转复各类异位快速心律失常,而且在心肺复苏中也发挥着重要作用。及早进行电除颤,是提高心肺复苏抢救成功率的关键。

☐ 操作流程

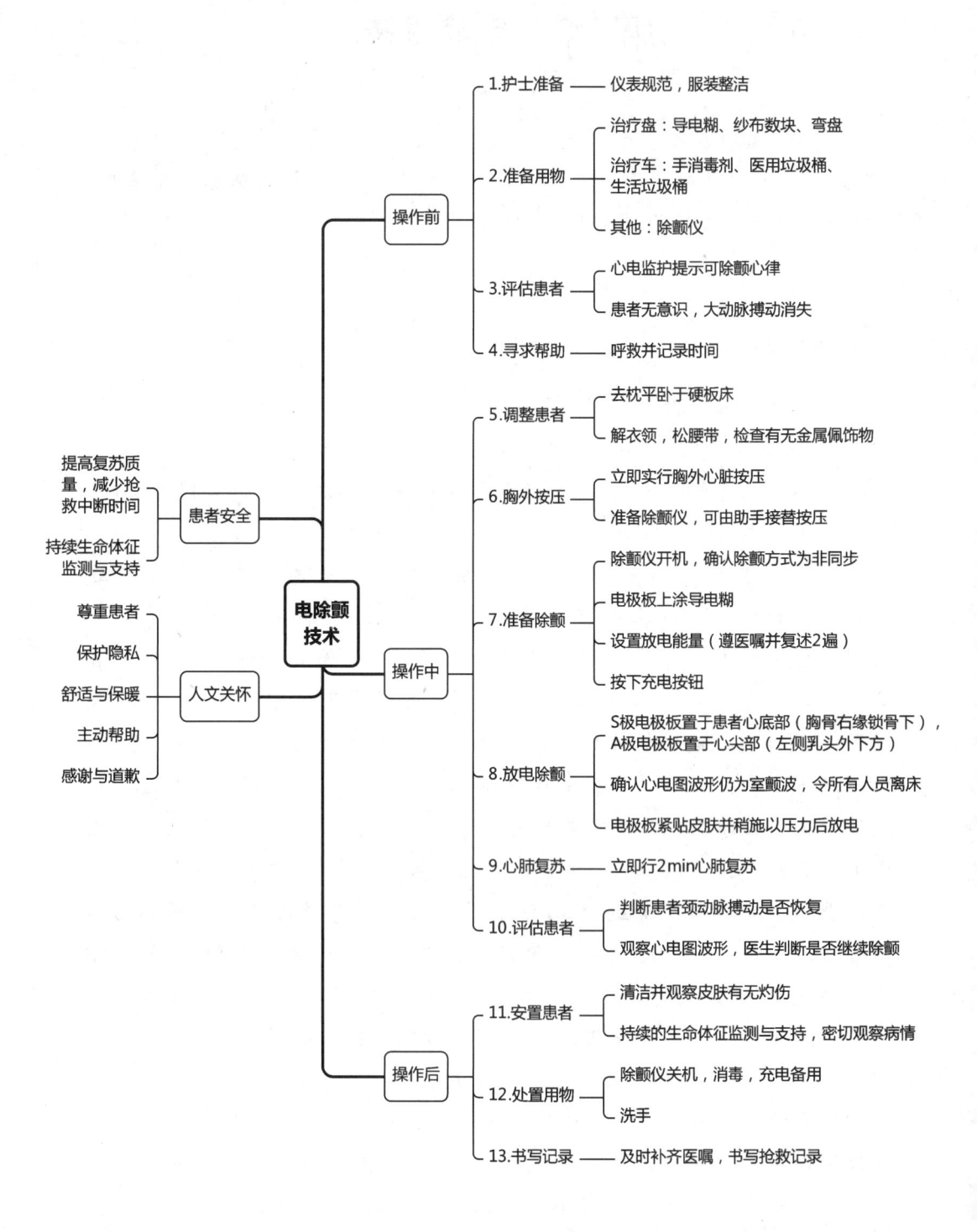

提高复苏质量，减少抢救中断时间
持续生命体征监测与支持

患者安全

尊重患者
保护隐私
舒适与保暖
主动帮助
感谢与道歉

人文关怀

电除颤技术

操作前
- 1.护士准备 —— 仪表规范，服装整洁
- 2.准备用物
  - 治疗盘：导电糊、纱布数块、弯盘
  - 治疗车：手消毒剂、医用垃圾桶、生活垃圾桶
  - 其他：除颤仪
- 3.评估患者
  - 心电监护提示可除颤心律
  - 患者无意识，大动脉搏动消失
- 4.寻求帮助 —— 呼救并记录时间

操作中
- 5.调整患者
  - 去枕平卧于硬板床
  - 解衣领，松腰带，检查有无金属佩饰物
- 6.胸外按压
  - 立即实行胸外心脏按压
  - 准备除颤仪，可由助手接替按压
- 7.准备除颤
  - 除颤仪开机，确认除颤方式为非同步
  - 电极板上涂导电糊
  - 设置放电能量（遵医嘱并复述2遍）
  - 按下充电按钮
- 8.放电除颤
  - S极电极板置于患者心底部（胸骨右缘锁骨下），A极电极板置于心尖部（左侧乳头外下方）
  - 确认心电图波形仍为室颤波，令所有人员离床
  - 电极板紧贴皮肤并稍施以压力后放电
- 9.心肺复苏 —— 立即行2min心肺复苏
- 10.评估患者
  - 判断患者颈动脉搏动是否恢复
  - 观察心电图波形，医生判断是否继续除颤

操作后
- 11.安置患者
  - 清洁并观察皮肤有无灼伤
  - 持续的生命体征监测与支持，密切观察病情
- 12.处置用物
  - 除颤仪关机，消毒，充电备用
  - 洗手
- 13.书写记录 —— 及时补齐医嘱，书写抢救记录

注意事项

1. 电极板的使用

（1）电极板放置位置避开瘢痕、伤口。

（2）手持电极板时，两极通电后不能相对，不能面向自己，不能对空放电。

（3）除颤时电极板之间的距离应≥10 cm。

（4）患者若带有植入性起搏器，应避开起搏器部位至少 10 cm。

（5）除颤前确定除颤部位无潮湿，无敷料。

（6）除颤放电时应保证电极板与患者皮肤贴合紧密，对于因为消瘦而肋间隙明显凹陷而致电极与皮肤接触不良者，可用盐水纱布改善皮肤与电极的接触。

2. 除颤能量

（1）一般成人除颤能量双向波 120～200 J，儿童通常的初始剂量为 2～4 J/kg。

（2）若一次除颤不成功，后续的除颤能量应不低于之前的能量，儿童一般不超过 10 J/kg。

3. 放电

放电前务必再次确认患者的心电图是否为可除颤心律，并确定所有人离床后方能放电。

4. 除颤后心肺复苏

除颤结束后，不论患者心律是否转复，均应立即行心肺复苏 2 min，因为放电后心脏泵血尚未完全恢复，持续心肺复苏能够维持脑组织和心脏的供血供氧。

5. 除颤后处置

若患者有植入性起搏器，在抢救结束后，应对起搏器重新进行功能检测，以确保可以正常使用。

非预期情境处置

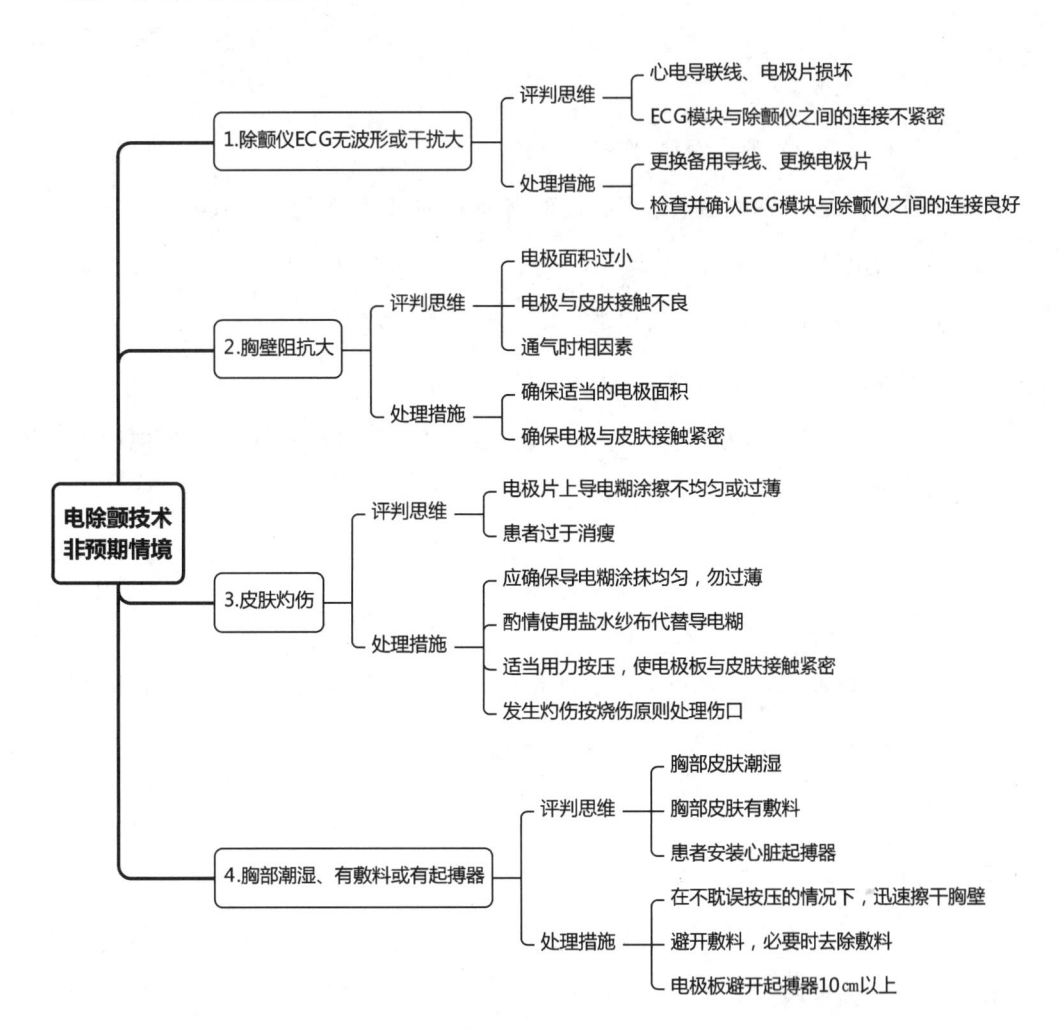

电除颤技术
非预期情境

1.除颤仪ECG无波形或干扰大
- 评判思维
  - 心电导联线、电极片损坏
  - ECG模块与除颤仪之间的连接不紧密
- 处理措施
  - 更换备用导线、更换电极片
  - 检查并确认ECG模块与除颤仪之间的连接良好

2.胸壁阻抗大
- 评判思维
  - 电极面积过小
  - 电极与皮肤接触不良
  - 通气时相因素
- 处理措施
  - 确保适当的电极面积
  - 确保电极与皮肤接触紧密

3.皮肤灼伤
- 评判思维
  - 电极片上导电糊涂擦不均匀或过薄
  - 患者过于消瘦
- 处理措施
  - 应确保导电糊涂抹均匀，勿过薄
  - 酌情使用盐水纱布代替导电糊
  - 适当用力按压，使电极板与皮肤接触紧密
  - 发生灼伤按烧伤原则处理伤口

4.胸部潮湿、有敷料或有起搏器
- 评判思维
  - 胸部皮肤潮湿
  - 胸部皮肤有敷料
  - 患者安装心脏起搏器
- 处理措施
  - 在不耽误按压的情况下，迅速擦干胸壁
  - 避开敷料，必要时去除敷料
  - 电极板避开起搏器10cm以上

第三节　自动体外除颤仪使用技术

郑丹莉　杨伟梅

背景知识

自动体外除颤仪（Automated External Defibrillator，AED），是一种便携式、易于操作的现场急救设备，可识别需要给予电击的异常心律，然后给予电击终止异常心律，从而使心脏恢复正常节律。为了便于形象理解，AED 也被称为"智能救心宝"或"傻瓜除颤器"。AED 不仅是一种急救设备，更是一种急救新观念，它的使用极为简单，非专业人员经过简单培训即可熟练操作，该设备的广泛应用正挽救越来越多的生命。

1960 年，美国华盛顿大学 Lown 教授等人研究出第一台便携式除颤仪。1970 年后期，美国外科医生 Diack 和 Wellborn 发明第一台 AED。AED 技术最早于 1979 年在美国应用于临床，随着人们对尽早除颤重要性认识的提高，AED 的应用范围逐步走出医院。1997 年，美国国会与美国心脏学会共同立法，取消非专业人员不能使用 AED 的法律约束。1999 年，美国食品药品监督管理局（Food and Drug Administration，FDA）认可 AED 可由非医务人员使用。1999 年 3 月，美国红十字会将 AED 使用纳入心肺复苏培训内容，自此 AED 的使用逐渐得到普及。

AED 的应用显著提高了患者的生存率。研究发现第一目击者早期使用 AED 进行除颤，可显著提高生存率（约为 53%），该生存率是急救人员赶至现场除颤后生存率的 2 倍。因此美国心脏学会大力推广第一目击者对患者进行心肺复苏和除颤。

◻ 操作流程

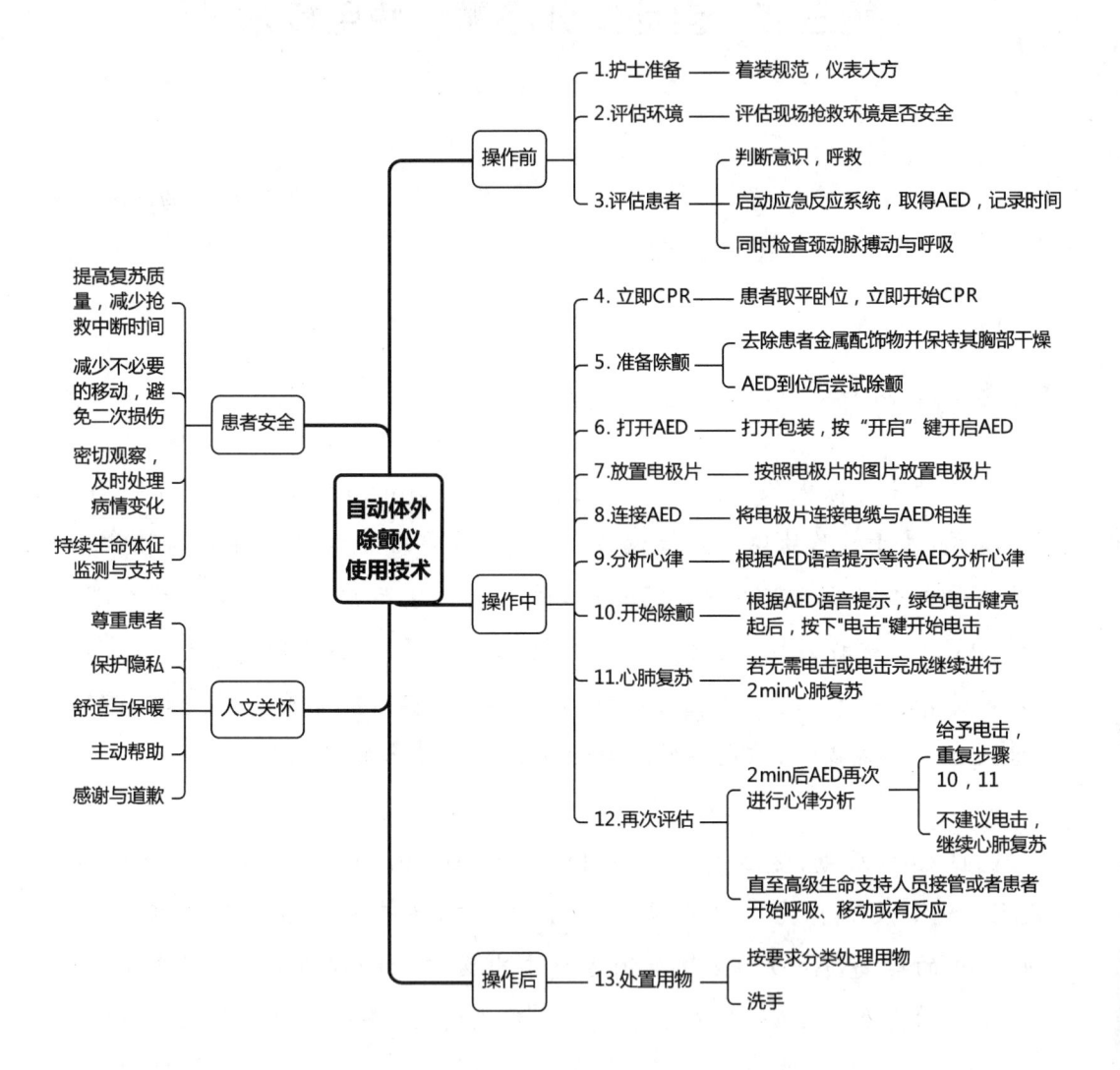

操作前
- 1.护士准备 —— 着装规范,仪表大方
- 2.评估环境 —— 评估现场抢救环境是否安全
- 3.评估患者
  - 判断意识,呼救
  - 启动应急反应系统,取得AED,记录时间
  - 同时检查颈动脉搏动与呼吸

自动体外除颤仪使用技术

患者安全
- 提高复苏质量,减少抢救中断时间
- 减少不必要的移动,避免二次损伤
- 密切观察,及时处理病情变化
- 持续生命体征监测与支持

人文关怀
- 尊重患者
- 保护隐私
- 舒适与保暖
- 主动帮助
- 感谢与道歉

操作中
- 4.立即CPR —— 患者取平卧位,立即开始CPR
- 5.准备除颤
  - 去除患者金属配饰物并保持其胸部干燥
  - AED到位后尝试除颤
- 6.打开AED —— 打开包装,按"开启"键开启AED
- 7.放置电极片 —— 按照电极片的图片放置电极片
- 8.连接AED —— 将电极片连接电缆与AED相连
- 9.分析心律 —— 根据AED语音提示等待AED分析心律
- 10.开始除颤 —— 根据AED语音提示,绿色电击键亮起后,按下"电击"键开始电击
- 11.心肺复苏 —— 若无需电击或电击完成继续进行2min心肺复苏
- 12.再次评估
  - 2min后AED再次进行心律分析
    - 给予电击,重复步骤10,11
    - 不建议电击,继续心肺复苏
  - 直至高级生命支持人员接管或者患者开始呼吸、移动或有反应

操作后
- 13.处置用物
  - 按要求分类处理用物
  - 洗手

◻ 注意事项

1. 抢救环境

抢救之前应评估抢救环境是否存在交通意外、溺水、触电等危险,以避免造成二次伤害。若存在危险则不能贸然抢救,需设法尽快转移患者或排除险情后再行施救,以保证抢救者与患者安全。

2. AED 电极片放置方式

（1）前侧位：一个电极片放在右锁骨正下方，另一片电极片放在左乳头外侧。

（2）前后位：一个电极片放在左侧胸部，介于患者的胸骨和左乳头之间，另一电极片放于患者背部左侧，脊柱旁边。

3. AED 电极片位置

（1）电极片应置于患者裸露、干燥皮肤上。

（2）电极片避免放在植入式除颤器或者起搏器上，该装置可能妨碍对心脏的电击。

（3）若患者年龄≤8 岁或体重≤25 公斤时，应优先使用带有儿科电极的 AED。

4. 持续心肺复苏

AED 分析心律后无需电击，或电击完成后，应立即行 5 个高质量心肺复苏循环或 2 min 心肺复苏，在分析心律和电击时，勿触碰患者。

非预期情境处置

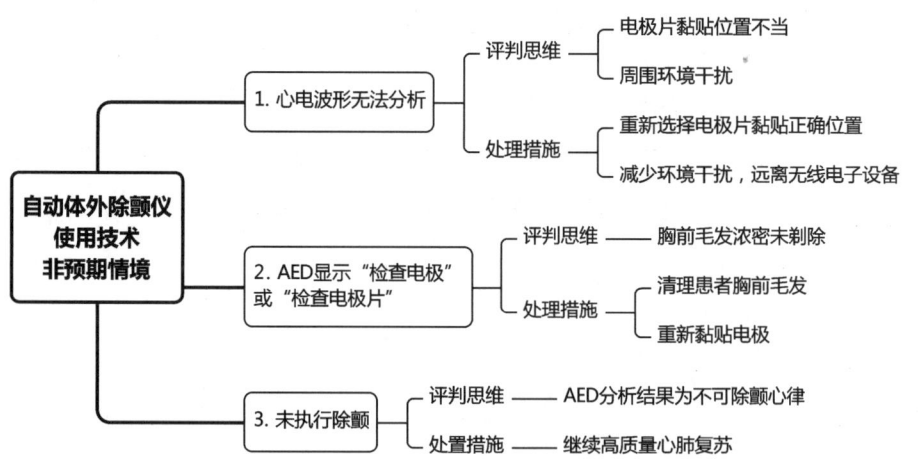

参 考 文 献

[1] 中华人民共和国国家卫生健康委员会. 医务人员手卫生规范:WS/T313-2019[S]. 北京:中国标准出版社,2019.

[2] 中华人民共和国国家卫生健康委员会. 手消毒剂通用要求:GB27950-2020[S]. 北京:中国标准出版社,2020.

[3] 金福顺,赵翠兰,张毓玲,等. 手术室医院感染管理探讨[J]. 中华医院感染学杂志,2006,16(4):423-424.

[4] 李小寒,尚少梅. 基础护理学[M]. 北京:人民卫生出版社,2017.

[5] 姜安丽. 新编护理学基础[M]. 北京:人民卫生出版社,2017:222-224.

[6] 中华人民共和国国家卫生健康委员会. 关于印发医疗机构内新型冠状病毒感染预防与控制技术指南(第三版)的通知[EB/OL]. (2021-09-13)[2022-06-15]. http://www.nhc.gov.cn/xcs/gzzcwj/202109/c4082ed2db674c6eb369dd0ca58e6d30.shtml.

[7] 中华人民共和国国家卫生健康委员会. 国家卫生健康委办公厅关于进一步加强医疗机构感染预防与控制工作的通知[EB/OL]. (2019-05-23)[2022-06-15]. http://www.nhc.gov.cn/yzygj/s7659/201905/d831719a5ebf450f991ce47baf944829.shtml.

[8] 中华人民共和国国家卫生和计划生育委员会. 病区医院感染管理规范:WS/T 510-2016[S]. 北京:中国标准出版社,2017.

[9] 中华人民共和国国家卫生健康委员会. 医院隔离技术规范:WS/T 311-2009[S]. 北京:中国标准出版社,2009.

[10] 李云芳,齐卫东. 临床护理技能学[M]. 北京:人民卫生出版社,2017:58-60.

[11] 李春辉,黄勋,蔡虻,等. 新冠肺炎疫情期间医疗机构不同区域工作岗位个人防护专家共识[J]. 中国感染控制杂志,2020,19(03):199-213.

[12] 胡国庆,陆烨,李晔. 医务人员个人防护用品的选择和使用[J]. 预防医学,2020,32(12):1189-1194.

[13] 国家卫生健康委办公厅. 医务人员穿脱防护用品的流程[J]. 中国护理管理,2020,20(02):271.

[14] 国家卫生健康委办公厅. 新型冠状病毒感染的肺炎防控中常见医用防护用品使用范围指引(试行)的通知:国卫办医函[2020]75 号[EB/OL]. (2020-01-27)[2022-06-15].http://www.nhc.gov.cn/yzygj/s7659/202001/e71c5de925a64 eafbe 1ce790debab 5c6. shtml.19(12):1101-1115+1100.

[15] 陈稚林. 多功能心电监护仪的规范使用与管理[J]. 护理研究,2017,31(21):2674-2676.

[16] 毕清泉,张玲娟,孙炜炜,等. 重症监护学[M]. 上海:第二军医大学出版社,2014.

[17] 温贤秀,肖静蓉,李苏. 实用临床护理操作规范[M]. 成都:西南交通大学出版社,2018.

[18] 岳丽青,李幸,刘鹏,等. 多参数监护仪临床警报管理实践指南(2020 版)简版[J]. 中国护理管理, 2021,21(05):758-765.

[19] 蒋银芬,杨如美,佟伟军,等. 229 起护士给药错误分析及对策[J]. 中华护理杂志,2011,46(1):62-64.

[20] 中华人民共和国卫生部. 三级医院评审标准[S]. 北京:中国标准出版社,2020.

[21] 朱红芳,汤磊雯,贺晓莉,等. 抗凝剂皮下注射护理规范的循证实践[J]. 中华护理杂志,2015,50(1): 33-37.

[22] 贾芸. 2016 版中国糖尿病药物注射技术指南解读[J]. 上海护理,2018,18(04):5-9.

[23] 中国医院协会. 患者安全目标(2019 版)[J]. 中国医院,2017,21(01):81.

[24] 中华人民共和国国家卫生健康委员会. 静脉治疗护理技术操作规范:WS/T 433-2013[S]. 北京:中国标准出版社,2013.

[25] 中华人民共和国国家卫生健康委员会. 国家卫生健康委办公厅关于印发血管导管相关感染预防与控制指南(2021 年版)的通知[EB/OL]. (2021-03-30)[2022-06-15]. http://www.nhc.gov.cn/yzygj/ s7659/202103/dad04cf7992e472d9de1fe6847797e49.shtml.

[26] 成芳,傅麒宁,何佩仪,等. 输液导管相关静脉血栓形成防治中国专家共识(2020 版)[J]. 中国实用外科杂志,2020,40(04):377-383.

[27] 中华护理学会静脉输液治疗专业委员会. 临床静脉导管维护操作专家共识[J]. 中华护理杂志, 2019,54(9):1334-1342.

[28] 景婧. 完全植入式静脉输液港的评估与维护研究进展[J]. 护理学杂志,2019,34(24):87-90.

[29] 中华医学会呼吸病学分会呼吸治疗学组. 成人气道分泌物的吸引专家共识(草案)[J]. 中华结核和呼吸杂志,2014,37(11):809-811.

[30] 蔡虻,高凤莉. 导管相关感染防控最佳护理实践专家共识[M]. 北京:人民卫生出版社,2018.

[31] 中华护理学会. 成人有创机械通气气道内吸引技术操作:T/CNAS 10-2020[S]. 北京:中国标准出版社,2020.

[32] 中华医学会重症医学分会. 呼吸机相关性肺炎诊断、预防和治疗指南(2013)导读[J]. 中华危重病急救医学,2014,26(12):894.

[33] 魏亚倩,曹子璇,包芸,等. 成人机械通气声门下吸引策略的最佳证据总结[J]. 护士进修杂志,2020, 35(10):883-888.

[34] 江方正,张靖宜,叶向红,等. 机械通气患者声门下吸引的护理进展[J]. 解放军护理杂志,2017, 34(03):42-46.

[35] 尚苗苗,王丽媛,张振美,等. 成人患者气管切开护理相关临床实践指南的质量评价及内容分析[J]. 护理学报,2021,28(05):38-42.

[36] 中华护理学会. 气管切开非机械通气患者气道护理:T/CNAS 03-2019[S]. 北京:中国标准出版社,2019.

[37] 中华护理学会. 成人氧气吸入疗法护理:T/CNAS 08-2019[S]. 北京:中国标准出版社,2020.

[38] 张静华. 外科护理技术规范[M]. 北京:人民卫生出版社,2017:17-20.

[39] 中华人民共和国卫生部,中国人民解放军总后勤部. 临床护理实践指南[M]. 北京:人民军医出版社,2018.

[40] 杨曾桢,柏晓玲,楼婷,等. 成人鼻胃管位置判断方法的证据总结[J]. 肠外与肠内营养,2019,26(01):56-60.

[41] 中华医学会. 临床诊疗指南一肠外肠内营养学分册[M]. 北京:人民卫生出版社,2009.

[42] 胡延秋,程云,王银云,等. 成人经鼻胃管喂养临床实践指南的构建[J]. 中华护理杂志,2016,51(02):133-141.

[43] 中华护理学会. 成人鼻肠管的留置与维护:T/CNAS 20-2021[S]. 北京:中国标准出版社,2021.

[44] 刘芳,龚立超,魏京旭,等. 成人重症患者经鼻肠管喂养的护理实践总结[J]. 中华现代护理杂志,2021,27(15):1973-1979.

[45] 孙仁华,江荣林,黄曼,等. 重症患者早期肠内营养临床实践专家共识[J]. 中华危重病急救医学,2018,30(08):715-721.

[46] 陈丽,张然. 鼻肠管临床应用及护理进展[J]. 护理实践与研究,2016,13(07):21-24.

[47] 蒋朱明,于康,蔡威. 临床肠外与肠内营养[M]. 北京:科学技术文献出版社,2010.

[48] 中华护理学会. 成人肠内营养支持的护理:T/CNAS 19-2020[S]. 北京:中国标准出版社,2021.

[49] 陈丽,袁慧,李菊芳,等. 肠内营养相关并发症预防与管理最佳证据总结[J]. 肠外与肠内营养,2021,28(02):109-116.

[50] 王斌全,赵晓云. 导尿术的发明与发展[J]. 护理研究,2008,22(31):2913.

[51] 邹鹤娟,李光辉. 成人导管相关尿路感染的诊断、预防和治疗——2009 年美国感染病学会国际临床实践指南[J]. 中国感染与化疗杂志,2010,10(05):321-324.

[52] 王文丽,朱政,彭德珍,等. 长期留置导尿管患者导管相关性尿路感染预防护理的最佳证据总结[J]. 护士进修杂志,2019,34(16):1473-1477.

[53] 李振香,吕红. 身体约束不良影响及减少身体约束的策略[J]. 中国护理管理,2014,14(10):1014-1016.

[54] 陈璐,奚兴,陈湘玉. ICU 患者身体约束使用现状调查与分析[J]. 中国护理管理,2014,14(10):1022-1024.

[55] 中华护理学会. 住院患者身体约束护理:T/CNAS 04-2019[S]. 北京:中国标准出版社,2019.

[56] 中华护理学会. 成人经口气管插管机械通气患者口腔护理:T/CNAS 12-2020[S]. 北京:中国标准出版社,2021.

[57] 蒲萍,关甜晶,赵红,等. 经口气管插管患者负压吸引式牙刷口腔护理效果的 Meta 分析[J]. 护理学杂志,2019,34(10):64-67.

[58] 柯燕燕,蒲萍,马丽萍. 经口气管插管患者口腔护理操作流程的建立与应用[J]. 护理学杂志,2017,32(20):55-58.

[59] 中华医学会呼吸病学分会感染学组. 中国成人医院获得性肺炎与呼吸机相关性肺炎诊断和治疗指南(2018年版)[J]. 中华结核和呼吸杂志,2018,41(4):255-280.

[60] 中华人民共和国国家卫生健康委员会. 静脉血液标本采集指南:WS/T 661-2020[S]. 北京:中国标准出版社,2020.

[61] 胥小芳,孙红,李春燕,等. 动脉血气分析临床操作实践标准要点解读[J]. 中国护理管理,2017,17(9):1158-1161.

[62] 中华人民共和国国家卫生健康委员会. 临床微生物学检验标本的采集和转运:WS/T 640-2018[S]. 北京:中国标准出版社,2019.

[63] 中华预防医学会医院感染控制分会. 临床微生物标本采集和送检指南[J]. 中华医院感染学杂志,2018,28(20):3192-3200.

[64] 中华人民共和国国家卫生健康委员会. 便携式血糖仪临床操作和质量管理指南:WS/T 781-2021[S]. 北京:中国标准出版社,2021.

[65] 包玉倩. 新技术助力血糖监测,大数据提升管理水平[J]. 中华糖尿病杂志,2019,11(5):305-309.

[66] 国务院应对新型冠状病毒肺炎疫情联防联控机制医疗救治组. 关于印发医疗机构新型冠状病毒核酸检测工作手册(试行)的通知[EB/OL]. (2020-07-13)[2022-06-15]. http://www.gov.cn/xinwen/2020-07/13/content_5526514.htm.

[67] 樊巧玲. 中医学概论[M]. 北京:中国中医药出版社,2014.

[68] 伊洪莉. 痰标本收集与转运最佳证据解读[J]. 齐鲁护理杂志,2019,25(5):8-11.

[69] 中华人民共和国国家卫生健康委员会. 尿液标本的收集及处理指南:WS/T 348-2011[S]. 北京:中国标准出版社,2011.

[70] 中华人民共和国国家卫生和计划生育委员会. 护理分级:WS/T 431-2013[S]. 北京:中国标准出版社,2013.

[71] 于彬彬,许红梅,陈晓琳,等. Braden量表对住院患者压疮危险预测效度的Meta分析[J]. 护理学杂志,2016,31(05):97-101.

[72] 任昱燊,刘启帆,郝艳华,等. 压力性损伤风险评估工具的汉化及信效度检验[J]. 中国实用护理杂志,2018,34(35):2775-2779.

[73] 中华护理学会. 成人住院患者跌倒风险评估及预防:T/CNAS 09-2020[S]. 北京:中国标准出版社,2020.

[74] 王玉梅,李凌,熊莉娟,等. 老年人跌倒预防临床实践指南的质量评价及内容分析[J]. 中华护理杂志,2019,54(11):1729-1734.

[75] 周莲清,刘华云,谌永毅,等. 肿瘤患者住院期间跌倒预防方案的制订及应用[J]. 中华护理杂志,2017,52(04):461-463.

[76] 张晓静,张会芝,周玉洁,等. 住院患者非计划性拔管风险评估体系的建立[J]. 中华护理杂志,2015,50(11):1331-1334.

[77] 天津市护理质控中心. 预防成人经口气管插管非计划性拔管护理专家共识[J]. 中华护理杂志,

2019,54(6):822-828.

[78] 黎晓艳,童莺歌,陈佳佳,等. 国外疼痛评估循证护理实践指南解读[J]. 护理学杂志,2017,32(16):14-17.

[79] 王云,王兆霞,王培. 北京市癌症疼痛护理专家共识(2018 版)[J]. 中国疼痛医学杂志,2018,24(9):641-648.

[80] 李拥军,孙艺红,门剑龙,等. 医院内静脉血栓栓塞症防治与管理建议[J]. 中华医学杂志,2018,98(18):1383-1388.

[81] 马玉芬,徐园,王晓杰,等. 普通外科患者静脉血栓栓塞症风险评估与预防护理专家共识[J]. 中华护理杂志,2022,57(04):444-449.

[82] 中华人民共和国国家卫生和计划生育委员会. 临床营养风险筛查:WS/T 427-2013[S]. 北京:中国标准出版社,2013.

[83] 许静涌,杨剑,康维明,等. 营养风险及营养风险筛查工具营养风险筛查 2002 临床应用专家共识(2018 版)[J]. 中华临床营养杂志,2018,26(03):131-135.

[84] 国家临床营养专业医疗质量控制中心. "提高患者入院 24 小时内营养风险筛查率"核心策略[EB/OL]. (2021-10-18)[2022-4-6]. https://mp.weixin.qq.com/s/ex1Jp5jLpUx-uaX1NSk59A.

[85] 李硕,李育玲,徐勇,等. 综合医院住院病人心理健康状况及其影响因素[J]. 护理研究,2021,35(07):1290-1294.

[86] 李明滨,廖士程,张家铭,等. 善用心情温度计(BSRS-5)预测社区民众的自杀意念[J]. 自杀防治网通讯,2010,5(1):3-4.

[87] 中华医学会放射肿瘤治疗学分会. 放射性口腔黏膜炎防治策略专家共识[J]. 中华放射肿瘤学杂志,2019,28(9):641-647.

[88] 中华护理学会. 放化疗相关口腔黏膜炎预防及护理:T/CNAS 15－2020[S]. 北京:中国标准出版社,2020.

[89] 何庆,万智. 心脏电除颤发展史[J]. 中华医史杂志,2007,37(3):161-164.

[90] 成人院内心肺复苏质量控制临床实践专家组. 成人院内心肺复苏质量控制临床实践专家共识[J]. 中华急诊医学杂志,2018,27(8):850-853.

[91] Kadar N,Romero R,Papp Z. Ignaz Semmelweis:the "Savior of Mothers":on the 200th anniversary of his birth[J]. American Journal of Obstetrics and Gynecology,2018,219(6):519-522.

[92] WHO. WHO Guidelines on Hand Hygiene in Health Care:First Global Patient Safety Challenge Clean Care Is Safer Care[M]. Geneva:World Health Organization,2009.

[93] Feng W,Lin S,Huang D,et al. Surgical hand rubbing versus surgical hand scrubbing:Systematic review and meta-analysis of efficacy[J]. Injury,2020,51(6):1250-1257.

[94] Creamer J,Davis K,Rice W. Sterile gloves:do they make a difference? [J]. American journal of surgery,2012,204(6):976-980.

[95] Blaine C,Pellowe C,Hodgkinson S. Improving infection prevention practice in primary and

community care[J]. Journal of Hospital Infection, 2012, 82(4): 274-276.

[96] U. S. Public Health Service. Updated U. S. Public Health Service guidelines for the management of occupational exposures to HBV, HCV, and HIV and recommendations for postexposure prophylaxis[J]. Infectious Diseases in Clinical Practice, 2001, 10(6): 338-340.

[97] Judith L G, David L F. Implementing AORN Recommended Practices for Prevention of Retained Surgical Items[J]. AORN Journal, 2012, 95(2): 205-221.

[98] Siegel J D, Rhinehart E, Jackson M, et al. 2007 Guideline for Isolation Precautions: Preventing Transmission of Infectious Agents in Health Care Settings[J]. Am J Infect Control, 2007, 35(10 Suppl 2): S65-S164.

[99] Smith N, Caple C. Transfer of patient, Manual- Bed to Chair Commode or Gurney[EB/OL]. (2018-04-13)[2022-06-15]. https://web. s. ebscohost. com/nrc/detail? vid＝3&sid＝2fa2bdba-e8ea-476f-b82b-68d99f816824％40redis&bdata＝Jmxhbmc9emgtY24mc2l0 ZT1ucmMtbGl2ZQ％3d％3d♯AN ＝T704026&db＝nrc.

[100] National Pressure Ulcer Advisory Panel, European Pressure Ulcer Advisory Panel and Pan Pacific Pressure Injury Alliance. Prevention and Treatment of Pressure Ulcers: Clinical Practice Guideline [M]. Western Australia: Cambridge Media, 2014.

[101] Muntner P, Shimbo D, Carey RM, et al. Measurement of Blood Pressure in Humans: A Scientific Statement From the American Heart Association[J]. Hypertension, 2019, 73(5): e35-e66.

[102] Balderrama D, Heering H. Administration of Medication: Intradermal Injection[EB/OL].(2018-6-8)[2022-06-15]. https://web. s. ebscohost. com/nrc/detail? vid＝3&sid＝82c1191c-fe66-4b98-b25a-a0a73738b2df％40redis&bdata＝Jmxhbmc9emgt Y24mc2l0ZT1ucmMtbGl2ZQ％3d％3d♯AN＝T705935&db＝nrc.

[103] Balderrama D, Karakashian AL. Administration of Medication: Subcutaneous Injection[EB/OL]. (2018-5-25)[2022-06-15]. https://web. s. ebscohost. com/nrc/detail? vid＝6&sid＝82c1191c-fe66-4b98-b25a-a0a73738b2df％40redis&bdata＝Jmxhbmc9emgtY24mc2l0ZT1ucmMtbGl2ZQ％3d％3d♯AN＝T703859&db＝nrc.

[104] Nicoll LH, Hesby A. Intramuscular injection: An integrative research review and guideline for evidence-based practice[J]. Applied Nursing Research, 2002, 15(3): 149-162.

[105] Alsulami Z, Conroy S, Choonara I. Double checking the administration of medicines: what is the evidence? A systematic review[J]. Archives of Disease in Childhood, 2012, 97(9): 833-837.

[106] Forum NQ. National Quality Forum Issue Brief: Strengthening Pediatric Quality Measurement and Reporting[J]. Journal for Healthcare Quality, 2008, 30(3): 51-55.

[107] Paparella SF. IV Push Medication Matters: New Survey Points to Slow Adoption of Best Practices[J]. Journal of Emergency Nursing, 2019, 45(2): 202-205.

[108] Hall WH, Orr WC, Stahl M. Inhibition of gastric acid secretion by blood drawing from an

indwelling venous needle[J]. American Journal of Digestive Diseases，1976，21(8)：677.

[109] American association of blood bands. Standards for Blood Banks and Transfusion Services[M]. 31st ed. Bethesda：AABB，2018.

[110] National Institute For Health and Care Excellence. Blood transfusion[EB/OL]. (2015-11-18)[2022-06-15] .https：//www.nice.org.uk/guidance/ng24/resources/blood-transfusion-pdf-1837331897029.

[111] Infusion Nurses Society. Infusion Therapy Standards of Practice[J]. 8th ed. J Infus Nurs，2021，44 (S1)：1-224.

[112] Stein S W，Thiel C G. The history of therapeutic aerosols：a chronological review[J]. Journal of Aerosol Medicine and Pulmonary Drug Delivery，2017，30(1)，20-41.

[113] Woten M，Schub E，Pravikoff D. Administration of Medication：Providing Aerosol Therapy-An overview[EB/OL]. (2018-05-25)[2022-06-15]. https：//web. s. ebscohost. com/nrc/detail? vid＝9& sid＝82c1191c- fe66-4b98-b25a-a0a73738b2df％ 40redis&bdata ＝ Jmxhbmc9emgtY24mc2l0ZT1ucm MtbGl2ZQ％3d％3d♯AN＝T707138&db＝nrc.

[114] Smith M.B. The vacuum extractor[J]. The Medical Journal of Australia，1965，1(9)：295-299.

[115] Wood C. Endotracheal suctioning：a literature review[J]. Intensive and Critical Care Nursing，1998，14(3)：124-136.

[116] American Association for Respiratory Care. Endotracheal suctioning of mechanically ventilated patients with artificial airways[J]. Respiratory Care，2010，55(6)：758-764.

[117] Smith N，Caple C，Pravikoff D. Nursing Practice & Skill，Endotracheal Suctioning (Child and Adult)：Performing[EB/OL]. (2018-04-27)[2022-06-15]. https：//web. p. ebscohost. com/nrc/ detail? vid ＝ 3&sid＝ 02e3062f-c624-470d-b9cf-421804fa459c％ 40redis&bdata ＝ Jmxhbmc 9emgtY24mc2l0ZT1ucmMtbGl2ZQ％3d％3d♯AN＝T703821&db＝nrc.

[118] Schults J，Mitchell L，Marie M L，et al. Efficacy and safety of normal saline instillation and paediatric endotracheal suction：an integrative review[J]. Australian Critical Care，2018，31(1)：3-9.

[119] Wen Zunjia，Haiying Zhang，Jianping Ding，et al. Continuous Versus Intermittent Subglottic Secretion Drainage to Prevent Ventilator-Associated Pneumonia：A Systematic Review[J]. Critical care nurse，2017，37(5)：e10-e17.

[120] Li Bassi Gianluigi，Senussi Tarek，Aguilera Xiol Eli. Prevention of ventilator-associated pneumonia[J]. Current opinion in infectious diseases，2017，30(2)：214-220.

[121] Raimondi N，Vial MR，Calleja J，et al. Evidence-based guidelines for the use of tracheostomy in critically ill patients[J]. J Crit Care，2017，38：304-318.

[122] Raimondi N，Vial MR，Calleja J，et al. Evidence-based guides in tracheostomy use in critical patients[J]. Med Intensiva，2017，41(2)：94-115.

[123] Schub T，Caple C，Pravikoff D. Oxygen Therapy：an Overview[EB/OL]. (2017-11-10)[2022-06-15].

https://web.p.ebscohost.com/nrc/detail? vid＝3＆sid＝a3e4e17d-2d1b-42e0-8d8d-29ea8440e0 db％

40redis＆bdata＝Jmxhbmc9emgtY24 mc2l0ZT1ucmMtGl2ZQ％3d％3d＃AN＝T703953＆ db＝nrc.

［124］Heffner J E. The Story of Oxygen[J]. Respiratory Care，2013，58(1)：18-31.

［125］World Health Organization. WHO launches a digital version of its Model list of Essential Medicines
(EML)[EB/OL]. (2020-02-27)[2022-06-15]. https://www.who.int/news-room/.

［126］Joanna Briggs Institute. Methods for determining the correct nasogastric tube placement after insertion in
adults［EB/OL］. （2010-01-01）［2022-06-15］. https://studylib. net/doc/18093345/methods-for-
determining-the-correct-nasogastric-tube-plac.

［127］Volkert D，Berner YN，Berry E，et al. ESPEN Guidelines on Enteral Nutrition：Geriatrics[J].Clin
Nutr，2006，25(2)：330-360.

［128］Cresci G，Mellinger J. The history of nonsurgical enteral tube feeding access[J]. Nutr Clin Pract，
2006，21(5)：522-528.

［129］Krotoszyner M，Willard W P. Aseptic Catheterization of the Urinary Passages[J]. California State
Journal of Medicine，1905，3(3)：85.

［130］RNAO. Promoting safety：alternative approaches to the use of restraints［M］. Toronto：
RNAO，2012.

［131］Lach H W，Leach K M，Butcher H K. Evidence-Based Practice Guideline：changing the practice of
physical restraint use in acute care[J]. Journal of Gerontological Nursing，2016，42(2)：17-26.

［132］Houghton PE，Campbell KE，CPG Panel. Canadian Best Practice Guidelines for the Prevention and
Management of Pressure Ulcers in People with Spinal Cord Injury. A resource handbook for
clinicians［EB/OL］. ［2022-06-15］. https://www. woundscanada. ca/docman/public/wound-care-
canada-magazine/2013-vol-11-no-2/489-wcc-fall-2013-v11n2-best-practice/file.

［133］Smith N，Kornusky J，Pravikoff D. Patient Repositioning in the Postoperative Period[EB/OL].
(2018-03-09)[2022-06-15]. https://web.p.ebscohost.com/nrc/detail? vid＝7＆sid＝5bdb0319-8ff6-
4ed8-b7c5-a942c9865fb7％40redis＆bdata＝Jmxhbmc9emgtY24mc2l0ZT1ucmMtGl2ZQ％3d％3d
＃AN＝T704445＆db＝nrc.

［134］Caple C，Schub T. back injurys：Preventing in the nursing workplace[EB/OL]. （2017-04-28）
［2022-06-15］. https://web. p. ebscohost. com/nrc/detail? vid＝7＆ sid＝a3e4e17d-2d1b-42e0-8d8d-
29ea8440e0db％40redis＆bdata＝Jmxhbmc9emgtY24 mc2l0ZT1ucmMtGl2ZQ％3d％3d＃AN＝
T706729＆db＝nrc.

［135］Wang H，Olivero W，Wang D，et al. Cold as a therapeutic agent[J]. Acta Neurochirurgica，2006，
148(5)：565-570.

［136］Dinneen K. Oxford Handbook of Dental Nursing[J]. Nurse Education in Practice，2013，13(5)：16.

［137］Van der Maarel-Wiernink CD，Vanobbergen JN，Bronkhorst EM，et al. Oral health care and
aspiration pneumonia in frail older people：A systematic literature review[J]. Gerodontology，2013，

30(1)：3-9.

[138] Kobayashi K，Ryu M，Izumi S，et al. Effect of oral cleaning using mouthwash and a mouth moisturizing gel on bacterial number and moisture level of the tongue surface of older adults requiring nursing care[J]. Geriatrics & Gerontology International，2017，17(1)：116-121.

[139] Gupta D，Agarwal R，Aggarwal AN，et al. Guidelines for Diagnosis and Management of Community-and Hospital-acquired Pneumonia in Adults：Joint ICS/NCCP(I) Recommendations[J]. Lung India，2012，29 (Suppl2)：S27-62.

[140] Lavery I. Venepuncture：Best practice[J]. Nursing standard，2005，19(49)：55-65.

[141] Coventry LL，Jacob AM，Davies HT，et al. Drawing blood from peripheral intravenous cannula compared with venepuncture：A systematic review and meta-analysis[J]. Journal of advanced nursing，2019，75(11)：2313-2339.

[142] Clinical and Laboratory Standards Institute. Collection ofdiagnostic venous blood specimens[EB/OL]. (2017-04-15)[2022-06-15]. https：//community.clsi.org/media/1372/gp41ed7_sample.pdf.

[143] Davis MD，Walsh BK，Sittig SE，et al. AARC clinical practice guideline：Blood gas analysis and hemoximetry[J]. Respiratory Care，2013，58(10)：1694-1703.

[144] Baird G. Preanalytical considerations in blood gas analysis[J]. Biochem Med(Zagreb)，2013，23(1)：19-27.

[145] Johnston W，Mactaggart DD. On the Difference between Serum and Blood Solutions，the Condition of the Test Culture and the Significance of Bacterium Coli Infection in Relation to Typhoid Diagnosis[J]. Ind Med Gaz，1897，32(9)：328-332.

[146] Clinical and Laboratory Standards Institute. Collection of Diagnostic Venous Blood Specimens[EB/OL]. (2017-04-15)[2022-06-15]. https：//community.clsi.org/media/1372/gp41ed7_sample.pdf.

[147] McCaughey EJ，Vecellio E，Lake R，et al. Key factors influencing the incidence of hemolysis：a critical appraisal of current evidence[J]. Crit Rev Clin Lab Sci，2017，54(1)：59-72.

[148] Caple C，Balderrama D. Blood Glucose Testing at the Bedside[EB/OL]. (2019-01-04)[2022-06-15]. https：//web. s. ebscohost. com/nrc/detail? vid = 11&sid = e0dd4321-139f-4ca3-8c2b-1c629bec5789%40redis&bdata＝Jmxhbmc9emgtY24mc 2l0ZT1ucmMtbGl2ZQ%3d%3d＃AN＝T703945&db＝nrc.

[149] Olamoyegun M A，Oloyede T，Adewoye O G，et al. Pseudohyperglycemia：Effects of Unwashed Hand after Fruit Peeling or Handling on Fingertips Blood Glucose Monitoring Results[J]. Annals of Medical & Health Sciences Research，2016，6(6)：362-366.

[150] Smith S F，Duell D J，Martin B C，et al. Clinical nursing skills basic to advanced skills[M]. 9th ed. MA：Pearson，2017.

[151] Messrs，Nicholas，Guedeville. Examination of the Urine Discharged by Patients Affected with Diabetes[J]. The Medical and physical journal，1804，11(62)：338-340.

［152］ Walsh K，Schub E. Urine Specimen：Obtaining for Laboratory Testing-Intermittent Urinary Catheterization［EB/OL］.（2018-05-25）［2022-06-15］. https：//web.s.ebscohost.com/nrc/detail? vid ＝ 16&sid ＝ e0dd4321-139f-4ca3-8c2b-1c629bec5789％40redis&bdata ＝ Jmxhbmc9emgtY24mc2l0ZT1ucmMtbb Gl2ZQ％3d％3d♯AN＝T707614&db＝nrc.

［153］ Heering H，Balderrama D. Urine Specimen：Obtaining for Laboratory Testing-Pediatric［EB/OL］.（2017-10-06）［2022-06-15］. https：//web.s.ebscohost.com/nrc/detail? vid ＝ 19&sid ＝ e0dd4321-139f-4ca3-8c2b-1c629bec5789％40redis&bdata ＝ Jmxhbmc9emgtY24mc2l0ZT1ucmMtbGl2ZQ％3d％3d♯AN＝T704146&db＝nrc.

［154］ Mennella H，Balderrama D. Urine Specimen：Obtaining for Laboratory Testing-Indwelling Urinary Catheter［EB/OL］.（2017-04-28）［2022-06-15］. https：//web.s.ebscohost.com/nrc/detail? vid ＝ 22&sid ＝ e0dd4321-139f-4ca3-8c2b-1c629bec 5789％40redis&bdata ＝ Jmxhbmc9emgtY24mc2l0ZT1ucmMtbGl2ZQ％3d％3d♯AN＝T707612&db＝nrc.

［155］ Ji C，Sykes L，Paul C，et al. Systematic review of studies comparing 24-hour and spot urine collections for estimating population salt intake［J］. Revista Panamericana de Salud Publica，2012，32（4）：307-315.

［156］ Rhee M Y，Kim J H，Shin S J，et al. Estimating 24-hour urine sodium from multiple spot urine samples［J］. J Clin Hypertens，2017，19(4)：431-438.

［157］ Hu J C，Wang Y M，Song N N，et al. Estimating 24-hour urinary sodium excretion from spot urine samples in chronic kidney disease patients［J］. J Renal Nutr，2020，30(1)：11-21.

［158］ Murray P，Ken S，Michael A. Medical Microbiology［M］. 9th ed. Amsterdam：Elsevier，2020，306-323.

［159］ Woten M，Schiebel DA. Specimen Collection：Performing-Stool Testing［EB/OL］.（2018-03-02）［2022-06-15］. https：//web.s.ebscohost.com/nrc/detail? vid ＝ 28&sid ＝ e0dd4321-139f-4ca3-8c2b-1c629bec5789％40redis&bdata ＝ Jmxhbmc9 emgtY24mc2l0ZT1ucmMtbGl2ZQ％3d％3d♯AN＝T704296&db＝nrc.

［160］ Eliza S，Jennifer P. Pressure Injuries：Assessing Risk［M］. Ipswich：EBSCO Publishing，2018.

［161］ Higgs A，McGrath BA，Goddard C，et al. Guidelines for the management of tracheal intubation in critically ill adults［J］. British Journal of Anaesthesia，2018，120(2)：323-352.

［162］ Kahn SR，Lim W，Dunn AS，et al. Prevention of VTE in nonsurgical patients：Antithrombotic Therapy and Prevention of Thrombosis，9th ed：American College of Chest Physicians Evidence-Based Clinical Practice Guidelines［J］. Chest，2012，141(2 Suppl)：e195S-e226S.

［163］ Konstantinides SV，Meyer G，Becattini C，et al. 2019 ESC Guidelines for the diagnosis and management of acute pulmonary embolism developed in collaboration with the European Respiratory Society（ERS）：The Task Force for the diagnosis and management of acute pulmonary embolism of the European Society of Cardiology（ESC）［J］. Eur Respir J，2019，54(3)：1901647.

[164] Cronin M，Dengler N，Krauss ES，et al. Completion of the Updated Caprini Risk Assessment Model (2013 Version)[J]. Clin Appl Thromb Hemost，2019，25：1076029619838052.

[165] Kondrup J，Rasmussen HH，Hamberg O，et al. Nutritional risk screening (NRS 2002)：a new method based on an analysis of controlled clinical trials[J]. Clin Nutr，2003，22(3)：321-336.

[166] Lee MB，Liao SC，Lee YJ，et al. Development and verification of validity and reliability of a short screening instrument to identify psychiatric morbidity[J]. J Formos Med Assoc，2003，102(10)：687-694.

[167] Chen H C，Wu C H，Lee Y J，et al. Validity of the five-item Brief Symptom Rating Scale among subjects admitted for general health screening[J]. Journal of the Formosan Medical Association，2005，104(11)：824-829.

[168] Lalla R V，Bowen J，Barasch A，et al. MASCC/ISOO clinical practice guidelines for the management of mucositis secondary to cancer therapy[J]. Cancer，2014，120(10)：1453-1461.

[169] American Heart Association(AHA). History of CPR[EB/OL]. (2019-07-04)[2022-06-15]. https://CPR.heart.org/en/resources/history-of-CPR.

[170] American Heart Association (AHA). 2020 American Heart Association Guidelines for Cardiopulmonary Resuscitation and Emergency Cardiovascular Care[EB/OL]. (2020-10-21)[2022-06-15]. https://CPR.heart.org/.

[171] Charles N Pozner，Mark S Link. Supportive data for advanced cardiac life support in adults with sudden cardiac arrest[J]. PloS One，2018，5(11)，e12238.

[172] Caple C，Pravikoff D. Defibrillation (External)：Performing[EB/OL]. (2019-07-04)[2020-02-07]. https://Defibrillation.org/.

[173] Koster R W，Walker R G，Alem A P V. Definition of successful defibrillation[J]. Critical Care Medicine，2006，34(12)：S423-S426.

[174] Clinical Quality& Patient Safety Unit. Clinical Practice Procedures：Resuscitation/Defibrillation [EB/OL]. (2021-11-26)[2021-12-20]. https://www.ambulance.qld.gov.au/docs/clinical/cpp/CPP_Defibrillation.pdf.

[175] Rea TD，Eisenberg MS. Automated external defibrillators[DB/OL]. (2021-11)[2021-12-20]. https://www.uptodate.com/contents/zh-Hans/automated-external-defibrillators.

[176] Alliance of Schools for Cooperative Insurance Programs. Automated External Defibrillator (AED) Guidelines[EB/OL]. (2019-04-08)[2021-12-20]. https://ascip.org/wp-content/uploads/2016/06/AED-Guidelines-04.08.2019.pdf.